国家级名老中医临证必选方剂 系列丛书

儿科国医圣手时方

总主编：彭清华

主　编：杨维华　　王孟清

副主编：洪丽君　　洪　虹　　肖燕芳

编　委：王丛礼　　王孟清　　成锦舟　　杨维华　　杨金颖

　　　　肖燕芳　　余　君　　张　鑫　　陆　影　　罗　伟

　　　　罗唯一　　姜丕英　　洪　虹　　洪丽君　　姚　芳

　　　　殷　旭　　谢　薇　　廖林丽　　谭　亢

湖南科学技术出版社

国家一级出版社　全国百佳图书出版单位

·长沙·

《国家级名老中医临证必选方剂系列丛书》
编委会名单

总 主 编： 彭清华

副总主编： 李凡成　唐乾利　周　慎　胡国恒　雷　磊

　　　　　杨维华　杨　柳　蒋益兰　彭　俊

编　　委： 刘朝圣　王孟清　欧阳云　陈孟溪　贾立群

　　　　　盛　望　袁　华　谢　映　王芊芊　刘　侃

　　　　　张　强　王万春　刘佃温　杨素清　成秀梅

　　　　　王清坚　李慧芳　李伟莉　马惠荣　洪丽君

　　　　　洪　虹　肖燕芳　谢学军　李志英　张　健

　　　　　魏歆然　沂耀杰　刘建华　谭　劲　朱镇华

　　　　　朱明芳　周耀湘　张志芳　田　鑫　仇湘中

　　　　　赵瑞成　卜献春　刘　芳　邓　颖　胡淑娟

学术秘书： 欧阳云　周亚莎

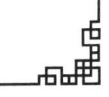

编写说明

为了传承近现代全国中医各科名家的临床治疗经验，整理其临床有代表性的经验方，由湖南中医药大学牵头，组织 20 余所中医药院校及附属医院的专家，编写了《国家级名老中医临证必选方剂系列丛书》，包括《内科国医圣手时方》《外科国医圣手时方》《妇科国医圣手时方》《儿科国医圣手时方》《皮肤科国医圣手时方》《眼科国医圣手时方》《耳鼻咽喉口腔科国医圣手时方》《肿瘤科国医圣手时方》《疑难杂症国医圣手时方》共 9 个分册，力争编写成为继《方剂大辞典》和高等中医药院校教材《方剂学》之外的经典、权威的方剂工具书。本丛书由湖南中医药大学副校长彭清华教授担任总主编，欧阳云博士、周亚莎博士担任学术秘书。

本丛书国医圣手的遴选标准为：国医大师，近代著名老中医（已去世，如岳美中、蒲辅周、李聪甫、陈达夫等），经原国家人事部、原国家卫生部、国家中医药管理局认可的全国老中医药专家学术经验继承工作指导老师，并在国内有较大影响的临床一线专家。时方遴选标准为：选择出自以上名家的有代表性的经验方，配方科学、安全性高；所收录的经验方要有系统的研究论证，并在业内正规刊物上公开报道、发表论文或正式出版的；本丛书编者在临床上有过验证。文献引用期刊标准为：具有正规刊号的学术期刊（统计源期刊、核心期刊）或正式出版的著作。

为确保本丛书质量，各分册主编、副主编遴选标准为：相应专科临床一线专家；具有高级职称，本单位本科室学科带头人；各个分册主编、副主编，每个单位原则上只有一位专家；每个分册参编专家在10 所本科院校以上。因此，9 个分册的主编、副主编遍布全国各大本科及以上层次的中医药院校及其附属医院，体现了本丛书的权威性、公允性和代表性。

本丛书的编写，得到了湖南中医药大学、湖南科学技术出版社及各分册主编、副主编和编委所在单位的大力支持，在此一并致以衷心的感谢！

彭清华

于长沙

前　　言

　　小儿科医生之难，难在于言语不通，其苦难明；难在于病变迅疾，其势难测；难在于千方易得，一效难求。故自古有"宁治十男子，不治一妇人；宁治十妇人，不治一小儿"之谓，可见其为医之难。而儿科名家的效验方，体现了立方者将个人临证经验与辨病之机、测势之要、组方之妙、择药之精融于一炉，凝聚其业医精华和毕生心血，实乃儿科之津梁，中医之瑰宝。

　　我们有感于儿科用方之重要，遂汇集诸多国医圣手的效验方而成此书。这些国医圣手包括国医大师，当代全国著名老中医，经国家人事部、原卫生部、国家中医药管理局批准的全国老中医药专家学术经验继承工作指导老师。其效验方有名老中医本人亲撰者，有其随诊门人总结者，皆能如实反映创制者临证经验的精髓。对于名老中医和文献资料的原著作者将这些凝聚着创制者毕生心血的效验方无私献出，便于后学者继承应用的博大胸怀，特致以崇高的敬意和衷心的感谢。

　　本书分上、下两篇，上篇为儿科症状篇，下篇为儿科疾病篇。根据症状的发病部位和疾病的所属系统分为 17 章，收载儿科常见症状和疾病共 84 种，收录效验方 330 首。每一病症均先列概述，主要阐述病症的概念，包括内涵与外延，中医的基本病机；然后列集名老中医药专家的效验方，每一个方剂分方名、创制者、组成、功效、主治、加减、方解、注意事项、现代研究、用方经验等栏目；最后列出参考文献，以便读者查阅。

　　本书以简明、实用为特色，选方精而不繁，内容详细具体，切于临床实用，不仅可作为儿科医师临床处方的益友，而且可为医学生临床实习的良师。但需要特别强调的是，书中药物的用量与炮制、煎服法，在应用时要根据患儿的实际病情与年龄适当调整。

　　在本书的编写过程中，不少专家、教授对编写提出了许多宝贵意见，在此谨表谢忱。由于我们的水平有限，书中不足之处在所难免，敬希读者及同道批评指正；又因编写时间比较仓促以及篇幅所限，还有许多国医圣手的儿科效验方未能收录，只能有待再版之时予以补充。

湖南省中西医结合医院（湖南省中医药研究院附属医院）

杨维华

于湘江之滨

目　录

上篇　儿科症状篇

下篇　儿科疾病篇

目录

儿科国医圣手时方

上篇 儿科症状篇

第一章 全身症状

第一节 发　热

小儿发热是一种以口温测量超过37.3 ℃、腋下温度测量超过37 ℃、直肠温度测量超过37.6 ℃或一昼夜体温波动超过1 ℃为主要特征的常见症状。常因天气变化、饮食、劳累、静脉应用药物等因素而诱发。体温在37 ℃～38 ℃为微热或低热，体温在38.1 ℃～39 ℃为中度发热，体温在39.1 ℃～40 ℃为壮热或高热，体温在41 ℃或41 ℃以上者为超高热。常伴恶寒、无汗或有汗、头身疼痛、烦渴、疲倦乏力、脉数等表现。中医认为其发病乃因外感六淫、疫毒，正邪交争，或饮食、劳倦，导致阴阳失调、气血虚弱所引起。其病位与脏腑、经络密切相关，其病性以实为主。

疏表散（何世英经验方）

【组成】淡豆豉24 g，西河柳9 g，荆芥穗9 g，栀子皮9 g，大青叶9 g，板蓝根18 g，粉葛根9 g，金银花18 g，青连翘18 g，浙贝母18 g，白茅根18 g，天花粉18 g，润玄参18 g，广陈皮18 g，条黄芩18 g，冬桑叶12 g，净蝉蜕12 g，赤芍18 g，羚羊角粉1.2 g，犀角粉（用水牛角粉12 g 代替）1.2 g。

【功效】散风解表，清热镇惊。

【主治】上呼吸道感染、流行性感冒（简称流感）、急性咽炎、流行性腮腺炎、麻疹、风疹、幼儿急疹、荨麻疹所致之风热束表，肺气不宣证。症见高热无汗或有汗，或偶有咳嗽，或身发瘾疹色红，或球结膜充血、眼睑肿胀，或咽部红肿疼痛，或腮部肿痛，舌苔薄，脉象浮数，指纹色红，见于气关。

【方解】本方所治之证乃因外感六淫、疫毒，正邪交争故出现高热、皮肤红疹、咽痛红肿、急惊抽搐等症。治宜散风解表，清热镇惊。方中淡豆豉、西河柳、荆芥穗、蝉蜕、桑叶、葛根散风解表；象贝母、陈皮宣肺化痰；金银花、青连翘、板蓝根、大青叶、天花粉、黄芩清热解毒；犀角粉或水牛角粉、羚羊角粉凉肝镇惊；润玄参、白茅根、赤芍凉营解热。诸药清疏兼顾，共奏散风清热镇惊之功。

【注意事项】本方剂型为糖颗粒散剂。每包1.8 g重。服法：1 日总量，1 岁1 包，2～3岁2包，4～6岁4包。分2～4次服。阴虚发热、结核性发热忌用。

【现代研究】研究表明，方中西河柳、荆芥穗、栀子皮、大青叶、板蓝根、金银花、连翘、白茅根、天花粉、玄参、陈皮、黄芩、冬桑叶、赤芍均有抗炎、抗病原微生物作用；葛根、西河柳、荆芥穗、栀子皮、金银花、连翘、黄芩、赤芍等均有解热降温作用，其中葛根有强大的解热作用；西河柳、象贝母、陈皮均有止咳作用，其中象贝母有有明显的镇咳及调节支气管平滑肌作用，陈皮尚有平喘、抗过敏作用；蝉蜕、黄芩均有抗变态反应作用，蝉蜕尚能抗惊厥，黄芩并有保肝、利胆、解痉作用；白茅根有利尿、抗菌、止血作用；犀角粉或水牛角粉、羚羊角粉、赤芍有解热镇惊作用；荆芥穗、黄芩尚有镇静作用；淡豆豉、陈皮、赤芍均有健胃、改善食欲等作用。

【用方经验】本方为何世英经验效方，是天津市儿童医院自制中成药之一，专治小儿外感发热。何世英应用多年，临床应用效果显著，其经验如下：①一般风热外感在服药1～2次后，皮肤微汗，可当日退热。②流感、急性咽炎、扁桃体炎等，一般是第2日退热。③麻疹的先驱症及发疹期，除控制高热，促进表疹外，并能减少合并症。④对外感高热引起的急惊风症，一般在当日可热减痉定。⑤配合"荡痢平"，对痢疾伴有高热者，多数病人能够当日退热。

笔者用此方煎剂治疗小儿外感发热，其剂量依年龄大小，取1/4 至2/3量，每日1 剂

儿科国医圣手时方

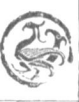

煎服，常可当日退热。

疏表清里方（赵心波经验方）

【组成】麻黄3 g，生石膏24 g，炒苦杏仁6 g，甘草3 g，金银花10 g，连翘10 g，荆芥穗3 g，薄荷2.4 g，芦根12 g，淡豆豉3 g。水煎服。

【功效】清疏外邪，清泄里热。

【主治】主治小儿重症感冒之表里俱热证。症见高热不退而伴咳嗽体倦、不思饮食、大便秘结、舌质红、苔垢腻、脉浮数者。

【加减】兼宿滞内蓄而见舌根部苔垢厚者，加大黄、枳壳、神曲。

【方解】表邪未解，里热炽盛，浊邪蕴肺，灼液生痰，清肃之令不行，故见高热不退而伴咳嗽体倦、食少便秘、舌质红、苔垢腻、脉浮数，治宜清疏外邪以宣肺，清里热而退高热。麻杏石甘汤和银翘散加减组成的疏表清里方即是针对此证而设。方中麻黄、荆芥穗、淡豆豉、薄荷解表以宣透。金银花、连翘、生石膏清热解毒。苦杏仁、芦根、生甘草既可清肺降逆，且能祛邪止咳。全方既解表邪，且清里热，故可用于表里俱热证。

【注意事项】方中石膏宜先煎，薄荷宜后下。

【现代研究】麻黄有解热、抑菌、抗病毒作用；生石膏有解热、抗病毒作用，可增强巨噬细胞吞噬功能；苦杏仁有抗菌、镇咳平喘、抗肿瘤、抗溃疡、镇痛、抗炎作用，有促进肺表面活性物质的作用；甘草可抗菌、抗病毒、抗炎；金银花具有抗炎、解热作用，增强白细胞吞噬功能；连翘有广谱抗菌作用；荆芥穗有解热、抗炎、镇痛作用；薄荷有解热、镇痛、杀菌、抗病毒作用；芦根有解热、镇痛、镇静的功效；淡豆豉有解热作用。

【用方经验】本方的应用指征是表里俱热，以高热不退而伴咳嗽体倦、食少便秘、舌质红、苔垢腻、脉浮数为主症。

甘温除热法（金厚如经验方）

【组成】黄芪6 g，白术3 g，陈皮1.5 g，升麻3 g，当归3 g，柴胡6 g，党参6 g，生鳖甲9 g，炙甘草3 g。水煎服。

【功效】益气升阳，甘温除热。

【主治】主治小儿身热、手心热，食少神倦，口不干渴，肢体酸楚，下利脉濡，舌苔薄白而润者。

【加减】夜间热重者，重用生鳖甲；内脏下垂者，重用炙黄芪，加枳壳。

【方解】本证即所谓甘温除大热证，系由于脾阳下陷，阴火上乘之故，症状为身热，手心热，食少神倦，下利脉濡，舌苔薄白而润，口不干渴，肢体酸楚，宜补中益气汤加减为治。方中补中益气汤益气升阳，甘温以除大热，加鳖甲养阴退热。诸药相合，共奏益气升阳，甘温除热之功。

【注意事项】方中鳖甲宜先煎。

【现代研究】黄芪有增强和调节机体免疫力功能；白术有强壮作用，提升体内白细胞，促进细胞免疫功能；陈皮有止咳、平喘、抗过敏作用；升麻有升白细胞作用，当归可改善外周循环；柴胡、党参、炙甘草有增强免疫功能作用；生鳖甲有增强免疫，促进造血，提高血红蛋白功能。

【用方经验】吴少清用补中益气汤去当归加肉桂、广藿香治愈了腹泻2个月伴反复发热25日的内伤发热证，认为内伤高热多因脾虚、脾阳不足、卫气不固、阴虚虚阳上越所致。脾虚中气愈虚，遂致发热，方用补中益气汤甘温以除大热，加肉桂以补火生土；脾阳虚当以温脾回阳，益气固表；阴虚阳越则宜补益下元，摄纳虚阳。

黎炳南用补中益气汤化裁治愈1例发热10余日不退的5岁患儿，就诊时患儿已用青霉素、庆大霉素，体温由39.5 ℃降至37.5 ℃～38.5 ℃后，一直不退，易出汗，倦怠懒动，面黄体瘦，舌质淡，苔薄白，脉细缓。辨证为中气大虚，正虚邪恋，以五指毛桃根15 g，党参12 g，升麻4 g，青蒿9 g，白薇9 g，甘草3 g，红参须6 g。服药2剂即热退、精神好转，汗出大减。

郭贞卿总结了补中益气汤治疗小儿外感发热的经验。指出：凡患儿平素有睡觉时目不全闭者、印堂处青筋明显者、大便量多结构粗松者，凡具备这三项之一，皆为使用补中益气汤的指征。至于一般常谓之面白、气短、唇白、舌淡、纳少等症，并不如上述三项较为重要。常用加减法：发热 38 ℃以上，加大青叶、重楼、黄芩、薄荷、石膏、葛根；轻微发热、咳嗽，加苦杏仁、黄芩、百部、前胡；高热咳嗽、气喘痰鸣，加地龙、苍耳子、麻黄、苦杏仁、石膏、黄芩；扁桃体红肿、发热，加板蓝根、大青叶、淡竹叶、牡丹皮、赤芍、金银花；夹食发热，加焦三仙、葛根；发热，口舌糜烂，合导赤散；夏日发热无汗者，合新加香薷饮；发热，苔白腻且厚，尿黄引饮，加槟榔、厚朴、草果；低热，口渴不欲饮，苔腻舌尖红，加茵陈、滑石、黄芩、车前草。

清热饮（王鹏飞经验方）

【组成】青黛 3 g，天竺黄 6 g，广藿香 9 g，寒水石 12 g。水煎服。

【功效】清热解毒，化痰利尿。

【主治】小儿感冒发热以及原因不明的发热。

【加减】咳嗽者，加乌梅 9 g；久热者，加生地黄 9 g，地骨皮 9 g。

【方解】上呼吸道感染，为小儿最常见的多发病之一，因小儿形气未充，卫外不固，极易感受外邪。然小儿发病，外邪固属重要原因，内因亦不能忽视。小儿脾常不足，以致易积热于胃，上蒸于肺，肺胃蕴热，兼感外邪则易为病，故在治序上应清肺解热、和中祛邪。方中广藿香解表和中，取其和胃化浊、微微解表之意，而无过汗耗营伤正之弊；青黛咸寒，归肝肺胃经，能清热解毒，凉血散肿，临证中凡中上二焦的热证，不论外感内伤，必用青黛，其配广藿香能清热解表而治表证发热；寒水石能消肿胀、利水道，清脏腑内外之热，引热下行，可补青黛清下焦之力缓的不足，又无硝、黄等峻下的损伤，两者相配，上下并举，使邪有去路；天竺黄可清热化痰，如高热嗜睡，乃肝热夹痰上壅，用青黛配天竺黄，可平肝阳、泻肝热、化痰蔽。

【注意事项】方中青黛、寒水石宜布包先煎。

【现代研究】研究表明，方中青黛对肺炎球菌、金黄色葡萄球菌、白喉棒状杆菌有抑制作用，并能提高动物单核巨噬细胞系统的吞噬功能；天竺黄有抗炎镇痛、抗惊厥、祛痰作用；广藿香中的挥发油有刺激胃黏膜、促进胃液分泌、帮助消化的作用，还具有抗真菌、抗钩端螺旋体、抗病毒作用；寒水石有消炎、解热作用。

【用方经验】因小儿为稚阴稚阳之体，不宜用宣散解表、辛燥发汗之剂，以防过汗耗营、伤及正气，故王鹏飞在方中不用麻黄而用藿香，取其微微解表之功。

败毒汤（孙一民经验方）

【组成】金银花 30 g，连翘 30 g，蒲公英 30 g，板蓝根 30 g，犀牛角 6～9 g，牡丹皮 9 g，生地黄 15 g，赤芍 9 g，黄连 9 g，菊花 9 g，甘草 6 g。水煎服。

【功效】清热，解毒，凉血。

【主治】高热因局部化脓性感染所引起者。

【加减】热毒入脑者，加安宫牛黄丸或紫雪丹。

【方解】方中金银花、连翘、蒲公英、板蓝根、菊花清气分热毒，犀牛角、牡丹皮、生地黄、赤芍清热凉血，黄连清中焦邪热，甘草清热解毒，并调和诸药。诸药相合，共奏清热、解毒、凉血之功，适用于高热因局部化脓性感染所引起者。

【注意事项】方中犀牛角应先煎 2 小时。

【现代研究】金银花、黄连具有抗炎、解热作用，能增强白细胞吞噬功能；连翘有广谱抗菌作用；蒲公英对金黄色葡萄球菌耐药株、溶血性链球菌有较强杀菌作用；板蓝根可抑菌、抗病毒；犀牛角有抗炎、抗惊厥作用；牡丹皮有镇静、解热、镇痛、抗惊厥作用；生地黄有抗炎作用；赤芍抗炎、抑菌、增强免疫力；菊花抑菌、解热、抗炎；甘草有抗炎、抑菌、抗病毒作用。

【用方经验】孙一民用于因局部化脓性感

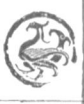

染所引起的高热，疗效颇佳。

桂枝加青蒿白薇汤（董廷瑶经验方）

【组成】桂枝 3 g，白芍 6 g，生姜 2 片，大枣 3 枚，生甘草 3 g，青蒿 9 g，白薇 9 g。水煎服。

【功效】调和营卫，清泄余热。

【主治】主治发热因里热未清，卫阳已耗所致者。症见低热缠绵（体温大致在 38 ℃以内），时高时低，起伏不定，或高热以后，余热不清，伴见汗出淋多，胃纳欠佳，舌质偏淡，苔润不燥，脉软弱细者。

【加减】汗出淋漓，舌淡苔白者，加附片 3 g，麻黄根 9 g，或加浮小麦、糯稻根；热势稍高者可加地骨皮、银柴胡；口渴喜饮者，加石斛、天花粉；胃纳不香者，加陈皮、鸡内金、谷芽、神曲；痰湿不清，苔见薄腻者，加陈皮、半夏；如有痰咳者，加苦杏仁、枇杷叶、竹茹、桑白皮；夜吵不安者，加钩藤、龙齿；大便艰涩者，加生首乌 10 g，桑麻丸 10 g（包煎）。

【方解】小儿素体薄弱，营卫不足者，容易感冒发热，亦往往形成迁延难解之势。若感冒发热后，高热虽降，却低热缠绵、汗出肢凉者，为素体亏虚，营卫失调，热羁营分之故。治当调和营卫，清泄营分余热。桂枝加青蒿白薇汤即为此证而设。以桂枝汤调和营卫，加青蒿、白薇清泄余热，领营分之邪外出。诸药相合，清温并用，调扶祛邪，故适用于温病恢复期里热未清、卫阳已耗所致低热缠绵、汗出肢凉者。

【注意事项】方中剂量宜根据患儿年龄大小增减。

【现代研究】桂枝有解热、抗菌、抗病毒作用；白芍可抗炎、调节免疫；生姜有解热、抑菌作用；大枣可调节免疫；生甘草有抗菌、抗病毒、抗炎作用；青蒿可抗菌、抗病毒、调节免疫；白薇可抑制肺炎球菌。

【用方经验】1. 此方对低热缠绵，伴有卫虚汗多，用桂枝汤与青蒿、白薇、地骨皮、银柴胡等配合，甚为合拍，每投数剂即效。这一组合，对于某些温热病患儿久热不退，

虽以屡服多种中西药物，包括单用桂枝汤或单用青蒿鳖甲汤等方均未见效者，也能迅即热降症和，其功效确有出人意料者。

2. 此方退热功效一般与热程无明显相关，与热度高低亦无相关，但高热后余热不清的患儿，一般可在一周内退清，而低热缠绵的患儿，退热则较慢一些。

3. 中医理论一般均认为热的高峰在朝、午、夜等，治疗有所区别，但董廷瑶的应用体会是此方可适用于起伏不定的发热，而不论其热势高在何时者。

董廷瑶曾用此方治疗 25 例长期低热（口温在 37.5 ℃～38 ℃之间）、缠绵反复，病程 2 周至 1 年余的患儿 25 例，随症加减。结果痊愈 13 例，有效 10 例。退热最快者 2 日，退清较慢长达 1 月者有 2 例，大多在 1 周内退净或仅余一二分（18 例）。

寒青退热汤（王应麟经验方）

【组成】青黛 3 g，广藿香 10 g，寒水石 10 g，白茅根 10 g，白薇 10 g，银柴胡 10 g。水煎服。

【功效】育阴清热，散风解表。

【主治】儿童外感发热，因邪热未清，阴津已耗所致者。症见发热，恶寒或不恶寒，口渴，尿黄，大便干，舌红，苔白或黄，脉数。可伴有头痛、咽痛、咳嗽等外感症状。

【加减】热甚者，加生地黄 10 g；痰热病欲抽者，加钩藤 10 g，天竺黄 10 g；大便干燥者，加莱菔子 6 g，瓜蒌 10 g；呕吐者，加竹茹 6 g，炒谷芽 10 g，炒麦芽 10 g；咳嗽者，加紫苏子 6～10 g，苦杏仁 6 g。

【方解】儿童外感发热，症见发热、恶寒或不恶寒，口渴，尿黄，大便干，舌红，苔白或黄，脉数，为邪热未清，阴津已耗之象。治当育阴清热，散风解表，寒青退热汤即为此而设。方中君药青黛味咸，性寒，入肝、肺、胃经，清热解毒，清肝泻火；臣药寒水石，性寒，味辛、甘，入肺、胃、心、肾经，具有清热泻火，除烦止渴之功效；青黛、寒水石相配清脏腑内外之热，引热下行；银柴胡性凉，味甘、苦，入肝、胃经，退虚热，

清疳热；白薇味苦、咸，性寒，归肺、胃、肾经，滋阴清热；藿香味辛，性微温，归脾、胃、肺经，芳香化湿，解表和胃；此3药共为佐药，共奏育阴清热，散风解表之功。诸药合用清热解毒，宣肺解表，使内热得清，表邪得散，体温可很快恢复正常。

【注意事项】方中青黛、寒水石宜布包先煎。

【现代研究】青黛抗菌、能提高机体免疫力；广藿香有抗菌、发汗作用；寒水石有消炎、解热作用；白茅根有利尿、止血作用；白薇抑制肺炎链球菌；银柴胡有解热作用。

【用方经验】小儿高热多由外感所致。幼儿脏腑娇嫩，形气未充，抗病力弱，加上寒暖不能自调，乳食不知自节，则外易为六淫之邪所侵，内易为饮食所伤。尤以季节交替之时，邪毒盛而壮热不已，且邪易入里迅速。故小儿发热表征证候不如成人外感寒热辨证清晰，亦即证候短暂而不显著，临床所见小儿高热可表现在卫气营血各阶段。烧热必然耗津，故邪毒壅盛，阻遏气机，灼营耗津，此乃小儿高热病情重、发病急、发展快的主要病机。因小儿高热，邪实为本，脏腑娇嫩难以抗邪，邪毒不去，气血津液越易耗伤，易见热扰神明之惊悸，神昏或引动肝风而惊厥，甚者脏腑衰败之症亦会出现。故对小儿高热者，邪毒内侵和正气受损二者均应极度重视，否则会造成邪毒内陷，而出现病势转危之候。王氏认为治疗小儿高热应以祛除邪毒为主，兼顾正气阴液不使受伤为大法。临床用药，首先考虑小儿稚阴稚阳之体，不宜过用解表发汗、宣散辛燥及苦寒降泻之药，以防过于耗营伤气，而应以清解邪热、育阴和中、清肺凉肝之药以达祛邪退热之目的。

本汤药退热而不大汗，作用平缓，体温渐降，避免大汗退热、药效过后体温再次大幅上升，也避免了因体温骤降所致的体液损失及对小儿机体免疫力的影响，有效地预防因退热所致的虚脱等副作用，保护了小儿本身的抗病能力，有助于迅速恢复健康。

钱氏等曾用此方治疗儿童外感发热90例，并与应用西药抗生素欧意及马米尔对症治疗的25例进行对照，结果治疗1日后对照组总有效率为60%，治疗组为91%，治疗2日后对照组总有效率为72.0%，治疗组为96.7%，治疗3日后对照组总有效率为80%，治疗组为99%（均$P<0.05$），且应用西药对症、退热药治疗此病，热退后反复率高达84.5%。而寒清退热汤治疗儿童外感发热疗效确切，值得推广应用。

解表退热汤（王烈经验方）

【组成】连翘10 g，柴胡10 g，重楼7~15 g，山豆根7~15 g，射干7~15 g，葛根5 g，薄荷5 g。水煎服。

【功效】解表清热。

【主治】感冒和时行性疾病的初起。症见中度发热，流涕，少咳，咽赤，舌质红，苔薄，脉浮数者。

【加减】高热者，加石膏15 g；咳嗽者，加前胡10 g；烦躁不安者，加蝉蜕10 g。

【方解】发热之表证，多由外感所为，治以汗法解表为主。王烈则认为小儿之所以易感致热，乃因内有蕴热，方致外邪所袭。毒热为患，其治不可只发汗解表，还需清里热、解毒。解表退热汤中柴胡、葛根升阳发表、和解退热，连翘、薄荷清热解毒疏风；射干、山豆根清热解毒，热重者加石膏清里之实热。诸药相合，共奏表里双解之功，故适用于小儿内有蕴热、复感外邪之感冒和时行性疾病之初起者。

【注意事项】体虚伤正之阴虚发热者忌用。

【现代研究】连翘有广谱抗菌作用；柴胡有抗菌、抗病毒、抗惊厥、解热、抗炎、增强免疫功能作用；重楼有广谱抗菌作用，对多种志贺菌属、伤寒沙门菌、副伤寒沙门菌、铜绿假单胞菌、金黄色葡萄球菌、溶血性链球菌、脑膜炎奈瑟菌等均有抗菌作用，对化脓性球菌的抑菌能力较黄连为优，对甲型及亚洲甲型流感病毒都有较强的抑制作用，并有抗炎、镇静、止咳、平喘作用；山豆根有抗菌、解热、升白细胞作用；射干有抗炎、解热、镇痛、抗病毒作用；葛根有解热作用；薄荷可抗病毒、杀菌、发汗、解热。

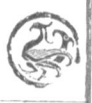

儿科国医圣手时方

【用方经验】王烈用此方所治小儿发热的特点是外感之初起，热在表，病位浅，症状轻者。

清里退热汤（王烈经验方）

【组成】生地黄10 g，大黄5 g，黄芩10 g，栀子5 g，知母7～15 g，枳实10 g，天冬10 g。水煎服。

【功效】清热通腑。

【主治】肺、脾两经感邪之后期。症见发热不定，时高时低，五心烦热，夜卧不宁，扬手掷足，口渴唇干，尿黄便秘，脉沉数者。

【加减】间歇性发热者，加地骨皮10 g，青蒿10 g；持续性发热者，加柴胡10 g，白薇10 g；日晡发热者，加十大功劳叶10 g，女贞子10 g；五心烦热者，加生地黄10 g，石斛10 g；口渴唇干者，加天花粉10 g；尿黄短赤者，加木通10 g。

【方解】此方为治里热证而设。方中黄芩、栀子、知母清肺胃之热，大黄、枳实通腑泄热，生地黄清热凉营滋液，天冬清热滋阴，二药相伍，防入里之热化火伤阴耗液。诸药相合，共奏清里退热之功，故适用于小儿肺、脾两经感邪之后期里热为盛者。

【注意事项】方中剂量宜根据年龄大小而增减。

【现代研究】生地黄有抗炎作用；大黄有解热镇痛、抗炎、止泻作用；黄芩有解热、镇静作用；栀子有解热、镇静、抗炎、抗菌作用；知母有抑菌、解热作用；枳实可使胃肠收缩节律增加；天冬抑菌、促进抗体生成。

【用方经验】王烈用此方所治小儿发热的特点是外感入里，热郁于内，病位深，症状重者。

滋阴退热汤（王烈经验方）

【组成】银柴胡10 g，地骨皮10 g，青蒿10 g，生地黄10 g，白薇10 g，十大功劳叶10 g。水煎服。

【功效】养阴清热。

【主治】结核病、风湿病、链球菌感染等，病程较长，症见低热日久，日晡尤甚，食少纳呆，神乏多汗，口唇淡红，脉数无力。

【加减】汗多者，加黄芪；乏力者，加太子参；食少者，加石斛；偏于肺阴虚者，加天冬、沙参；偏于肺经有热者，加白芍、桑椹。

【方解】热病易致阴伤，乃因毒邪致热，逼津外泄而消烁阴津，最易耗伤机体阴液。而小儿具有"稚阴稚阳""阳常有余，阴常不足"的生理特点，病邪入里易生热化火伤阴，加之气血不足又易致阴虚发热，故王烈治疗小儿发热，重视顾护阴液，滋阴退热可以从根本上调节阴阳失调，使机体恢复平衡而达退热之目的。方中银柴胡、地骨皮、青蒿、白薇、十大功劳叶皆能滋阴清热；生地黄清热泻火，凉营增液。诸药相合，共奏养阴清热之效，使阴津滋补有源，虚热得清。

【注意事项】外感之初起，热在表者不宜用；剂量宜根据年龄大小而增减。

【现代研究】银柴胡、十大功劳叶有解热作用；白薇解热，且抑制肺炎链球菌；地骨皮解热，而对金黄色葡萄球菌、伤寒沙门菌有抑制作用；青蒿有解热、抗菌、抗病毒、调节免疫作用；生地黄有抗炎作用。

【用方经验】王烈用此方所治小儿发热的特点是久病重病之后的发热，多为低热，病程较长，症状缓和，为体虚伤正阴不足者。对屡用清热泻火之法而热不退者，此热乃为无水之故，要顾其阴，阴复热自退，用此方治之，每获良效。

解毒退热汤（王烈经验方）

【组成】柴胡5 g，黄芩5 g，紫草2.5 g，生石膏5 g，重楼5 g，青蒿5 g，菊花5 g，射干5 g。

【功效】清热解毒。

【主治】各类时行性疾病之极期。症见发热高，面赤神烦，甚则神昏，便干尿赤，苔黄厚，脉数有力。

【加减】唇干者，加生地黄；呕吐者，加竹茹；咽部化脓者，加板蓝根、山豆根、芦根；流涕多加苍耳子、辛夷；咳重加川贝母、杏仁；咳痰者，加白屈菜；痰多加清半夏、瓜蒌；咽痛加挂金灯、紫荆皮，易惊加蝉蜕、僵蚕；大便干加莱菔子、枳实。

【方解】王烈认为发热在众多的疾病中虽病因病机不同，但均乃邪毒所为。小儿脏腑薄弱，体属纯阳，外极易为六淫、疫疬之邪毒所侵，内易为乳食所伤。风、寒、暑、湿、燥、火六气过激而偏盛，邪盛化火即为毒。无论外毒还是内毒，均使机体正邪交争，阴阳不相济而热作，故热由邪致，热随毒生，无毒不起热。时行性疾病极期，高热神昏，便干尿赤，苔黄厚，脉数有力，为毒热较重之征，应急速清热泻火解毒，方能截断病邪向纵深发展，杜绝其逆传。方中柴胡苦辛、微寒，和解退热；黄芩苦寒，清肺热，泻火解毒；紫草甘寒，重楼苦、微寒，共同起清热解毒作用；生石膏辛甘、大寒，清热泻火退热；青蒿苦、辛寒，与石膏相配伍增强退热作用；菊花辛甘苦、微寒，疏风清热，解毒；射干苦寒，清热解毒利咽。全方共奏清热泻火、凉血解毒之功，故可用于各类时行性疾病极期毒热盛者。

【注意事项】方中剂量随年龄大小增减。1 日用量，6 个月以下 2.5 g；6 个月～1 岁 5 g；1～3 岁 5～7.5 g；4～7 岁 10～12.5 g；8～14 岁 12.5～15 g；15 岁以上 15 g。并应参照体重及病情轻重增减，但增减的量不能超过 2 g。

【现代研究】柴胡有抗菌、抗病毒、抗惊厥、解热、抗炎、增强免疫功能作用；石膏有解热、抗病毒、增强巨噬细胞吞噬功能；黄芩有解热、镇静作用；射干有抗炎、解热、抗病毒、镇痛作用；重楼有广谱抗菌作用，对多种志贺菌属、伤寒沙门菌、副伤寒沙门菌、铜绿假单胞菌、金黄色葡萄球菌、溶血性链球菌、脑膜炎奈瑟菌等均有抗菌作用，对化脓性球菌的抑菌能力较黄连为优，对甲型及亚洲甲型流感病毒都有较强的抑制作用，并有抗炎、镇静、止咳、平喘作用；紫草有抗菌、抗炎、解热作用；菊花有抗病毒、抗炎作用。

【用方经验】王烈用此方所治小儿发热的特点是新病之热，热程短、热度高，属邪热炽盛而机体正气未衰、正邪剧烈相争、邪热内炽、充斥表里内外而表现实热征象的实热证。

许晓莉运用王烈解毒退热汤加山豆根、芦根、板蓝根、玄参、浙贝母，烦躁者加蝉蜕、钩藤；口渴者加天花粉；大便干者加大黄。治疗小儿急性化脓性扁桃体炎 65 例，结果显效 45 例，有效 19 例，无效 1 例，总有效率 98.46%。许晓莉认为急性化脓性扁桃体炎由肺胃热毒壅盛、火热上蒸、搏结于咽喉所致，多属实热证。王烈"解毒退热汤"与本病机正好合拍，疗效甚好。

第二节 多 汗

多汗是一种小儿在安静状态下全身或局部出汗过多为主要特征的常见症状。多见于婴幼儿和学龄前儿童，尤以素体虚弱者多见。病前常有急慢性疾病、恣食肥甘、过食热物等诱因。白天时时汗出，活动后加重者，为自汗；睡眠中汗出，醒后即收，收后无恶寒，反觉烦热者，为盗汗。常伴疲乏、容易感冒、烦热等表现。中医认为乃因外感六淫之邪导致营卫不和，或湿、热之邪壅盛，熏蒸肌表，逼津外出，或痰、瘀阻遏气机，津液运行不

循常道，或劳倦内伤，脏腑失调，阴阳偏盛，气血亏虚，正气外越所引起。其病位在腠理，与心、肺密切相关，其病性虚多实少。

当归六黄汤加减方（周慕新经验方）

【组成】当归 6 g，生地黄 10 g，生牡蛎 10 g，黄芩 3 g，黄柏 3 g，麻黄根 10 g，胡黄连 5 g，黄芪 10 g，浮小麦 24 g，焦山楂 10 g，生龙骨 10 g。

【功效】滋阴清热，固表止汗。

【主治】阴虚火旺之盗汗。症见盗汗心烦，去衣揭被，睡喜伏卧，夜眠不安，手扬足掷，饮食不香，面赤口干，舌红。

【方解】阴虚火旺，火扰心神，热迫汗出，故有盗汗心烦、去衣揭被、手扬足掷等症状。根据阴复则热退、卫强则汗止的理论，治当滋阴固表以退虚热、止盗汗，故以当归六黄汤和牡蛎散加减化裁治之。当归六黄汤源出《兰室秘藏》，由生地黄、熟地黄、黄连、黄芪、黄芩、黄柏、当归组成，方中生地黄、熟地黄、当归养血滋阴，使阴液得养；黄芩泻上焦之火，黄连泻中焦之火，黄柏泻下焦之火，令火得平复；黄芪味甘而薄，味薄则补气，一以收甘温降热之效，一以奏生血退热之功，从而能益气固表，实卫止汗；是故当归配二地于益血中凉血，三黄得二地虽苦泻而不伤阴，又能涵归芪之温；二地得归芪，滋腻而不凝滞，且能抑三黄之苦寒；黄芪得三黄，于补中清气。全方寒温并用，清补并行，因而补虚得力，火邪得灭，滋阴清热、固表止汗，主治阴虚有火所致的盗汗。牡蛎散源出《和剂局方》，由牡蛎、黄芪、麻黄根、浮小麦组成，能固表敛汗，浮小麦配麻黄根能止虚汗；生牡蛎益阴潜阳，治阴虚阳亢、潮热盗汗和烦躁眠差。周氏组方时，去原方中滋腻碍胃之熟地，加生龙骨平肝潜阳、镇惊安神；以焦山楂消食助消化，增进食欲；以胡黄连易黄连，其功用似黄连，能治小儿惊痫、小儿自汗及五心烦热，增强了清虚热作用。诸药相合，有滋阴清热、固表止汗之功，故适宜于盗汗之阴虚火旺证。

【注意事项】方中生牡蛎、生龙骨宜先煎。

【现代研究】当归增强免疫力，改善外周循环；生地黄强心、利尿、保肝；生牡蛎主要含有碳酸钙、磷酸钙、硫酸钙，并含有多种微量元素；黄芩有解热作用；黄柏有解热、利尿作用；麻黄根抑制微热或烟碱所致的发汗；胡黄连有解热作用；黄芪调节免疫，增强机体抗病能力；浮小麦可止汗；焦山楂有促消化、增强免疫作用；生龙骨富含多种微量元素。

【用方经验】麻黄根止汗的作用很强，可用于治一切虚汗。病情不同，药物配伍亦不同，其与浮小麦配伍，止虚汗作用尤胜。全方配伍精当，临床用于小儿阴虚火旺之盗汗颇有效验。唯恐方中黄连、黄芩、黄柏之苦寒伤胃，故不宜久服。当中病即止。

沙海汶用上方加防风、白术、熟地黄，以黄连易胡黄连，治疗盗汗及动则汗出，兼厌食者加焦三仙、香稻芽、鸡内金，舌红少苔者加白芍、地骨皮，湿热余邪未清者加银柴胡、茵陈、甘草，每获良效。尤其对当归六黄汤的应用，认为其不仅可治疗血虚、阴虚阳亢以及大病之后气阴两伤之盗汗，而且对于三焦郁火、湿热郁蒸之实证所致盗汗者，只要灵活加减，同样可收捷效。曾治一发热昼轻暮重4日、盗汗如洗、枕巾衣被均湿透、扁桃体化脓的12岁患儿，认为系风热时邪上攻咽喉，热蒸阴伤则汗泄，用当归10 g，生地黄10 g，熟地黄10 g，黄芩3 g，黄柏10 g，黄连3 g，黄芪10 g，生石膏30 g，桔梗6 g，甘草3 g，板蓝根15 g，锦灯笼10 g，服药3剂即热退身凉，盗汗大减，枕巾衣被不湿，续服3剂，诸症悉除。

加减补心丹（周慕新经验方）

【组成】当归5 g，白芍6 g，生地黄5 g，党参10 g，黄芪15 g，茯苓6 g，酸枣仁10 g，知母3 g，黄柏3 g，五味子3 g。

【功效】养血益气，固表止汗。

【主治】心肝血虚之盗汗。症见盗汗心烦，心悸眠差，食少体倦，面色黄白。舌质淡，苔薄白。

【方解】心肝血虚、虚火扰神，引起盗汗心烦。补心丹为滋阴清热、养血安神的代表方剂。方中生地黄、知母、黄柏滋阴清火；当归、白芍补血养心；党参、茯苓补益心气；酸枣仁、五味子敛阴止汗宁神。再加黄芪固表止汗。共奏养血益气、固表止汗之效，故对盗汗心肝血虚证疗效满意。

【注意事项】方中酸枣仁宜炒用。

【现代研究】当归、党参促进血红蛋白及红细胞生成，促使白细胞及网织红细胞增加，增强免疫力；白芍增加心肌血流量，调节免疫；生地黄强心、保肝、利尿、止血；黄芪、茯苓、五味子调节免疫，增强机体抗病能力；酸枣仁有镇静、催眠作用；知母、黄柏有解热作用。

【用方经验】周慕新用此方治疗心肝血虚之盗汗，疗效颇佳。

固表止汗方（黎炳南经验方）

【组成】党参、五指毛桃根、麦冬、五味子、防风、龙骨、牡蛎、山茱萸、炙甘草。

【功效】益气固表、养阴敛汗。

【主治】小儿虚证自汗。

【加减】若兼见面色潮红、手足心热、舌干剥苔、脉象细数等虚热见症，加黄柏、知母以清其虚热；脾虚便溏、舌淡脉弱者，去五指毛桃根，加黄芪、白术以加强健脾补气固表之功；肾虚肢冷、尿频遗尿者，加益智仁、补骨脂温肾扶阳；心血不足而见面白、心悸、眩晕、舌淡、脉细者，加当归、浮小麦以养心止汗。

【方解】张介宾在《景岳全书·小儿则·盗汗》中指出："汗之根本，由于营气，汗之启闭，由于卫气。若小儿多汗者，终是卫虚所以不固。汗出既多，未免营卫血气愈有所损，而衰羸之渐，未必不由乎此，此所以不可不治也。大都治汗之法当益气为主，但使阳气外固，则阴液内藏而汗自止矣。"本方即以此为临证之指南而组成。方中以玉屏风散合生脉散加减为基础，取其益气固表、养阴敛汗之效。其中以五指毛桃根取代黄芪，是因其药性平和，不温不燥，四季可用；龙骨、牡蛎益阴潜阳，敛汗之效颇佳；山茱萸滋补肝肾，为敛汗要药；炙甘草益气以助固表止汗，并调和诸药。全方合奏益气固表、养阴敛汗之功，故适用于小儿虚证自汗。

【注意事项】方中生牡蛎、生龙骨宜先煎。

【现代研究】党参升血红蛋白及红细胞、网织红细胞，增强免疫力；麦冬提高免疫力，有增强肾上腺皮质系统作用，提高机体适应性；五味子有解热、调节大脑功能，提高机

体免疫力；防风有解热、抗炎、增强巨噬细胞吞噬功能；龙骨富含多种微量元素；牡蛎主要含有碳酸钙、磷酸钙、硫酸钙，并含有多种微量元素；山茱萸升高白细胞；炙甘草抗炎，有调节免疫作用。

【用方经验】黎炳南曾治一7岁男孩，2个月前因发热而静注抗生素4日，热退后出汗不止，兼见纳呆、便结。家人以为其便结为胃热所致，多次予服凉茶而汗出益多。现症动辄汗出，夜间汗出淋漓，衣衫湿透，一夜需换衣4～5次，倦怠乏力，胃纳不佳，大便干结如羊屎，2～3日一行，小便清长，夜尿每晚2～3次，间有遗尿，察其面色苍白，头发湿润，四肢不温，舌淡，脉细弱。此为肺脾气虚、肾阳不足之自汗症，治以温肾健脾、养阴敛汗，方用：巴戟天、山茱萸、益智仁、胖大海各8 g，黄芪、党参、浮小麦各15 g，麦冬12 g，五味子6 g，炙甘草5 g，防风3 g，龙骨、牡蛎各30 g。服药4剂，汗出稍减，大便每日一行，稍干结，再服4剂，出汗明显减少，夜尿减为1次，无遗尿。前方去黄芪、胖大海，加五指毛桃根、熟地黄各20 g，枳壳7 g。继服1周，患儿自汗止，二便调，精神胃纳明显好转而复如常人。

健脾固表方（赵心波经验方）

【组成】炒鸡内金10 g，焦麦芽10 g，山药12 g，炒白术6 g，煅牡蛎10 g，浮小麦10 g，使君子10 g，龟甲胶6 g，茯苓10 g，知母6 g，炙甘草3 g。水煎服。

【功效】健脾和中，固表止汗。

【主治】小儿脾虚失运，水谷精微不足以营养四肢，气血不足所致体弱自汗。症见小儿多汗，饮食欠佳，手足发凉，尿不多，肌肉不丰，舌苔薄，脉沉濡。

【加减】纳差明显者，加焦山楂、党参；虚烦、舌苔少者，加胡黄连；便秘者，加大黄。

【方解】小儿多汗，常因脾虚胃弱，不能消谷化食，输散水谷之精微，以致不得内荣五脏，外卫肌表。脾运失调，水谷精微不足以营养四肢，则四肢不温；卫气不足，则表

儿科国医圣手时方

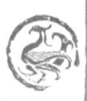
虚自汗，治宜健脾益胃，和中止汗。健脾固表方即是据此脾虚卫弱之自汗而设。方中炒鸡内金、焦麦芽、使君子、山药、炒白术、茯苓、炙甘草健脾助运而荣肌肤，煅牡蛎、浮小麦、龟甲胶温阳敛汗而止自汗，知母清热滋阴而疗虚烦。诸药相合，健脾和中以治本，固表止汗以治标，标本相得，其病可愈，故该方适用于脾气虚弱，卫表不固之自汗。

【注意事项】方中煅牡蛎宜先煎，龟甲胶宜烊化冲服。

【现代研究】炒鸡内金含有胃液素、淀粉酶、少量蛋白酶、角蛋白及许多氨基酸，能使胃液分泌量增加，胃运动增强；焦麦芽助消化，对胃酸及胃蛋白酶的分泌有促进作用；山药、白术对肠管运动有双向调节作用；白术亦可增强免疫力；煅牡蛎主要含有碳酸钙、磷酸钙、硫酸钙，并含有多种微量元素；浮小麦可止汗；使君子对蛔虫、蛲虫等有较强麻痹作用；龟甲胶与茯苓均可增强免疫力；知母解热、利尿；炙甘草有调节免疫作用。

【用方经验】赵心波曾用此方治疗1例多汗半年的9岁女童，伴见纳食欠佳、手足发凉、肌肉不丰，用此方3剂，即汗减纳增，再守方调治而获满意疗效。

治手足心汗方（王静安经验方）

【组成】紫苏叶10 g，枳壳9 g，豆蔻15 g，黄连3 g，桑叶10 g，茵陈30 g，炒谷麦芽（各）30 g，牡蛎15 g，郁金5 g，姜黄5 g，午时茶1方，菊花10 g，金钱草30 g，木通9 g，车前草30 g。

【功效】健脾利湿，疏风清肝。

【主治】脾虚湿蕴，肝热生风。症见手足心汗出，纳差，面黄无泽，时现眨眼频频，舌质红、苔微黄腻，脉浮细。

【加减】舌苔白腻者，加炒苍术。

【方解】汗出限于手足心部，伴纳食差，当责之于脾。脾主四肢，手足为诸阳之本；脾运不健，津液输布运化失常，旁达外泄于四末则手足心汗出异常；脾虚生湿，湿阻气机，有碍肝之疏泄升发，致土壅木郁，肝郁化热生风，风主动，目为肝窍，肝经风热上

扰于目，故频繁眨眼。治当健脾助运为主。方中紫苏叶疏风胜湿，具醒脾开胃之功；枳壳、豆蔻温中行气健胃；炒谷麦芽、午时茶消食和中；茵陈、牡蛎、桑叶除湿止汗；姜黄、郁金化湿行瘀；菊花疏散风热；黄连燥湿健胃；金钱草清肝明目，合木通、车前草除下焦湿热；苍术醒脾助运，疏化水湿，令津液归正途而不病汗多，尤中本病之肯綮。诸药合用，使脾运健，湿热去，肝胆之火亦除。

【注意事项】此为7岁小儿剂量，宜根据年龄大小而增减份量。

【用方经验】王静安曾治一7岁患儿，症见手足心汗出，纳差，面黄无泽，时现眨眼频频，舌质红、苔微黄腻，脉浮细。辨为脾虚湿蕴、肝热生风，用上方3剂以健脾利湿，疏风清肝，药后手心汗出减少，食纳增，面色转佳，眨眼频繁减，舌质红、苔白腻。上方去午时茶、紫苏叶，加炒苍术3 g，姜黄增至15 g，郁金增至10 g，再服3剂，身体状况明显改善，较前结实，眨眼现象已无，手足心汗出大减，唯觉食后腹胀，加入补益气津、行气燥湿消积之品善后。

治四肢汗方（王静安经验方）

【组成】参须15 g，黄芪15 g，防风10 g，扁豆15 g，木通9 g，苍术10 g，草果10 g，茯苓15 g，陈皮9 g，豆蔻6 g，炒谷麦芽（各）15 g。

【功效】益气固表，运脾化湿。

【主治】肺脾气虚挟湿、卫外不固。症见四肢汗出多，反复感冒，活动或饮食后汗出更甚，食欲不振，神疲懒言，大便稀溏，面色萎黄。舌淡、苔白腻，脉细弱。

【加减】纳差明显者，加砂仁、鸡内金。

【方解】肺气亏虚，表卫不固，易反复感冒；动则更耗其气，气不摄津而汗出增多；脾气虚，纳运失健，故食欲不佳；饮食入于虚弱之脾胃，碍脾滞气，反助汗出，四肢为脾所主，故食后四肢汗出明显；脾虚水湿不运，下注则大便溏。方以玉屏风散化裁，将其中白术易为苍术内燥脾湿以杜生湿之源，

更合脾虚生湿之病机；参须、黄芪益气固表止汗；防风散风除湿；草果、白豆蔻温中燥湿；扁豆、炒谷麦芽健脾化湿、消暑和中；陈皮理气燥湿；茯苓、木通利水渗湿通阳。上药合用，共奏益气助卫、除湿健脾消导之功。复诊患者症状大减，唯食欲不佳，此因中气素虚，食入难化，积滞于胃，遂以砂仁温中化湿行气，鸡内金消食健胃，共同加强开胃行滞之力。诸药协同，谨守病机，故能随手而愈。

【注意事项】剂量宜根据年龄大小而增减。

【用方经验】王静安曾治一5岁患儿，四肢多汗2月余，反复感冒，活动或饮食后汗出更甚，食欲不振，神疲懒言，大便稀溏，面色萎黄。舌淡、苔白腻，脉细弱。用上方治疗6剂，四肢汗出明显减少，大便基本成形，已半个月未感冒，纳食仍欠佳。以上方加砂仁5 g、鸡内金10 g，续服6剂，汗出止，食欲恢复，余症皆愈。

治头颈、背心汗方
（王静安经验方）

【组成】沙参15 g，麦冬10 g，知母10 g，天花粉10 g，石斛15 g，淡竹叶9 g，连翘9 g，焦黄柏6 g，木通9 g，牡蛎30 g，炒谷麦芽（各）15 g，栀子仁9 g，车前草30 g。

【功效】滋阴清热降火。

【主治】高热伤津，阴虚内热。症见盗汗、夜啼阵阵，烦躁不安，夜寐时汗出不止，盗汗以头颈、背心为甚，伴见口干喜冷饮，小便短少而黄，大便干结，口唇及舌尖红、

苔少乏津，指纹淡紫。

【方解】本方系由沙参麦冬汤合导赤散而成，用治高热伤津，阴虚内热之盗汗，即《黄帝内经》所云之"寝汗"，寐中则出，醒而渐收，由阳气蒸于阴分而作。盗汗见于头颈、背心者，多起于高热伤津，阴虚阳亢，迫津外出，入睡之后，阳气行于阴分，阴津本不足，阳气更偏亢，不足之阴被相对亢盛之阳驱逐外出而为汗。汗出过多，加之高热耗津，津伤于内，致内热更炽，故口干喜冷饮，小便短少而黄，大便干结；头颈、背心汗尤多，为上焦热邪循阳经上蒸所致；背为胸中之府，心肺居于胸中，心肺阴虚内热蒸津外出，发为背心汗。治当滋阴清热降火，令阴津自藏而不致外泄作汗。方中沙参、麦冬、石斛养阴清肺、益胃生津；知母、天花粉滋阴清热润燥；淡竹叶、连翘、栀子仁清心除烦；牡蛎安神敛汗；木通、车前草利水引热从小便去；再以焦黄柏退虚热，炒谷麦芽健脾消食化积。诸药相合，共奏滋阴清热降火之功，故可用于高热伤津，阴虚内热之之盗汗。

【注意事项】剂量宜根据年龄大小而增减。

【用方经验】王静安曾治一2岁盗汗伴夜啼月余患儿。1个月前曾因外感高热1周，经中西医治疗，高热已退，但逐渐出现夜啼阵阵，烦躁不安，夜寐时汗出不止，盗汗以头颈、背心为甚，伴口干喜冷饮，小便短少而黄，大便干结，口唇及舌尖红、苔少乏津，指纹淡紫。证属心肺阴虚内热所致盗汗，治以滋阴清热降火，服方3剂，盗汗即减大半，睡眠安稳，大便通。再进2剂，诸症悉除。

第三节　水　肿

水肿是一种因体内水液潴留，泛滥于肌肤，导致肢体头面肌肤浮肿，尿量减少为主要特征的常见症状。多见于3～8岁儿童，四季均可发生，但与脓疱疮有关的病例多发生于夏秋季；与乳蛾、丹痧、感冒等有关的病例以冬春季较为常见。水肿先从眼睑或下肢

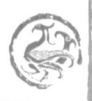
开始，继及全身。轻者仅眼睑或足胫浮肿，重者全身皆肿，甚则出现胸水、腹水。常伴小便量减少、恶心欲呕、气喘不能平卧等表现。中医认为其发病，外因感受风邪、水湿、疮毒入侵，内因肺、脾、肾三脏水液调节功能失常。各种病邪入侵人体，致使水液代谢失调，水蓄肌肤所引起。其病位在肺、脾、肾、心与三焦，病性为本虚标实。

苏桔渗湿汤（王静安经验方）

【组成】紫苏叶 15 g，桔梗 9 g，苍术 6 g，陈皮 3 g，桂枝 15 g，车前子 15 g，淡竹叶 9 g，橘络 9 g，栀子仁 9 g，白茅根 30 g。水煎服。

【功效】宣肺利水，运脾通络。

【主治】小儿水肿之属肺失宣肃、脾肾不足、气郁络滞者，症见颜面及四肢浮肿，尿少，纳食欠佳，腰膝酸软，舌质淡红，苔薄白，脉浮数。

【加减】若水肿从头面骤起，渐及四肢全身，小便不利，兼恶寒身热，骨节疼痛者，加羌活、防风、白薇、前胡等药疏风解表，清热除湿止痛；兼有咳喘、咯痰者，加炙金沸草、炙百部、炙麻黄绒等药宣肺清热，化痰止咳；兼有咽喉红肿疼痛，加蜡梅花、胖大海、牛蒡子等药清热利咽，消肿散结；兼小便短涩且黄，加六一散、泽泻等药清利湿热。

若水肿头面四肢皆肿，时肿时消，面色不华或萎黄，兼见腹胀嗳腐，加神曲、炒香附、广木香、槟榔等药以消积导滞，行气除胀；兼见苔白厚，纳食不香，加豆蔻、炒砂仁、炒谷芽等药以运脾消食；若兼苔白厚腻秽浊，纳食呆滞，加草果、黄连，重用苍术以燥湿运脾；兼见神倦懒动，而腹不痞胀，加泡参、黄芪等药健脾益气以达益气逐水之功；兼见大便稀薄，小便短少者，加大腹皮、茯苓皮、车前草等药利小便以实大便；兼见面垢，食欲欠佳，加茵陈、鸡内金、泥鳅串以清热除湿，消食导滞；兼苔黄白夹杂，脘闷不适，加藿香、川郁金等药以芳香醒脾，透解郁热；兼有吐涎呕恶，加姜竹茹、姜半

夏或吴茱萸、旋覆花等药以降逆涤痰。

若全身浮肿，腰以下为甚者，四肢欠温，神怯畏寒，宜加补肾填精之品。例如，兼神怯肢冷者，加白附子、补骨脂等药以温补肾阳；若兼面热潮红，虚烦少寐等肾阴受损，肝阳上亢之证，加菟丝子、枸杞子、沙苑子、石决明等药以滋阴潜阳；腰痛者，加续断、骨碎补、秦艽等药以壮肾止痛；脚胫肿胀，按之凹陷，加通草根、薏苡仁根、丝瓜络等药，除湿通络利水，增强消肿之力；若兼尿血或镜下血尿，加大蓟、小蓟、蒲黄炭及侧柏炭、茜草根炭等药以清热凉血止血；若尿血并见面色少华，发稀色黄，加人参须、炙黄芪等药以益气摄血，攻补兼施；若小便淋沥不畅，或溺时哭闹不已，加萹蓄、瞿麦、海金沙等药以清利湿热。

血压高者，加牛膝 25～50 g；浮肿重者，加黑牵牛子、白牵牛子各 20 g；尿蛋白明显者，加黄芪 50～100 g；贫血严重者，加当归、黄芪各 50 g。日 1 剂，水煎至 300 ml，分 3 次服。

【方解】至于小儿水肿开上、运中、利下、通络的具体运用，王静安常用紫苏叶、桔梗、杏仁、前胡、炙麻黄绒等药，宣发肺气以开上，因肺为水之上源，肺气宣发，则通调水道；用苍术、陈皮、豆蔻、草果、焦白术、藿香等药，燥湿醒脾以运中，因脾主运化水湿，脾运则水湿自行；用桂枝、附子、补骨脂、菟丝子、枸杞子等药，化气行水以利下，用木通、花椒目、泽泻、车前子等药，决渎水道以利下，因肾主开合，决渎水道，开合正常，水道通畅，则水液外排；用橘络、丝瓜络等药以通络，因脉络通畅，水液利于外散下行。在临床上，王静安采用自拟苏桔渗湿汤作为基础方加减治疗小儿水肿，一般可较快地消肿，恢复健康。

【注意事项】肿消后，紫苏叶量宜减，以防开宣太过伤正；治疗期间宜淡盐饮食，注意休息。

【现代研究】紫苏叶促进消化液分泌及肠管运动；桔梗可增强免疫力；苍术促进肾脏排钾、排钠；陈皮可抗血栓、利胆、降胆固醇；桂枝可抗菌、抗病毒、利尿；栀子仁可

导泻、利胆；白茅根、淡竹叶、车前子可利尿、抑菌。

【用方经验】王静安曾以此方加减治疗一6岁女患，于1982年12月30日初诊，就诊时患儿面部浮肿迅及全身已4日，小便量少，伴流清涕，咽喉红赤疼痛，乳蛾肿大，时有寒热，纳欠佳，时作呕哕，大便如常，舌淡红，苔薄白，脉浮略数。小便常规检查：蛋白+，红细胞2～8，脓细胞1～6，颗粒管型0～1（高倍镜见）。诊断为水肿兼表卫证，用苏桔渗湿汤加减：紫苏叶15 g，桔梗9 g，炒陈皮3 g，车前子15 g，茯苓皮30 g，桂枝15 g，淡竹叶9 g，橘络9 g，六一散30 g，黄连6 g，白茅根30 g，白薇30 g，牛蒡子9 g，梅花15 g。服4剂，患儿浮肿已基本消失，尿量中等，寒热除、咽痛止。喉蛾轻度肿大，食欲不振，舌脉如前。小便常规检查，蛋白、红、白细胞均为阴性。守前方去牛蒡子，紫苏叶减为9 g，加豆蔻3 g，炒谷、麦芽各15 g。服药7日后，患儿浮肿全消，纳食稍增，小便量较平常少，精神稍差，舌淡苔白黄，脉略沉而数。改用苏桔渗湿汤去苍术、淡竹叶、栀子仁、白茅根，加枸杞子、胡芦巴、补骨脂、炒谷麦芽、鲜车前草以增强温阳化气功效，防止复发。4剂尽停药。后随访多年一直未复发。

第四节 夏季热

夏季热又称为"暑热症""小儿暑天发热口渴多尿综合征""婴儿汗闭性暑热症""小儿消渴症"等，是婴幼儿在暑天所发生的一种特有的季节性疾病。以长期发热、口渴多饮、多尿、少汗或汗闭为特征。多见于3岁以下的婴幼儿，6个月以内、5岁以上者少见。因其发病于夏季，以长期发热为主，故名夏季热。中医认为本病属伤暑范畴。认为小儿先天禀赋不足，体质虚弱是本病的内因，气候炎热、暑气熏蒸是本病的外因。暑热熏蒸，多伤气阴，故其治疗亦以清暑泄热、益气生津为原则；若病久病重及肾，肾阳不足，真阴亏损，心火上炎者，则宜温肾阳、清心火，佐以潜阳固涩，生津止渴，温上清下。

清暑化湿法（董廷瑶经验方）

【组成】清水豆卷12 g，赤茯苓、连翘、鲜广藿香、鲜广佩兰、金银花、黑栀子各9 g，六一散12 g（荷叶包），活芦根30 g。每日1剂，水煎服。

【功效】清暑化湿。

【主治】小儿夏季热暑热挟湿证。症见夏季发热，持续不退，便秘尿少，胃纳不佳，舌苔黄腻，脉滑数。

【加减】咳嗽有痰者，可加苦杏仁、贝母。

【方解】夏令之病热，因夏至以后土润溽暑，故有热而兼湿也。暑热挟湿，故出现发热不退，便秘尿少，胃纳不佳，舌苔黄腻，脉滑数等症。治宜清暑化湿。方中金银花、黑栀子、清水豆卷、赤茯苓、连翘、活芦根清热祛暑；鲜广藿香、鲜佩兰、六一散醒脾化湿，利尿解暑。诸药相合，共奏清暑化湿之效。

【注意事项】忌食油腻、肥甘、煎炸食品。

【用方经验】暑热挟湿证系暑湿之邪袭于肺卫之表，故清暑化湿之品芳香渗利，使肺气上宣、湿邪下泄，暑热自解。董氏曾治一5岁男患，因发热2周，于1963年8月12日初诊。患儿已发热2周，咳嗽痰阻，便闭溲少，巩膜浑浊，胃纳不佳，舌苔黄腻，脉滑数。证属暑湿内阻，治以清化，予清暑化湿法加浙贝母9 g，苦杏仁6 g。服1剂，8月14日二诊时发热已退，舌淡红，苔松腻，胃纳一般，便通一次，汗出形振，腹部尚软。再以清化暑湿，药用厚朴2.4 g，赤茯苓、佩兰叶、连翘、炒谷芽、泽泻各9 g，六一散（荷叶包）12 g，陈皮3 g，薏苡仁12 g。3剂。8

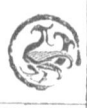

月16日三诊：暑湿渐化，热度平静，一般均和，再拟上方去炒谷芽，加枳壳 4.5 g，焦六神曲 9 g，通草 3 g。3 剂后病愈而安。

鸡苏散加味方（何世英经验方）

【组成】大豆卷、六一散、荷梗各 9 g，金银花、连翘各 6 g，薄荷 3 g。每日 1 剂，水煎服。

【功效】清暑利湿。

【主治】小儿夏季热之暑热证。症见夏季身体干热，无汗，喜饮水，小便多，大便溏，纳呆，舌苔薄，指纹深红，脉滑数。

【加减】舌苔腻者，加藿梗；目赤口疮者，加青黛。

【方解】本方所治之证乃因夏天气候炎热，小儿体温调节中枢不健全所致，故出现身体干热，无汗，喜饮水，小便多，大便溏等暑热症；暑多挟湿，故大便溏。治宜清暑利湿。方中六一散、薄荷合之为鸡苏散，疏风解暑，利尿退热，以治暑热无汗者；荷梗、金银花、连翘清热祛暑；荷梗、大豆卷健脾和胃；六一散清暑利湿。诸药相合，共奏清暑利湿之效。

【注意事项】忌食油腻、肥甘、煎炸食品。

【用方经验】何世英用此方化裁治疗小儿夏季热多例，疗程短，疗效好，只要用药及时，一般不会转成上盛下虚的夹杂证。何氏曾治疗一 7 个月陈姓男患，因发热 3 周，在外院治疗无效，于 1965 年 7 月 19 日求诊。检查：神清，体温 38.4 ℃，身体干热，无汗，纳呆，喜饮水，小便多，大便 2~3 次/d，偶有咳嗽，咽微红，舌苔不著，心肺未闻异常，腹软，指纹深红。诊断为夏季热之暑热证，予以清暑利湿法原方 2 剂，发热即退而痊。

清上温下法（董廷瑶经验方）

【组成】黄厚附子、菟丝子、缩泉丸（包）、青蒿、生扁豆、天花粉各 9 g，黄连 1.5 g，西瓜翠衣（荷叶包）12 g，乌梅、珠子参各 4.5 g。每日 1 剂，水煎服。

【功效】清上温下。

【主治】小儿夏季热暑耗少阴证。症见夏季发热，早晚为高，日中尚平，面㿠汗闭，精神萎靡，嗜睡，或烦躁不安，饮一溲二，纳呆便溏，四肢欠温，掌心独热，舌淡苔少，脉细数无力。

【加减】大小便正常、手足转温后，可去附子，加入调养脾胃之品。

【方解】少阴者心与肾也，小儿先天不足，形体瘦弱，因暑热留恋，心阴肾阳均受耗伤，故出现发热汗闭，烦躁不安，饮一溲二，纳呆便溏，四肢欠温等上盛下虚的暑热消渴症。治疗既要温阳，又要育阴，方可奏效。方中黄厚附子、菟丝子、缩泉丸等暖命门，壮肾阳以温下；天花粉、黄连、西瓜翠衣、乌梅、珠子参、青蒿、生扁豆等涤暑热、养胃阴以清上。诸药相合，共奏涤暑育阴、清上温下之效。

【注意事项】忌食油腻、肥甘、煎炸食品。

【用方经验】暑耗少阴证系因小儿先天不足，脾肾本虚，命门火衰，故出现小便清长、大便鹜溏、四肢欠温等下虚症状，复感暑热，久而伤阴，使心火偏旺，而出现口渴引饮等上盛症状，何氏用清上温下法治之，以温肾阳，救胃阴，可收良效。另外，董廷瑶在治疗此病证时，每日配以蚕茧 5 枚、大枣 10 枚，煎汤代茶饮，疗效更佳。

第二章 头部症状

第一节 头 痛

头痛是一种以头颅上半部各种疼痛感觉为主要特征的常见症状。本病好发于年长儿。急性、亚急性或慢性起病，病发可有诱因，如产伤史、跌仆损伤的头部外伤史、感受风寒湿热病史、情志不畅或失血、过度疲乏史等，未发前可有先兆症状。头痛反复发作或呈持续性，疼痛部位在额颞、前额、巅顶、后枕，或左或右辗转不定；疼痛的性质多为跳痛、刺痛、胀痛、昏痛、隐痛或头痛如裂；头痛发作和持续时间长短不一，可以数分钟到数日不等。小儿不一定能准确表达，婴幼儿头痛时多表现为烦躁不安，皱眉头，或牵拉自己的耳部，摇头等。可伴头晕眼花、闪光感、恶心欲呕、胃痛嗳气等表现。中医认为乃因诸邪上扰脑络或诸虚导致脑络失养所引起，其邪有风、寒、热、湿、郁、痰、瘀之分，其虚有气、血、阴、阳之别，其病位在脑络，与肝、脾、肾及六经有关。

痫痛定（何世英经验方）

【组成】菊花12 g，钩藤12 g，地龙9 g，僵蚕9 g，蜈蚣2条，煅磁石18 g，生石决明24 g，豨莶草12 g。

【功效】散风止痛。

【主治】小儿神经性头痛，不明原因的顽固性头痛。

【方解】头为"诸阳之会"，外感或内伤均能影响于头。小儿头痛的病机主要是清阳郁滞，脉络痹阻，肝阳上逆。足厥阴肝经自体内循喉咙之后上行系眼，上额至巅顶与督脉会合。小儿"肝常有余"，肝阳易动。痫痛定即是根据清阳郁滞，脉络痹阻，肝阳上逆这一病机拟定，从宣散、疏通、降逆着眼，拟定"痫痛定"方。方中菊花、豨莶草清头目，宣散风邪；钩藤、地龙，僵蚕、蜈蚣疏风通络止痛；煅磁石、生石决明潜阳镇逆。诸药协同，外散风邪，内通痹阻，潜阳镇逆，

总收散风止痛之效。

【注意事项】本方剂型为丸剂。制法：共为细末，制成蜜丸。每丸重1.5 g。服法：1日总量，周岁以内，1~2丸；1~2岁，2~4丸；3~6岁，4~6丸；7~10岁，6~9丸；11~14岁，9~12丸。2~3次分服。

【现代研究】研究表明：菊花具有解热、抑菌作用；钩藤、地龙均具有镇静、抗惊厥作用；僵蚕具有催眠、抗惊厥作用；蜈蚣可止痉；煅磁石、生石决明具有抗痫作用；豨莶草有抗炎、舒张血管作用。

【用方经验】何世英用痫痛定方治疗小儿头痛，每获良效。

辛开汤（刘弼臣经验方）

【组成】黄芩10 g，黄连2 g，半夏5 g，厚朴3 g，枳壳10 g，制大黄10 g，广藿香10 g，佩兰10 g，紫苏梗10 g，苦杏仁10 g，炒薏苡仁15 g。

【功效】清热利湿，升清降浊。

【主治】湿热内蕴，清阳不升，浊阴不降，反而上蒙清窍所致顽固性头痛，伴有腹部胀满、恶心、大便秘结或大便不爽，舌红，苔黄腻等症者。

【方解】湿热内蕴，上蒙清窍，故出现头痛，腹部胀满、恶心、大便秘结或大便不爽等症状。治宜清热利湿，升清降浊。辛开汤即是为此证而设。方中黄芩、黄连清热利湿以降浊；厚朴、枳壳、大黄行气通腑以降浊；半夏、薏苡仁化痰利湿以降浊；广藿香、佩兰、紫苏梗、苦杏仁芳香化浊，宣肺升清。诸药相合，共奏清热利湿，升清降浊之功，湿热得除，清升浊降，不致上蒙清窍，头痛自有可愈之机。

【注意事项】便秘者，方中大黄宜后下。

【现代研究】黄芩、黄连均有解热、降压、镇静、降胆固醇作用；半夏有祛痰、止

呕作用；厚朴可降压、抑菌，抑制胃液分泌，兴奋肠管、支气管；枳壳促使胃肠收缩节律增强；制大黄增强大肠蠕动，促进排便、降压；广藿香发汗、助消化，对胃肠有解痉作用；佩兰抑菌；紫苏梗促进消化液分泌，促进肠蠕动；苦杏仁抑菌、通便；薏苡仁解热、镇痛。

【用方经验】刘弼臣对小儿尤其是年长儿未查出器质性病变而诊为血管神经性头痛，病情顽固，多方治疗而未效，伴有腹部胀满、恶心、大便秘结或大便不爽等症者，用此辛开汤加减治疗，每获良效。

第二节 眩 晕

眩晕是一种以感觉周围环境或自身有旋转、移动及摇晃，或虽无旋转感，但有头昏眼花、头重脚轻、摇晃不稳为主要特征的常见症状。常见于能够诉说病情的较大儿童，呈发作性，多有情志不遂、先天性疾患、家族遗传病、饮食失调、跌打损伤等病史。可伴头痛项强、恶心呕吐、心悸、失眠、腰酸肢软、耳鸣耳聋、汗出、面色苍白等表现。中医认为小儿眩晕乃因外邪、痰浊、瘀血内阻，引动肝风，上犯清窍，或脾肾亏虚，气血不足，脑失所养所引起。其病位在头窍，其病之本与肝、脾、肾有关，其病之标与风、火、瘀、痰有关，病性有虚有实，以实为多。

赵心波经验方

【组成】香白芷6g，藁本6g，生石决明12g，川芎6g，知母6g，焦山楂6g，焦槟榔6g，菊花12g，生地黄12g，桃仁泥5g，杭白芍6g，朱远志6g，金银花10g。

【功效】和肝清热，活血散风。

【主治】主治肝气上逆，阳明胃热所致眩晕。症见时发眩晕，甚则恶心呕吐，两眼发花，头痛且晕，脉沉缓或弦细，舌苔薄或少苔。

【加减】舌苔少者，去焦槟榔；脉弦者，加龙胆。

【方解】本方所治之证乃因肝气上逆，阳明胃热所致之眩晕。肝火上炎，故见头痛且晕，两眼发花；肝气横逆，犯胃伤脾，胃失和降，故恶心呕吐；脉沉缓或弦细，舌苔薄或少苔，皆肝胃不和之象。方中白芷、藁本、菊花疏散风邪而止头痛；石决明、川芎、杭白芍、朱远志平肝镇静而定眩晕；金银花、知母、生地黄清热；焦山楂、焦槟榔和胃；桃仁活血。诸药相合，共奏和肝清热，活血散风之效。

【注意事项】方中生石决明宜先煎。

【现代研究】香白芷有解痉、镇痛效果；藁本有解热、镇静、镇痛效果；石决明有镇静、解热作用；川芎镇静、改善心肌缺氧、降低外周血管阻力；知母解热、利胆；焦山楂降脂、降压、强心、增加冠脉流量；焦槟榔降压、减慢心率；菊花解热、降压、扩张冠脉；生地黄强心、利尿；桃仁有增加脑血流量、镇静、镇痛作用；杭白芍镇静、镇痛、增加心肌血流量；远志有镇静、催眠、降压作用；金银花解热、抗炎、兴奋中枢神经系统。

【用方经验】赵心波曾用此法治疗1例眩晕6年的8岁患儿，每月余发作1次，症见两眼发花，头痛且晕，甚则恶心呕吐，屡治不愈。服上方3剂，头眩即止，余症亦无，舌苔少，脉弦细。守上方去藁本、川芎、知母、焦山楂、焦槟榔，加龙胆、海螵蛸、焦麦芽、焦谷芽、通草，金银花改为忍冬藤。续服3剂痊愈。

第三节 痴 呆

痴呆是一种智能低于同龄小儿平均发育状态而出现以动作发育迟缓，语言发育延迟，认识、记忆、理解、想象、思考以及判断能力差而导致学习困难，适应环境能力不良和心理与情绪障碍为主要特征的常见症状。多见于父母精血虚损，失于胎养而致先天大脑发育不全，或后天分娩难产，窒息缺氧，颅脑损伤出血，食物中毒，罹患脑炎、脑膜炎等疾病之后的小儿，也可偶见于中毒、创伤之后。起病隐匿，发展缓慢，渐进加重。病程一般较长，少数患儿发病较急。可伴头痛、头昏、流涎、行走不稳、神疲乏力、多睡等表现。中医认为乃因先天禀赋不足，或精气亏虚，或情志失调、外伤、中毒等因素，导致虚、痰、瘀互为影响，髓减脑衰，或清窍被蒙所引起。其病位在脑、肾，与心、肝、脾密切相关，病性以虚为主。

赵心波经验方

【组成】生地黄 10 g，黄连 3 g，甘草 5 g，麦冬 10 g，茯神 12 g，当归 6 g，羚羊角粉 1.2 g，大黄 3 g，雄黄 6 g，珍珠 5 粒，朱砂 1.5 g。水煎服。

【功效】清心醒脑益智兼降痰。

【主治】小儿智力障碍所致痴呆无语，不懂人事，但口内知觉存在，遇好吃的食物可以咀嚼，遇不好吃的食物可以自动吐出。

【加减】可根据临床证候特点进行加减。

【方解】中医认为："心气盛者，则伶俐多言笑，形神清而多发；气怯者，则性痴而迟语，发久不出。"因为心主神明，心之声为言，故凡思维、智力、语言障碍者，多责之于心，本方所治之证乃因小儿智力障碍而出现痴呆无语，不懂人事，故治疗应清心醒脑益智兼降痰，泻心导赤汤合珍珠散化裁组成的此方即为小儿智障痴呆而设。方中生地黄、黄连、麦冬、羚羊角粉、大黄清心醒脑；雄黄、珍珠、朱砂醒神开窍；甘草、茯神、当归补养心神。诸药相合，共奏清心开窍、醒神益智兼降痰之功。

【注意事项】方中羚羊角粉、珍珠（研细）、朱砂宜分 2～3 次冲服；大黄宜后下。

【现代研究】生地黄有强心、保肝作用；黄连、甘草有强心、降低胆固醇、降压、调节免疫作用；麦冬强心、镇静，提高免疫，提高机体适应性；茯神有镇静、催眠作用；当归对大脑有镇静作用，减轻脑缺氧，抗氧化、抗自由基；羚羊角粉催眠、镇静、抗惊厥；大黄改善微循环；雄黄有抑菌作用；珍珠、朱砂有镇静、抗惊厥作用。

【用方经验】赵心波认为，大凡脑发育不全，部分知觉尚好者，疗效较好；如果全部知觉失灵，则中药治疗也较困难。所以，根据痴呆患儿的知觉情况，可以推断治疗的效果，判断疾病的预后。

第四节 鼻 衄

鼻衄是一种以血液上逆从鼻中流出为主要特征的常见症状。多发于春、秋季节，各年龄组儿童均可见，尤以学龄前儿童为多。所流鼻血色鲜红或深红、紫红或夹瘀；或血色淡红。可伴有发热、咳嗽、咽痛、鼻塞，或口气臭秽、纳呆便秘，或伴口干目赤、头痛目眩、烦躁易怒或潮热盗汗、手足心热、耳鸣腰酸。中医认为此病主要由邪热壅肺，或脏腑失调，胃热熏蒸、心火亢盛、肝火上炎、阴虚火旺等损伤脉络所致。其病位在肺、

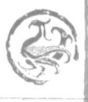
鼻；其病性有虚有实。

地黄饮子加减（赵心波经验方）

【组成】生地黄 15 g，阿胶 10 g，白芍 10 g，侧柏炭 6 g，地骨皮 6 g，黄芩 6 g，炒栀子 5 g，大小蓟各 12 g，三七粉（分冲）1.5 g。

【功效】清降凉血止血。

【主治】热邪迫血妄行所致火亢致衄证。症见鼻衄色深红，伴心烦、口干口苦、小便黄，舌质红，脉数者。

【方解】小儿肺常不足，易感风邪；又阳常有余，所感风邪往往易于火化燥化，火性上炎，熏蒸鼻窍，而致鼻衄，且所衄血色深红；心烦、口干口苦、小便黄，舌质红，脉数，皆为邪热内盛上炎之象。治宜清降凉血止血，地黄饮子加减即为此证而设。方中生地黄清热凉血养阴；阿胶、白芍滋阴补血；黄芩、炒栀子清热降火，以泻上炎之火；侧柏炭、地骨皮、大小蓟、三七粉凉血化瘀止血。诸药相合，共奏清降凉血止血之效，故适用于热邪迫血妄行所致火亢致衄证。

【注意事项】阳虚血失其温摄、久衄耗伤精血所致之阳虚鼻衄证忌用。

【现代研究】生地黄有止血、抗炎作用；阿胶增加血小板数，补血，对病理性血管通透性增加有抑制作用；白芍抗血小板和抑制血栓形成，调节免疫；侧柏炭可缩短出血和凝血时间；地骨皮有解热作用；黄芩降低毛细血管通透性，抗血小板聚集，抗凝血；炒栀子有止血作用；大蓟、小蓟止血、缩短凝血时间；三七粉有止血、抗凝、抗炎、镇痛作用。

【用方经验】赵心波认为，衄血有多因，有热邪迫血妄行所致者，有阳虚致衄者，也有久衄伤精血者，当详辨。此证鼻衄，血色深红是其辨证要点。

温摄四物汤加味（赵心波经验方）

【组成】当归 10 g，炮姜 6 g，白芍 6 g，阿胶 10 g，黄芩 3 g，黄芪 12 g，生地黄

15 g，熟地黄 15 g。

【功效】补气温摄止血。

【主治】阳虚血失其温摄所致之阳虚鼻衄证。症见鼻衄，其血色淡黯，伴畏寒怕冷，四肢不温，大便溏薄，小便清长，舌淡，苔白润，脉沉细弱者。

【方解】本方所治之证乃因阳气虚衰，血失其温摄而外溢，故出现鼻衄而血色淡黯，阳气虚弱，肢体失其温煦，故畏寒怕冷，四肢不温，大便溏薄，小便清长；舌淡，苔白润，脉沉细弱皆阳气虚衰之征。治宜补气温摄止血，温摄四物汤加味即为此证而设。方中黄芪、当归、白芍、阿胶、熟地黄补气生血补血；炮姜温补阳气，与黄芪相伍，温阳益气；二药与当归、白芍、阿胶、熟地黄相合，在温阳益气摄血的同时，还能生血黄补血；黄芩、生地黄相伍，可监制干姜、黄芪之温，以防温燥太过而动血，补益太过而生火（气有余便是火），又可宁血止衄。诸药相合，共奏补气温摄止血之效。故可用于阳虚血失其温摄所致之鼻衄。

【注意事项】因火亢致衄者忌用。

【现代研究】当归促进血红蛋白和红细胞、网织红细胞生成，改善外周循环；炮姜止血、预防血栓形成；白芍抗血小板和抑制血栓形成，调节免疫；黄芩降低毛细血管通透性、抗血小板聚集，抗凝血；黄芪能增强和调节机体免疫功能，维持机体内环境平衡，促进机体代谢，改善贫血；生地黄有止血、抗炎、强心作用；阿胶增加血小板数，补血，对病理性血管通透性增加有抑制作用；熟地黄强心，对心肌劳损和冠脉供血不足有一定改善作用，能改善脑血流量，促进红细胞成熟和释放。

【用方经验】鼻衄发作时，赵心波常用血余炭 10 g，研极细末，吹入鼻中；或取 3 g 用童便冲服。待出血止后，再投此温摄四物汤加味以补气温摄止血而治其本。

滋养止衄散（赵心波经验方）

【组成】黄芪 15 g，当归 10 g，赤芍 6 g，白芍 6 g，生地黄 12 g，阿胶 14 g，熟地黄

12 g，茜草 10 g，白茅根 10 g。

【功效】滋精养血止衄。

【主治】久衄耗伤精血，症见鼻衄日久不愈，出血色淡，面色少华，唇舌色淡，脉细弱者。

【方解】本方所治之证乃因久衄耗伤精血者。鼻衄日久不愈，精血被耗，故所衄之血色淡；精血耗伤，不能荣润肌肤，面色少华，唇舌色淡；精血不足，血脉不充，故脉象细弱。治宜滋精养血止衄。滋养止衄散即为此证而设。方中黄芪合当归为当归补血汤，能益气生血；当归、白芍、熟地黄、阿胶相伍，为补血之祖方四物汤去辛香之川芎，加大补精血之阿胶而成，滋精养血作用更强，而无辛香动血耗血之虞；生地黄、赤芍、茜草、白茅根相伍，有化瘀止血之功，使衄止而不留瘀。诸药相合，共奏滋精养血止衄之效，适用于鼻衄日久不愈耗伤精血者。

【注意事项】因火亢致衄者忌用。

【现代研究】黄芪有增强和调节机体免疫功能，维持机体内环境平衡，促进机体代谢，改善贫血；当归促进血红蛋白和红细胞、网织红细胞生成，改善外周循环；赤芍、白芍抗血小板和抑制血栓形成，调节免疫；生地黄有止血、抗炎、强心作用；阿胶增加血小板数，补血，对病理性血管通透性增加有抑制作用；熟地黄强心，对心肌劳损和冠脉供血不足有一定改善，可改善脑血流量，促进红细胞成熟和释放；茜草有止血作用；白茅根能缩短出血和凝血时间。

【用方经验】鼻出血较多，需即时止衄，而购药缓不济急者，赵心波常用以下止衄验方以救急：一方为鲜小蓟洗净，取汁兑白糖，每日早晚各服一杯。一方为血余炭 10 g，研极细末，取少许吹入鼻中；或取 3 g 用童便冲服，也有效。待出血止后，再投此滋养止衄散以补精血耗伤而治其本。

第三章 胸腹会阴部症状

第一节　咳　嗽

咳嗽是一种以强烈的呼气性冲击动作，咳、咳有声，将肺内高压空气喷射而出为主要特征的常见症状。本症可见于小儿各年龄段，3岁以下多见，好发于冬春季节。急性咳嗽起病急，病程短；慢性咳嗽反复发作，病程较长。症见咳逆咯痰，两肺听诊可闻及呼吸音增粗，或可闻及干啰音。常伴咽痒，初起可伴恶寒发热，重者可伴气喘。中医认为是因六淫邪气，侵袭肺系，或脏腑功能失调，干犯肺脏，导致肺的宣肃功能失常，肺气上逆所引起。其病位在肺、脾，其病性有虚有实。

壳梗汤（王烈经验方）

【组成】罂粟壳1g，桔梗5g，前胡5g，黄芩5g，桑白皮5g，苦杏仁2g，川贝母2g，生石膏5g，射干5g，紫苏子5g，莱菔子5g。

【功效】清肺降逆止咳。

【主治】久咳、顽咳、频咳、虚咳、实咳，无论偏寒还是偏热均可以应用。

【加减】外感风邪加桂枝、前胡；寒邪加紫苏叶、麻黄；暑热加广藿香、佩兰；燥邪加枇杷叶、天冬；因湿加茯苓、苍术；因火重用石膏、桑白皮；食积加莱菔子、麦芽；气滞加厚朴、橘红；过劳加女贞子、补骨脂。发热加柴胡、黄芩、青蒿、射干；胸闷加瓜蒌、薤白；腹胀加枳壳、佛手；大便干加番泻叶、大黄；大便稀加白术、茯苓；小便黄加淡竹叶、车前子。早晨咳加清半夏、白前；晚间咳加百部、沙参；午间咳加生地黄、葶苈子；午夜咳加木蝴蝶、侧柏叶。

【方解】患儿发病初期是感受风寒之邪，因为小儿为纯阳之体，所患热病居多，寒邪很快入里化热，所表现出来的证候都是热象，即风热咳嗽。治当清肺降逆止咳，壳梗汤即为小儿诸咳嗽所设。方中罂粟壳性味酸涩，平，镇咳；桔梗苦辛平，宣肺去痰；前者具有强力镇咳作用，后者化痰开肺，一收一开，共同起到止咳化痰的作用，是为方中的主要药物。前胡苦辛，微寒，清肺降气祛痰；黄芩苦寒，清肺热，泻火解毒；桑白皮甘寒，泻肺平喘；苦杏仁苦，微温，止咳平喘，润肠通便；川贝母苦甘，微寒，清热化痰止咳；生石膏辛甘，大寒，清热泻火退热；射干苦寒，清热解毒利咽；紫苏子辛温，止咳平喘、通便。诸药相合，共奏清肺降逆止咳之效。

【注意事项】对于大便干者应慎用，或者可以加用通腑的药物如枳实、番泻叶、莱菔子等。

【现代研究】黄芩有抑菌、解热作用；石膏有解热、抗病毒、增强巨噬细胞吞噬的功用；前胡有抑制流感病毒、抗炎、祛痰作用；罂粟壳具有显著的镇咳及镇痛作用；紫苏子可抑菌、减少支气管分泌，缓解支气管痉挛；苦杏仁能抑制呼吸中枢，镇咳、平喘；莱菔子有抑菌、抗炎作用；川贝母有祛痰、镇咳、抑菌作用；桑白皮有利尿、镇静作用；桔梗有祛痰、镇咳、抗炎、解热、增强免疫力作用；射干有抗炎、解热、镇痛、抗病毒作用。

【用方经验】罂粟壳因古人有"杀人如剑"之说，曾被列为儿科用药禁忌。但它具有敛肺、涩肠、止痛的作用，而"劫病如神"，故虽有许多医家不敢用，而王烈则善于应用，认为该药应用得当，镇咳作用颇佳。但因其有一定的毒性，所以用量宜小，按照门诊患者1日服1剂汤药计算用量，1岁以内0.5g，1～3岁1.5g，4～6岁2.5g，7岁以上3g。

关于罂粟壳和桔梗在应用中的药量比，王烈则视病情而定，一般壳、梗的比例约为1∶5。咳嗽频繁而重时罂粟壳需要加量，两者比例可改为1∶3，以增强止咳的力量。由于罂粟壳有一定毒性，故应用时疗程宜短，中病即止，一般应用4日左右，收到疗效后

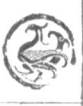

换用别的药物。

若无罂粟壳，可用白屈菜代替。白屈菜是罂粟科白屈菜属植物白屈菜的带花全草，《北方常用中草药》称其"有镇痛，止咳，杀菌，利尿，解疮毒之功"，性味苦辛微温，归肺、脾经。具有镇咳祛痰，平喘，止痛，利尿解毒的作用。现代药理研究表明本药具有抑制平滑肌痉挛和镇静、镇痛、祛痰、平喘、杀菌、抗炎作用，尤其止咳作用强。

治外感咳嗽方（滕宣光经验方）

【组成】紫苏子、黄芩各6 g，桑白皮、百部、枇杷叶各10 g，苦杏仁6 g。

【功效】清热宣肺，化痰止咳。

【主治】主治小儿外感咳嗽之痰热蕴肺证。症见咳嗽伴喘，有白黏或黄黏痰，鼻流清涕，重者高热鼻煽，口唇青紫，舌质红苔薄白或薄黄，脉浮数或滑数。

【加减】高热者，加青蒿10 g、白薇10 g、银柴胡10 g、牡丹皮10 g；夜间咳嗽重者，加白茅根15 g；痰多黄黏不易咳出者，加葶苈子6 g、白前10 g。

【方解】滕氏认为痰热壅肺证咳嗽多为外邪入侵化热，炼液成痰，此阶段多为实证，故治以清肺化痰。方中紫苏子下气消痰，苦杏仁宣降肺气，桑白皮泻肺，黄芩清肺，四味药物相互配合，宣清肃降，同入肺经，具有清肺化痰、止咳平喘功效。有热必伤阴，阴未伤之先，加百部、枇杷叶润肺下气，止咳平喘。诸药相合，共奏清热宣肺，化痰止咳之功，故适用于小儿外感咳嗽之痰热蕴肺证。

【注意事项】方中剂量宜根据年龄大小进行增减。

【现代研究】紫苏子能减少支气管分泌，缓解支气管痉挛；黄芩有抑菌、解热作用；桑白皮有利尿、镇静作用；百部能对抗组织胺引起的气管痉挛，降低呼吸中枢兴奋性，抑制咳嗽反射而止咳；枇杷叶祛痰、止咳、平喘，对金黄色葡萄球菌有抑制作用；苦杏仁有镇咳、平喘、抑菌作用。

【用方经验】本方对小儿咳嗽病无论病程

长短，凡属痰热者，实者能清，虚者无损正气是其优点。临床根据咳嗽的轻重及兼证而加减药物，兼痰黄黏稠或成块不易咯出者，加用生牡蛎18 g、生蛤壳18 g、生海浮石18 g软坚化痰。鼻塞流涕加前胡10 g、桔梗6 g、浙贝母10 g以宣肺止咳。

宣肺化湿汤（王静安经验方）

【组成】荆芥9 g，紫苏叶9 g，芦根15～30 g，黄连3～10 g，桔梗15 g，炙麻黄绒12～15 g，炙旋覆花15 g，姜黄15 g，橘络15 g，陈皮3～6 g，姜竹茹3～6 g，炒谷麦芽各30 g，木通9 g，车前草15～30 g。每日1剂，水煎服。

【功效】清热化湿，祛痰止咳。

【主治】湿热蕴肺型咳嗽，症见咳嗽，伴有不同程度流涕，痰多，纳食差，心烦，小便黄少，舌苔白厚腻或黄厚腻，指纹紫滞，脉濡数或滑数。

【加减】大便秘结者，加胖大海10～15 g，或另包番泻叶3 g泡水服，大便解后停服；咳甚吐者，加紫苏梗9 g、淡竹叶12 g，喘甚者，加紫苏子10 g、葶苈子10 g；咽喉红肿者，加金银花15 g、胖大海10 g；鼻孔干红，肺有燥热者，加炙桑白皮15 g；冷汗多者，加桑叶12 g。

【方解】小儿体质湿热素盛，其原因一方面是由于小儿本身脾胃薄弱，加之乳食不节，或过食辛热香燥生冷瓜果之品而伤及脾胃，导致脾失健运，水湿停聚，蕴而化热所致；另一方面，从外界环境来讲，如果气候潮湿，空气湿度大，尤其在夏季，暑热下逼，地湿上蒸，人处气交当中，易感湿热之邪，而小儿本身的卫外功能薄弱，就更易感受湿热之邪。湿热蕴结中焦，阻碍气机，或熏灼肺金，使肺失清肃，上逆而咳，且痰多黄稠，口出臭气，苔黄腻，指纹紫滞，脉滑数等症，皆湿热蕴肺之象。方中荆芥、紫苏叶解表；炙麻黄宣肺利气；桔梗助麻黄开宣肺气，使肺气宣而咳自除；芦根清肺利湿；炙旋覆花降气化痰；姜黄辛香行气；黄连清心、泻胃肠使肺热下行而解，同时防止逆传心包之变；

炒谷麦芽健脾消食和胃，使腑气通畅，六腑通则肺气降；陈皮、姜竹茹降逆和胃止呕；木通、车前草化湿利尿，使邪有出路。全方共奏清热化湿、宣肺止咳之功，故适用于湿热蕴肺型咳嗽。

【注意事项】煎煮 3 次，取汁 200 ～ 300 ml，根据不同年龄，每次 30～50 ml，每日 4～5 次，6 日为 1 个疗程。忌食鸡、鱼、蛋、海鲜。

麻黄有宣肺止嗽、平喘解表之功，为肺经专药，以之宣肺，应不失时机，但应中病即止，以防伤阴；肺炎并心衰时禁用麻黄，改用细辛代之。

【现代研究】荆芥有抗菌、解热、抗炎作用；紫苏叶能抑菌、解热，减少支气管分泌，缓解支气管痉挛；芦根有解热、镇痛、抑菌作用；黄连有广谱抗菌、抗炎、解热、增强免疫力的作用；炙麻黄有解热、镇咳、抗病毒、抗过敏作用；炙旋覆花能缓解支气管痉挛、镇咳、抑菌；姜黄有抗炎、抑制金黄色葡萄球菌的作用；橘络、陈皮有祛痰作用；姜竹茹有解热、抑制金黄色葡萄球菌作用；炒谷芽、炒麦芽均有促进消化的作用；木通利尿、抑菌；车前草有镇咳、平喘、祛痰作用。

【用方经验】王静安用本方治疗湿热蕴肺型咳嗽 142 例，治愈 108 例，占 76.1%；好转 30 例，占 21.1%；总有效率 97.2%。

张士卿经验方

【组成】柴胡 10 g，黄芩 10 g，法半夏 10 g，党参 6 g，玄参 10 g，当归 10 g 贝母 10 g，辛夷 6 g，苍耳子 10 g，射干 6 g，苦杏仁 10 g，紫苏叶 6 g，紫苏子 6 g，桑白皮 10 g，甘草 3 g，煅龙骨 15 g，煅牡蛎 15 g。水煎服。

【功效】疏解少阳，清肺化痰，佐以通窍利咽，升降脾胃。

【主治】小儿少阳郁热，枢机不利，风木之邪，犯胃刑肺，致使气机升降无序，肺失宣肃所致咳嗽。症见咳嗽有痰，夜间咳重，声音嘶哑，汗多，鼻塞，涕黄浊，不发热，舌质红，苔白腻。

【加减】食少加炒谷麦芽各 10 g，鸡内金 10 g；鼻塞轻者，苍耳子宜减为 1～2 g；伴有食积化热症状者，喉间多有痰鸣声，并有腹胀、纳呆、口臭、便秘、舌苔厚腻者，可酌加消食化积药。

【方解】小儿"肝常有余，脾常不足"，夜寐子时一阳初生，感邪之后，邪传少阳，致使肝胆之气偏旺，不仅升降开合枢机不利，而且易致风木化火，横逆克犯脾胃，上灼肺金而致夜咳不宁，痰多涕浊。治宜疏解少阳，清肺化痰，佐以通窍利咽，升降脾胃，故选小柴胡汤与清泄胆热、宣通鼻窍之取渊汤合方化裁，更加桑白皮、苦杏仁、紫苏叶、紫苏子以宣肺清热，射干利咽止咳。诸药相合，共奏疏解少阳，清肺化痰，通窍利咽，升降脾胃之效，故可用于小儿少阳郁热、肺失宣肃所致咳嗽。

【注意事项】用量宜随年龄大小而增减；方中苍耳子有毒，用量宜小，且不宜久服；饮食宜清淡，少食肥甘厚味、冷饮冰镇食物，以免伤肺败胃。

【现代研究】柴胡、黄芩有抑菌、解热作用；法半夏有镇咳、祛痰，解除支气管平滑肌痉挛、抑菌作用；党参、玄参、当归、贝母、辛夷、苍耳子、射干有抗炎、解热、镇痛、抗病毒作用；苦杏仁有镇咳、平喘、抑菌作用；紫苏叶、紫苏子均能减少支气管分泌，缓解支气管痉挛；桑白皮、甘草镇咳、祛痰、平喘、抗病毒、抑菌，能够保护发炎的咽喉和支气管黏膜；煅龙骨有镇静、催眠、抗惊厥的作用，牡蛎镇静、软坚、解热的效力良好，煅用则涩而带燥，收敛固涩之力较强。

【用方经验】张士卿治疗小儿咳嗽，除宣肺化痰、调理脾胃外，还根据时辰从肝、胃调理，注重从鼻咽论治，疗效显著。

张士卿认为，夜半子丑时咳甚者，多属木火刑金，当从肝论治，以小柴胡汤加清金制肝之品；"五更嗽多者，此胃中有食积，至此时流入肺经"（《丹溪治法心要·咳嗽》），当从脾胃论治，以建脾化积消食，宣肺止咳，方用二陈汤合焦三仙，加玄参、桔梗、连翘、

儿科国医圣手时方

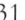

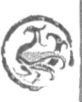

桑白皮、赭石、苦杏仁、射干、僵蚕；若小儿久咳不愈，多法治疗虽然减轻，但易复发者，常见呛咳利嗓样咳嗽，此时当从鼻咽论治，以先安受邪之地。本方以小柴胡汤与清泄胆热、宣通鼻窍之取渊汤合方加味，即是其从肝论治、从鼻咽论治思想的体现。

治内伤咳嗽方（滕宣光经验方）

【组成】茯苓 15 g，桑白皮 10 g，法半夏、陈皮、紫苏子、黄芩、苦杏仁各 6 g。

【功效】健脾清肺。

【主治】小儿内伤咳嗽之脾湿肺热证。症见咳多宿痰，喉间漉漉有声，摸之胸背有震手之感，常兼大便溏稀，舌质淡苔薄白，脉滑或缓，病程迁延且易复发。

【加减】痰多，喉间痰鸣而难出者，加用海浮石 15 g，生蛤壳 15 g，生牡蛎 15 g。

【方解】"脾为生痰之源，肺为贮痰之器""形寒饮冷则伤肺"。小儿脾常不足，易为乳食、生冷所伤，导致脾失健运，湿聚而酿成痰浊，上贮于肺，壅阻气道，致肺气不得宣畅，引起咳嗽。李中梓《医宗必读》云："脾土虚湿，清者难升，浊者难降，留中滞膈，瘀而化痰。"所以临证多见咳嗽日久、缠绵难愈。平素多食寒凉之物的患儿，患病后每见虚多实少或虚实夹杂。宗《医宗必读》"治痰不理脾胃，非其治也"之说，治宜健脾清肺。方中茯苓、陈皮、半夏组成的二陈汤健脾燥湿，断其痰源，配以紫苏子、苦杏仁、桑白皮肃辟肺气；且二陈与黄芩、桑白皮相伍，既防其辛燥伤肺，又避其苦寒伤脾，有相得益彰之妙。诸药相合，共奏健脾清肺之功，故适用于小儿内伤咳嗽之脾湿肺热证。

【注意事项】方中剂量宜根据年龄大小进行增减。

【现代研究】茯苓有抑菌，增强免疫作用；桑白皮有利尿、镇静作用；法半夏有镇咳、祛痰、解除支气管平滑肌痉挛、抑菌作用；陈皮有祛痰作用；紫苏子能减少支气管分泌，缓解支气管痉挛；黄芩有抑菌、解热作用；苦杏仁有镇咳、平喘，抑菌作用。

【用方经验】滕宣光认为小儿内伤咳嗽常

因小儿脾胃虚弱，聚湿生痰，上贮于肺，久则郁而化热，而出现脾湿肺热之证，常属虚证，治以健脾清热法，常能获得满意效果。

咳而安（何世英经验方）

【组成】款冬花 4.5 g，川贝母 9 g，肥知母 6 g，寸麦冬 9 g，润玄参 9 g，天冬 9 g，野百合 9 g，粉甘草 3 g，牡丹皮 4.5 g，马兜铃 4.5 g，枇杷叶 6 g，北沙参 9 g。

【功效】滋阴润肺，止嗽化痰。

【主治】无表证的急性咽炎、喉炎，气管炎的剧烈咳嗽，或少痰的久咳、阴虚咳嗽或百日咳等。

【加减】咳剧加重用量。百日咳高潮期可加量 0.5～1 丸。减轻后再恢复一般用量。

【方解】本方为何老治疗阴虚咳嗽的有效验方。其药物组成是天冬、麦冬、北沙参、知母、玄参、百合滋阴润肺，配牡丹皮清阴分伏热；川贝母、枇杷叶、款冬花、马兜铃化痰止嗽；甘草和中。肺喜润而恶燥，故阴虚痰嗽宜滋阴润燥以治其本，使津盛火熄、肺得清宁而肃降。止咳化痰是治其标。本方系标本同治，以治本为主的效方。

【注意事项】本方剂型为丸剂。制法：共为细末，制成蜜丸，每丸 1.5 g 重。服法：1日总量，1岁2丸，2～3岁4丸，4～6岁6丸。外感咳嗽初起禁用。马兜铃有肾毒性，现多已不用。

【现代研究】款冬花具有止咳、祛痰、平喘作用；川贝母有镇咳、祛痰作用；知母有抗肺炎链球菌、溶血性链球菌等作用；麦冬有抗菌、提高免疫功能的作用；玄参具有抗菌、强心、降压等作用；天冬有抗菌、提高免疫力作用；野百合有止咳、祛痰、平喘作用，并能提高机体免疫力；甘草有镇咳、祛痰作用；牡丹皮对葡萄球菌、溶血性链球菌、肺炎链球菌等均有抑制作用，并有一定程度的抗流感病毒作用；马兜铃能止咳、扩张支气管；枇杷叶有镇咳、祛痰、平喘作用；北沙参有祛痰、解热、镇痛作用。

【用方经验】何世英认为，小儿肺热咳嗽，最易向两个方面转化：一是转为肺热，再由肺热引起大便燥结，进而出现肺胃热证，治当釜底抽薪；一是转为肺阴虚，进而出现剧咳不止，治疗重点当滋阴润肺，由于小儿具有易虚易实的生理病理特点，一经滋阴润肺，剧咳很快制止，其效果往往超过成人。

咳而安适用于无表证的急性咽炎、喉炎、气管炎引起的剧烈咳嗽或久咳不止、阴虚咳嗽等，经过天津市儿童医院近 50 年来的验证，其疗效卓著。

何世英曾用此方治疗一 6 岁男患，于 1975 年 3 月 13 日初诊时，诉 1 个月前发热，伴剧咳少痰，纳呆，经抗生素治疗后转为低热，午后明显，咳嗽仍重，心脏听诊未闻异常，两肺呼吸间粗。胸透（－）。舌红无苔，脉细数。辨证为阴虚久嗽，治以养阴止嗽，方用咳而安 3 g/次，每日 3 次。3 月 16 日复诊，咳嗽大减，食欲增进，大便正常，舌质微红少苔，脉略数。仍续服上药，3 日痊愈。

第二节　呕　吐

呕吐是以乳食、痰涎等胃内之物从胃中上涌，自口而出或干呕无物为临床特征的常见症状。本症体弱儿多见。起病或缓或急；常先有恶心欲吐之感，多由乳食、情志、寒温不适，闻及不良气味等因素而诱发，也有由服用化学药物、误食毒物所致者。常伴有恶心、腹胀、腹痛、嗳腐吞酸、纳呆等表现。中医认为乃因外邪、乳食、痰饮、气郁等邪气犯胃，或由气虚、阳虚、阴虚等正气不足，使胃失温养、濡润，胃失和降，胃气上逆所引起。其病位在胃，与肝脾有关。其病性有虚有实，或虚实夹杂。

呕吐基本方（王烈经验方）

【组成】竹茹 9 g，赭石 9 g，半夏 9 g，麦芽 9 g，白芍 9 g，石斛 9 g。水煎服。

【功效】降胃止吐。

【主治】小儿呕吐，包括新生儿期的幽门痉挛和贲门狭窄所致呕吐。

【加减】偏热者，加芦根、葛根；偏寒者，加丁香、吴茱萸、干姜。

【方解】方中竹茹、赭石、半夏有止呕祛寒之功，白芍、石斛内敛胃阴，麦芽助化，保护胃阳，故方可治吐保胃气，从而有吐可治，吐止胃复。

【注意事项】剂量宜根据年龄大小增减，如为新生儿，可取 1/3 量。

【现代研究】竹茹有止呕作用；赭石可使肠蠕动增强；半夏能抑制呕吐中枢而止呕，促进肠道蠕动；麦芽能促进胃酸和胃蛋白酶分泌以助消化；白芍抑制胃酸分泌而抗应激性溃疡；石斛能促进胃液的分泌而助消化，使肠蠕动亢进而通便。

【用方经验】王烈认为小儿呕吐，吐因再多，证型再杂，亦不过寒热两端，寒中有虚亦有实，热中同样夹虚实，视证而别。病位在胃，胃不足，易为邪伤，寒热变化难测，治疗上宜综合权衡，在治呕吐基本方基础上辨寒热而治。

参香散加味（周慕新经验方）

【组成】党参 3 g，丁香 2 粒，广藿香 3 g，木香 2 g，沉香 0.3 g，京半夏 6 g，木瓜 3 g，伏龙肝 10 g。水煎服。

【功效】补中和胃，降逆止吐。

【主治】小儿久吐伤胃、降逆失司所致之脾胃虚弱证。症见呕吐日久不愈，食少或不食，面色㿠白，睡露睛，倦怠无力，舌质淡。

【方解】陈飞霞在《幼幼集成》中用参香散治疗小儿胃痛作吐，诸药不止者。参香散包括人参、沉香、丁香、广藿香、木香各等分，共研细末，每服 1.5～2 g，木瓜煎汤调服。周慕新加用半夏降逆止呕，伏龙肝温中和胃止呕。全方共奏补中和胃，降逆止吐之功。

【注意事项】剂量宜根据年龄大小增减。

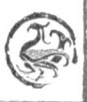

药物宜分多次口服，每次服一口，1 小时服完。

【现代研究】党参有抗胃黏膜损伤作用，该作用与其增强黏膜的细胞保护作用、增强胃黏膜屏障功能有关，能显著降低胃液、胃酸分泌和胃蛋白酶活性，对胃蠕动有抑制作用，表现为蠕动波幅度降低、频率减慢，可明显增强小鼠腹腔巨噬细胞的吞噬活力，提高机体的适应性；丁香为芳香健胃剂，可缓解腹部气胀、增强消化能力、减轻恶心呕吐。广藿香有刺激胃黏膜、促进胃液分泌、帮助消化的作用，尚有抗真菌、抗病毒作用；木香能使离体兔肠蠕动幅度和肠肌张力明显增强；沉香水煎液对离体豚鼠回肠的自主收缩有抑制作用；对组胺、乙酰胆碱引起的痉挛性收缩有对抗作用；半夏能抑制呕吐中枢而止呕，促进肠道蠕动；木瓜有保肝作用，有较强的抗菌作用，对多种肠道菌和葡萄球菌有显著抑制作用，对肺炎链球菌和结核分枝杆菌亦有明显抑制作用，并能治吐泻转筋。

【用方经验】周慕新以此方治疗小儿久吐伤胃、脾胃虚弱之呕吐，疗效颇佳。曾治一 7 个月男患，就诊时已呕吐半月，神情萎弱，睡露睛。用此参香散加味，水煎温服，煎成 1 酒杯，分成 4 次，在 1 小时内服完。服该方 1 剂即吐止而愈。

第三节　腹　泻

腹泻是一种以大便次数增多，粪质稀薄，甚至泻出如水样为临床特征的常见症状。小儿腹泻根据病因分为感染性和非感染性两类，是由多病原、多因素引起的以腹泻为主的一组临床综合征。发病年龄多在 2 岁以下，1 岁以内者约占 50％。有急、慢性之分，四季均可发病，以夏秋季节多见。常因外感寒热湿邪，内伤乳食情志，劳倦，脏腑功能失调等诱发或加重。本症以粪质清稀为必备条件。急性腹泻发病急剧，病程在 2～3 周之内。慢性腹泻病程在 2 个月以上或间歇期在 2～4 周内反复发作。可伴脘腹不适、腹胀、腹痛、肠鸣、呕吐、食少纳呆、小便不利等症状。中医认为其发病乃因外感时邪、内伤乳食、情志失调、脾胃虚弱、暴受惊恐、命门火衰等因素，导致脾虚湿盛，脾失健运，大小肠传化失常，升降失调，清浊不分所致。其病位在脾，与胃、肝、肾有关；其病性有虚实两端。

刘弼臣经验方

【组成】黄芩 10 g，厚朴 3 g，木香 3 g，黄连 1.5 g，陈皮 5 g，茯苓 10 g，泽泻 10 g，生姜皮 1 g，白术 10 g，白芍 10 g，神曲 10 g，鸡内金 10 g。

【功效】辛开苦降，清热利湿。

【主治】湿热蕴结型的小儿腹泻，症兼见口渴，腹痛，腹胀，肛门灼热，尿黄，舌红苔黄腻，脉滑数或细数。

【加减】纳呆者，加焦山楂、焦麦芽各 10 g；发热者，加生石膏 20 g。

【方解】本方所治，乃因湿热内蕴，下迫肠腑，清浊不分所致腹泻。湿热阻遏气机，碍脾滞胃，故纳呆腹胀；水液偏走于肠，故小便短少；气机被阻，腑气不通，故腹胀腹痛；肛门灼热、尿赤，皆为湿热之象。治宜辛开苦降，清热利湿。方中黄芩、黄连为苦寒之品，清热燥湿；泽泻清热利湿；陈皮、白术、茯苓健脾助运；白芍解痉止痛；厚朴、木香行气消胀；神曲、鸡内金消食导滞；生姜皮利湿健胃，且有反佐之意。诸药合用，共奏辛开苦降，清热利湿之功。

【注意事项】脾虚泄泻不宜使用本方，虚寒性腹泻忌用。

【现代研究】方中黄芩有抗炎、抗微生物、解热、利尿等作用，且抗菌谱较广；黄连有抗微生物、利胆作用，对多种杆菌有抑菌作用；泽泻有利尿作用；陈皮有调节肠管蠕动，降低毛细血管通透性，防止微细血管出血及利胆作用；白术有利尿、抗凝及强壮作用；厚朴有抗菌及抑制肠管的作用；木香有明显的解痉、抗菌作用；茯苓有利尿、抗菌、松弛肠管作用；白芍有抗菌、抗炎、镇痛、镇静及抗惊厥作用；神曲能促进消化；鸡内金有促进胃液分泌及增强肠蠕动的作用。

【用方经验】刘弼臣在煎服此方时，每用绿茶一撮为引。

腹泻基本方（王烈经验方）

【组成】白芍9g，黄芩6g，白术9g，茯苓9g，诃子6g，神曲6g。

【功效】清补兼施、止泻。

【主治】小儿诸腹泻。

【加减】偏寒者，加吴茱萸；偏热者，加葛根；偏实者，加黄连；偏虚者，加罂粟壳。

【方解】王烈认为：脾伤泻，泻伤脾，小儿之脾不仅有脾阴娇嫩，脾阳稚弱的不足，而且伤损之余多有泻候，所谓脾伤，乃脾之阴阳受伤，失去平衡，临证所见脾伤偏于阴、偏于阳皆可发生脾的运化功能失调，由此导致大便异常。所以，治泻当治脾，治脾必顾其阴阳，善调脾者当推之白术、白芍，故用白芍、白术主治脾之阴阳所偏；白术、茯苓为脾经要药。白术甘温，具有补中、健脾燥湿、益气生血、固本止汗功效；茯苓甘淡，功可渗利、健脾补中、利水渗湿、宁心安神。白术重在健脾燥湿，茯苓以利水渗湿为主，二药健渗结合，是治疗脾虚久泻的常用配伍。诃子味苦酸涩，性平，涩肠，用于久泻；神曲助消化，黄芩清里热。诸药共奏清补兼施止泻之效。临证选加对症之剂，对小儿腹泻常获良效。

【注意事项】剂量宜根据年龄大小增减。

【现代研究】白芍能抗炎，镇静，抗惊厥，对胃肠平滑肌有抑制作用，并能调节免疫；黄芩有抑菌、解热、镇静、利胆作用；白术对肠管有双向调节作用，并有保肝、利胆及强壮作用；茯苓有利尿、增强免疫、镇静、抑菌作用；诃子有抑制肠蠕动、收敛止泻、解痉、抑菌等作用；神曲能促进消化、增强食欲。

【用方经验】加减法中指出，腹泻偏虚者，加罂粟壳。罂粟壳性味酸、涩、平，归肺、大肠、肾经，具有敛肺、涩肠、止痛的作用，与诃子合伍固脾止泻，古人曾云其"杀人如剑"，因此众多医家不敢应用，曾被列为儿科禁用药，目前临床应用较少。但该药用之临床却"劫病如神"，具有显著的镇咳及镇痛作用，止泻作用也非常显著，可醋炒或蜜炙用。应注意应用此药疗程宜短，中病即止，一般应用4日左右，多与茯苓配伍，用治虚性腹泻及久泻，疗效显著。现可用白屈菜代用，后者为罂粟科白屈菜属植物白屈菜的带花全草，苦辛微温，归肺、脾经。最早记载于明代《救荒本草》，其云"煮后取汁，用以充饥"，民间用来治疗腹痛、疮毒，具有镇咳祛痰平喘、止痛、利尿解毒作用，亦可用来止泻。

升麻防风汤（陈一鸣经验方）

【组成】钩藤6g，防风5g，葛根5g，升麻1.5g。水煎服。

【功效】祛风升清。

【主治】乳儿风泻证，症见泄下如败卵，其气如鱼腥，或伴恶寒发热，苔白腻，指纹浮。

【加减】脾胃虚弱者，加党参、白术。

【方解】小儿肺常不足，易感风寒；脾常不足，易致脾胃功能失调而发生泄泻，从而出现泄下如败卵，其气如鱼腥，可伴恶寒发热等外感风寒症状，此即乳儿风泄，治宜祛风解表，升清止泻。升麻防风汤即为此证而设。方中葛根、升麻、防风、钩藤均能祛风解表，以除致病之因；又风药多燥，燥能胜湿；升麻、葛根并用，能升举脾胃清阳之气。四药合用，风除湿去，脾运得复，清气上腾，升降有度，而泄泻自止，故可用于乳儿风泻证。

【注意事项】剂量宜根据年龄大小增减。

【现代研究】钩藤有镇静、抗惊厥作用，钩藤碱有抑制家兔离体肠管的作用；防风有解热、镇痛、镇静、抗菌、抗炎之效，对溶血性链球菌及志贺菌属也有一定的抗菌作用，

儿科国医圣手时方

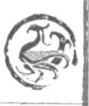

并有抗哥伦比亚 SK 病毒的作用；防风煎剂给小鼠腹腔注射，对腹腔毛细血管的通透性有明显降低作用，并有增强免疫功能的作用；葛根含收缩和舒张平滑肌的成分，其脂溶部分 PA3、PA4、PA5 及水溶部分 PM2、PM4 可使离体豚鼠回肠收缩，能非竞争性地对抗乙酰胆碱和组胺引起的回肠收缩，葛根水溶性提取物 MTF101 有很强的收缩平滑肌的作用，葛根酒浸膏和总黄酮可抑制由乙酰胆碱和 PGF2a 引起的大鼠离体回肠的收缩，对处于正常状态下的大鼠离体回肠也具有明显的松弛作用；升麻有抗菌作用，对乙型链球菌、伤寒沙门菌、铜绿假单胞菌、大肠埃希菌、志贺菌属亦有不同程度的抑制作用，并有镇静、抗惊厥作用、解热降温作用，还能抑制离体肠管，对增强消化道的腺体分泌有作用。

【用方经验】陈一鸣认为，小儿由于肌肤柔脆，肠胃薄弱，易感风寒，致脾胃功能失调而发生泄泻，故小儿因感受风寒而致泄泻者比成人多见，有鉴于此，遂在升葛甘陈汤的基础上，经临床反复实践变化而创立升麻防风汤，用于治疗乳儿风泻，临床用之，屡见奇效。

此方服法，宜少量多餐饮服。在服药的同时，宜暂戒乳食，待泻止之后，方可给予乳食，从少量开始，逐渐增多。在禁食期间给服老米饭汤、老萝卜汤、淡盐汤或淡生姜汤等。急性腹泻用此方一般 2 剂可愈，迁延性或慢性腹泻，常有脾虚症状，可加党参 5 g，白术 5 g 以增强健脾益气之效，服药时间可稍久，一般 10 剂左右可愈。

寒香片（王鹏飞经验方）

【组成】肉桂 3 g，丁香 1.5 g，肉豆蔻 3 g，赤石脂 9 g，寒水石 9 g。共研为细末，制成细面或片剂。每次服 0.9～1.5 g，日服 3 次，温开水送服。

【功效】扶脾助胃，温中固肠。

【主治】小儿夏季消化不良或秋季腹泻之脾胃虚弱证。症见面色苍白，肌肤松弛，露睛口张，目凹囟陷，精神萎靡，哭声低微，大便清稀而频，完谷不化，食欲差，尿少，脉细弱，舌淡苔薄白，上腭乳白。

【加减】脾虚较重而见面色青灰，食下即吐，上腭二臼齿部及中柱白或乳白，前后腭红或淡白者，加莲子肉 10 g。

实热型腹泻而见面赤颧红，身热无汗，腹胀，口渴欲饮或烦渴引饮，下利稀薄或暴注下迫，便呈黄水样而臭，小溲短赤，常伴呕吐，脉浮数或浮弦数，舌质红或绛而干，苔黄腻，口唇焦赤，上腭前后红，中柱前腭淡白，臼齿处黄白或红，甚至啼哭无泪者，去肉桂、肉蔻，加广藿香、莲子肉、伏龙肝各 10 g。

发热高者，虚寒型可加广藿香 10 g；实热型可加青黛 3 g 或寒砂散 3 g（寒水石 500 g，朱砂 6.2g，雄黄 15 g。共研细面。每次服 1～1.5 g，每日 2～3 次）。呕吐者，虚寒型加草蔻 6 g、伏龙肝 10 g；实热型加竹茹 6 g。腹胀、腹痛者，加木香 3 g，砂仁 3 g。泻重者，加五倍子 3 g，芡实 10 g。黏便或血便者，加地榆 10 g，椿皮 10 g。咳嗽者，加木瓜 10 g，乌梅 10 g；食欲差者，加草豆蔻 3 g，建曲 10 g。夹惊或抽风者，加钩藤 10 g，木瓜 10 g，益元散 10 g。口疮者，加青黛 3 g，金果榄 10 g。

【方解】小儿腹泻以脾虚为本，病邪为标，治疗须以调理脾胃为主，祛除病邪为辅，寒香片即是从此观点现出发，以治小儿夏季消化不良或秋季腹泻之脾胃虚弱证。方中肉豆蔻辛温，可温中健脾，固涩止泻，在腹泻重症初期、晚期均可用之。丁香温中建胃，调气行气，可止吐泻。赤石脂酸收固涩止泻。寒水石用于实热患者，取其清热之效，用于虚寒型患者，配以肉桂使之不过于温燥，并有利水消胀之功；婴儿腹泻用此药，主要是起分利小便的作用。诸药相伍，共奏扶脾助胃，温中固肠之效，故可用于小儿腹泻之脾胃虚弱证。

【注意事项】剂量宜根据年龄大小增减。

【现代研究】肉桂所含桂皮油有芳香性健胃作用，能刺激嗅觉，反射性地促进胃机能，亦能直接对胃黏膜有缓和的刺激作用，使分泌增加，蠕动增强，用肉桂水煎剂给小鼠灌胃后能显著抑制小鼠的胃肠推进率和对抗番泻叶引起的小鼠腹泻；丁香为芳香健胃剂，可缓解腹部气胀、增强消化能力、减轻恶心呕吐，抑制痢疾杆菌，抑制腹泻；肉豆蔻增进胃液分泌及胃肠蠕动，促进食欲，消胀止痛，止泻；赤石脂可吸附消化道内的毒物，保护消化道黏膜，防止胃肠道出血，抑菌；寒水石有消炎、解热作用。

【用方经验】在"十九畏"中记载，官桂与赤石脂为相畏之药，但根据王鹏飞三代世传的实践经验，应用二药不但未见其弊，反而可加强温中固涩之效。

王鹏飞对小儿腹泻，诊断上参以望上腭法，以上腭之颜色的变化来推断疾病的虚实。实热型者，腭前、腭后均为深红色，二臼齿处黄、红色，中柱淡白。虚寒型者，腭前、腭后均为粉红色，二臼齿处乳白，中柱乳白，治时宜温补脾肾，固肠止泻。小儿腹泻，臼齿处乳白色且厚者，说明腹泻重，脾肾虚亏，病情重。

治疗原则以调理脾胃为主，祛除病邪为辅；所用药物，简而不繁，寒香片药仅5味，所选药物为常医所鲜用，且疗效确凿，即可知其用药是综合前贤之长，妙予化裁，而形成自己的独特风格的。可见，王鹏飞辨治小儿泄泻重视望上腭、重视调理脾胃、处方药简效验，是其独特经验。

止泻3号（何世英经验方）

【组成】广藿香4.7 g，大腹皮6 g，白术6 g，茯苓6 g，泽泻6 g，厚朴3 g，苍术3 g，白芷3 g。水煎，1日4次分服。

【功效】芳香化浊，燥湿健脾。

【主治】肠炎性消化不良之湿热泄泻偏湿证。症见发热恶寒，精神不振，恶心，呕吐，泄稀水便而量多，含有黏液，色黄或淡白，臭味不大，尿略少，舌苔白滑而腻，脉象滑数或濡数。

【加减】兼外感发热、恶寒、头痛者，加紫苏叶、葛根等；挟食滞而脉滑者，加神曲、麦芽。

【方解】本方系由藿香正气散去紫苏叶、桔梗、生姜、陈皮、半夏曲、大枣、甘草，加苍术、泽泻组成。方中广藿香、苍术、白芷、厚朴芳香化湿，茯苓、泽泻、大腹皮、白术利湿健脾。脾性恶寒湿而喜芳香温燥，本方芳香温燥，正为脾之所喜，故婴幼儿肠炎性消化不良属于脾湿泄泻者宜之。

【注意事项】剂量宜根据年龄大小增减。

【现代研究】广藿香有抗真菌、抗病毒作用，其挥发油有刺激胃黏膜、促进胃液分泌、帮助消化的作用。白术有利尿、抗凝及强壮作用；茯苓有利尿、抗菌、松弛肠管作用；泽泻有利尿作用；厚朴有抗菌作用，并有抑制肠管作用；苍术对应激性溃疡有显著的抑制作用，对胃肠运动有调节作用，能抑制"脾虚"动物小肠推进活动，对抗泄泻；能降低血清铜和提高血清锌，改善"脾虚"动物代谢功能，增加体重，并通过提高血清铁，增加血红蛋白合成，提高红细胞功能，并有保肝、显著增加大鼠钠和钾的排泄、抑制食管癌细胞、消毒、抗菌、抗真菌等作用。白芷对大肠埃希菌、宋氏痢疾杆菌、伤寒沙门菌、副伤寒沙门菌、铜绿假单胞菌及变形沙门菌、霍乱弧菌等有一定抑制作用，并有镇痛、抗炎和解热作用。

【用方经验】急性肠炎在婴幼儿与消化不良难以区别。较大儿童所患肠炎又常以急性胃肠炎表现出来，其发病季节以及临床征象，基本属于湿热泄泻证。何世英主任曾以此方治疗一6岁男患，于1975年7月26日初诊，患儿来时腹泻水样便2日，1日10余次，伴发热1日，并恶寒、头痛、腹痛。查体温38℃，舌苔薄白而腻，脉象浮滑而数。西医诊断为急性肠炎，中医辨证为暑湿泄泻，复感外邪。治以清暑、利湿、解表，方用止泻3号加味，药用广藿香4.7 g，白芷4.7 g，厚朴.4.7 g，泽泻9 g，紫苏叶4.7 g，苍术4.7 g，荷梗9 g，炒建曲9 g，服药1剂，热退，泻止。

止泻2号（何世英经验方）

【组成】葛根3 g，黄连1.6 g，黄芩4.7 g，六一散6 g。

【功效】解表清里，淡渗利湿。

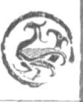
【主治】肠炎、消化不良之湿热泄泻，热重于湿者。症见发热，精神烦躁，泄稀水便，多黏液，色黄绿或棕褐，臭气大，量不定。恶心、呕吐、口渴，尿短赤，唇舌干红，舌苔黄腻，脉象弦滑而数。

【加减】挟食滞而脘闷嗳腐者，加神曲、山楂、麦芽；挟暑湿而自汗面垢者，加广藿香、荷叶、香薷；兼呕吐者，加竹茹、法半夏；腹痛者，加白芍。

【方解】止泻2号由葛根芩连汤合六一散而成，方中葛根解肌除表热，黄芩、黄连苦寒，能清里热而坚肠，炙甘草益气和中，以防苦寒太过，并调和诸药。四药相伍，为葛根黄芩黄连汤，共奏解表清里、利湿止泻之功。方中加滑石为止泻2号，重点在于清利湿热，适用于湿热蕴脾，协热下利之泄泻。本方虽较葛根芩连汤只多了一味滑石，但体现了"利小便即可实大便"之理，与叶天士所云利小便治暑湿泻的法则亦极为吻合，故治夏日腹泻甚效，均配伍精巧，药简效捷，应用极广。

【注意事项】剂量宜根据年龄大小增减；服药应中病即止，以免过服苦寒，伤及脾胃。

【现代研究】葛根含收缩和舒张平滑肌的成分，其脂溶部分PA3、PA4、PA5及水溶部分PM2、PM4可使离体豚鼠回肠收缩，能非竞争性地对抗乙酰胆碱和组胺引起的回肠收缩，葛根水溶性提取物MTF101有很强的收缩平滑肌的作用，葛根酒浸膏和总黄酮可抑制由乙酰胆碱和PGF2a引起的大鼠离体回肠的收缩，对处于正常状态下的大鼠离体回肠也具有明显的松弛作用。黄连有抗微生物、利胆作用，对多种杆菌有抑菌作用。黄芩有抗炎、抗微生物、解热、利尿等作用，且抗菌谱较广。六一散中甘草有抗炎、解痉、保肝、抗病原微生物、解毒、解热、镇痛、抗惊厥、调节免疫功能、明显抑制溃疡和抑制胃液分泌的作用；滑石粉内服时可以保护胃肠黏膜而发挥镇吐、止泻作用，尚可阻止毒物在胃肠道的吸收，且对伤寒沙门菌、副伤寒沙门菌、脑膜炎奈瑟菌有抑制作用。

【用方经验】此方常用于小儿夏季暑湿季节之肠炎、消化不良之湿热泄泻热重于湿者。

临证时若出现纳呆、恶心、头晕，为挟有暑、食之征，宜去炙甘草之甘以防其碍胃，而加广藿香以解暑化浊，加神曲以消食导滞。何世英指出使用本方应效即止服，若过服苦寒，恐伤及脾胃，再生枝节。

加味理中汤（王伯岳经验方）

【组成】党参10g，炒白术10g，炮姜6g，茯苓10g，泽泻6g，桂枝6g，陈皮6g，木香3g，甘草3g。

【功效】温中利湿。

【主治】脾胃素虚而复被寒湿所伤之小儿腹泻。症见腹泻多为水样便，且多在进食后，夹有不消化食物，腹软而隐隐作痛，口不渴，不发热，面白体倦，四肢发凉，舌苔薄白，脉沉缓。

【加减】宜加生稻芽以养胃阴；如寒甚者，加重温化之药；气滞者，助以行气之味。

【方解】中医认为"脾阳不伤不泻""湿胜则濡泻"，而小儿脾常不足，若为寒湿所伤，易成寒湿泄泻，而出现腹泻水样便，腹软隐痛，口不渴，不发热，面白、倦怠，舌苔薄白，脉沉缓等寒湿困脾之象，治当温中散寒、利湿和脾，加味理中汤即为此证而设。本方由理中汤、五苓散、五味异功散等化裁组成。理中汤（党参、炒白术、干姜、甘草）着重治中焦虚寒，但小儿阴常不足，不宜过燥，所以用炮姜而不用干姜。五苓散（炒白术、云茯苓、猪苓、泽泻、桂枝）（去猪苓）能燥湿利水，五味异功散（党参、炒白术、茯苓、陈皮、甘草）加木香治疗小儿脾胃虚弱。加味理中汤集温中、散寒、利水、和脾、养胃气诸法于一方，故对于寒湿腹泻较为适用。

【注意事项】剂量宜根据年龄大小增减。

【现代研究】党参有抗溃疡作用，能增强黏膜的细胞保护作用、增强胃黏膜屏障功能，对抑制胃酸、胃蛋白酶等胃黏膜损伤因子而具有抗胃黏膜损伤作用，其对胃蠕动有抑制作用，有调节免疫功能的作用，能提高机体的适应性，且有抗病原微生物作用。白术对肠管有双向调节作用，并有保肝、利胆、利尿及强壮作用。炮姜灌胃对大鼠的应激性胃溃疡、醋酸诱发胃溃疡、幽门结扎型胃溃疡均有明显抑制作用。茯苓有利尿、增强免疫、镇静、抑菌、松弛肠管作用。泽泻有利尿作用。桂枝有镇静、镇痛、解热、抗惊厥、抗菌、抗病毒、利尿、抗炎、抗过敏反应作用，并能祛痰、止咳；适量桂枝有芳香健胃作用，桂皮醛能使肠胃蠕动亢进，排除肠中腐败之气体，而不致引起下痢。陈皮有调节肠管蠕动的作用。木香有明显的解痉、抗菌作用。甘草有抗炎、解痉、保肝、抗病原微生物、解毒、解热、镇痛、抗惊厥、调节免疫功能、明显抑制溃疡和抑制胃液分泌的作用。

【用方经验】服用此方的指征是腹泻水样便，多发于进食后，夹有不消化食物，腹软隐痛，口不渴，不发热，面白体倦肢凉，苔薄白，脉沉缓；服药期间勿食生冷，多饮热粥。

参连建化汤（史方奇经验方）

【组成】党参 6 g，黄连 3 g，黄芩 6 g，干姜 3 g，法半夏 3 g，大枣 6 g，炙甘草 3 g，生扁豆 10 g，泽泻 6 g。

【功效】补脾温中，除湿清热，升清降浊。

【主治】小儿慢性腹泻脾虚证，症见久泻不愈，多在 2 个月以上，甚至数年者，初起多有外感，或积滞，或两者兼夹的发病史。常有面色不华，形体消瘦，食欲不振，或恶心呕吐，大便日行数次或十余次，溏便或水样便，溲黄，舌质淡苔黄腻。

【加减】兼表属风寒者加紫苏叶 3 g，属风热者加金银花 6 g，连翘 6 g；夹食者加山楂 3 g，神曲 3 g，莱菔头 6 g；便泻稀水者加车前子 6 g；呕吐重者加大半夏用量，更甚者用灶心土 30 g 煎汤代水熬药；服数剂不效者，升清力逊，加升麻 6 g，莲子 6 g 或荷叶 6 g。

【方解】小儿脏腑娇弱，形体气血未充，稚阴稚阳之体，卫外抗邪力差，易受六淫之侵；其脾常不足，食饮不节，易伤积滞之苦。故常因外感、积滞伤脾损胃，致纳化紊乱，升降失调，腹泻即作。初泻多实，治以解表

祛邪，消滞和中则病易解。若治不得法，或复感外邪，或又伤积滞，脾胃更受克伐，小儿脾虚久泻即由此发生。其病理机制为脾虚运化失职，水谷不能化生精微，反内聚为湿，湿为阴邪，更伤脾阳，湿性黏腻重浊，阻碍气机升降，久遏郁热，更虚脾气，致使腹泻迁延不已。根据小儿脾虚久泻的病机，当以补脾温中，除湿清热为治疗原则。参连建化汤即为治疗升降失调，寒热错杂，本虚标实之小儿脾虚久泻之证而设。本方师仲景泻心方意，以党参为主药，与炙甘草、大枣、扁豆伍之，补脾以升清；干姜温中以醒脾；法半夏、泽泻除湿以降浊；黄连、黄芩清热以燥湿。诸药相伍，集扶正祛邪，调理升降，寒温并用三法于一方，共奏补脾温中，除湿清热，升清降浊之效，切中小儿久泻不愈之病机，令脾胃健，寒湿除，湿热清，升降复，而久延不愈之泄泻有可愈之机。

【注意事项】剂量宜根据年龄大小增减。煎服法为每日 1 剂，每剂煎 2～3 次，再将药汁合而浓缩，采取多次少量喂服法，每次服药 10 ml 左右，每日服 7～8 次。若呕吐重时，每次可减至 5 ml 左右，每日可增至 10 多次或数十次，或日服 2 剂。

【现代研究】党参有抗溃疡作用，并能增强黏膜的细胞保护作用、增强胃黏膜屏障功能，而有抗胃黏膜损伤作用，其丁醇提取物对大鼠基础胃酸分泌有明显的抑制作用；党参的皂苷成分对肠道运动有调节作用；党参制剂静脉注射对正常大鼠及用新斯的明增强了的胃蠕动均有抑制作用，表现为蠕动波幅度降低、频率减慢。黄芩有抗炎、抗微生物、解热、利尿等作用，且抗菌谱较广。黄连有抗微生物、利胆作用，对多种杆菌有抑菌作用。干姜浸剂能抑制胃液酸度和胃液分泌，有抗缺氧作用，且对末梢性催吐药硫酸铜诱发的蛙呕吐有明显的抑制作用。半夏有镇咳、祛痰、缓解咽痛、镇吐作用，能显著抑制胃液分泌和抑制胃液酸变，故对应激性溃疡有轻微的抑制作用；半夏还有促进胆汁分泌的作用，能显著增强肠道的输送能力；半夏还有镇痛、解毒、轻度利尿、抗肿瘤等作用。大枣有镇静催眠、保肝、抗变态反应、

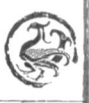

儿科国医圣手时方

抗癌抗突变作用，并有增强肌力、抗炎、止痛作用。甘草有调节免疫功能、明显抑制溃疡和抑制胃液分泌的作用，并有抗炎、解痉、保肝、镇咳、祛痰、抗癌、抗病原微生物、解毒、解热、镇痛、抗惊厥的作用。扁豆中含有对人的红细胞的非特异性凝集素，其具有某些球蛋白特性，还能治疗婴幼儿腹泻，治疗脾胃虚弱，饮食不进而致呕吐泄泻者。泽泻有利尿作用。

【用方经验】本方结构严谨，组合全面，药物、剂量不可随意改变。如随症加减，须遵法度，方能收效。若病重者，党参量可加大，病甚者可用红参，虚极者可用西洋参，不能口服者可用人参注射液静脉滴注。黄连与干姜配伍的用量可视病情调节，脾虚热重者可加大黄连用量，脾虚寒甚者可加大干姜量，二者一苦寒一辛温，寒温并施，不可随意更换或代用。

本病既因脾胃纳化失调所致，其煎服法不可不究，否则药虽对证，服而不受或受而不化，治亦无效。此方应用时，史氏采用多次少量喂服的方法，既可使失和之胃能受纳而不吐，又可使已虚之脾运化而不泻，不但易于收效，而且使药力得以持续，有助于泄泻的迅速痊愈。

疏和运化法（钱育寿经验方）

【组成】苍术 10 g，广藿香 10 g，紫苏梗 10 g，陈皮 6 g，豆蔻 6 g，茯苓 10 g，扁豆衣 10 g，泽泻 10 g，藕节 10 g。

【功效】疏脾和胃理气，运脾化湿止泻。

【主治】小儿腹泻脾虚湿困证，症见泄泻水样便，肠鸣食少，或伴呕吐，舌淡苔腻，脉濡缓。

【加减】若兼有外邪，发热流涕者，加鸡苏散（滑石、甘草、紫苏叶）、防风；湿热相兼或热重于湿，暴注下迫，泻下如蛋花样者，加葛根、黄芩、黄连、甘草，或用马齿苋、地锦草；兼有食积者，伤肉食加山楂，伤谷食加神曲，伤乳加麦芽，伤坚硬食物加鸡内金；素体脾虚气弱者，加太子参，苍术改白术；脾阳素虚，泄泻2周未止，舌质淡嫩者，

加炮姜；久泻滑脱不固者，加煨诃子、赤石脂或罂粟壳。

【方解】婴幼时期，脏腑娇嫩，脾常不足，内湿困住脾运，常是泄泻的主要原因，用此疏和运化之方，令内湿得化，气机疏利，脾气得健，泻可自安。方中紫苏梗、广藿香、豆蔻芳香化湿；苍术、木香、陈皮运脾化湿；扁豆衣、茯苓健脾化湿；"藕节调中开胃……消食止泻"（《本草纲目拾遗》），因其中空，故能利气机而止泻利。

【注意事项】剂量宜根据年龄大小增减。

【现代研究】苍术能抑制"脾虚"动物小肠推进活动，对抗泄泻；能降低血清铜和提高血清锌，改善"脾虚"动物代谢功能，增加体重，并通过提高血清铁，增加血红蛋白合成，提高红细胞功能。广藿香、紫苏梗均可促进消化液分泌而助消化。陈皮对胃肠运动有抑制作用而止泻，并能抑制志贺菌属。豆蔻促进胃液分泌，增进胃肠蠕动，抑制肠内异常发酵，祛除胃肠积气，具有良好的芳香健胃作用，并能抑制志贺菌属生长。茯苓能增强免疫。扁豆衣对志贺菌属有抑制作用，对食物中毒引起的急性胃肠炎有解毒作用。泽泻有抗炎作用。

【用方经验】钱育寿强调治疗小儿腹泻必须掌握疏理脾胃气机、调和脾胃运化之法。因为泄泻虽有感受外邪、内伤饮食、秽浊伤中、脾胃虚弱等的原因，但其病变部位皆责之于脾。因脾胃为中焦气机升降出入的枢纽，脾健则气机调畅，水谷的转运出入功能正常，若内伤外感诸邪伤害脾胃，则水反为湿，谷反为滞，清浊升降之机紊乱，湿自内生，转辗又困脾运，遂致泄泻不止。故钱氏治疗腹泻，每以自创疏和运化之方，疏理脾胃气机以解其困，调和脾胃运化以制其湿，使水湿分化，而泻利得止，临床应用，疗效显著。

温中散寒，固肠止泻方（黎炳南经验方）

【组成】乌药 6 g，木香 6 g，干姜 3 g，乌梅 3 g，山楂炭 4 g，苍术 8 g，香附 8 g，茯苓 12 g，甘草 5 g。

【功效】温中固涩。

【主治】寒邪直中胃肠所致脾胃升降失常，气寒不能固摄津液之津液不固型泄泻。症见骤然感寒后出现腹痛腹泻，便下清稀，臭气轻，或先见溏臭、愈泻愈稀而臭味渐轻，或伴呕吐，腹不胀，痛不拒按，舌苔薄白，脉弦细。

【加减】泻甚津伤而见口干、尿少者，加用麦冬、石斛等生津之品。

【方解】《素问·至真要大论》曰："散者收之"，即指出了收涩法是治疗不固不收证候的主要方法。大多数情况下，气、血、精、液的耗散、滑脱，乃正气虚弱、失其收敛约束能力所致，治疗当补虚以治本、固涩以治标。故"散"者，为气不收摄所致。然除气虚不摄外，外邪侵扰，特别是寒邪所袭，亦可令气不收摄。因寒为肃杀之气，骤然而至，阳气受抑，不能行其收摄之职，故致耗散滑脱之证。小儿藩篱不密，阳气未充，寒邪所犯，更易致阳气受抑、收摄失职而出现津液不固之泄泻。对此胃寒泄泻者，必温其脾胃，此为治本之法。因胃肠受寒，阳气不能收摄津液，可使液渗肠中而加剧泄泻，故佐用收敛固涩，更能收其止泻之功。此乃虽无脾虚亦可用固涩法的依据。黎氏所立温中散寒，固肠止泻方即为此证而设。方中乌药、木香、干姜、苍术、香附温中散寒，兼能缓急止痛，乌梅、山楂炭固肠止泻，甘草调和诸药。诸药相伍，共奏温中散寒，固肠止泻之功，故可用于泄泻之津液不固证。

【注意事项】剂量宜根据年龄大小增减。

【现代研究】乌药对在位肠管有促进蠕动作用。木香有明显的解痉、抗菌作用。干姜浸剂能抑制胃液酸度和胃液分泌，有抗缺氧作用，且对末梢性催吐药硫酸铜诱发的蛙呕吐有明显的抑制作用。乌梅有抗病原微生物、利胆、抗过敏、增强机体免疫功能的作用，并有增加食欲、促进消化、刺激唾液腺、胃腺分泌消化液的作用；亦有显著的整肠作用，能促进肠蠕动，消除炎症；同时又有收缩肠壁的作用，因而可以用于治疗腹泻。山楂能助消化，其内服后能增加胃中酶类，促进消化；其中所含脂肪酶亦能促进脂肪食积的消

化，还有抗菌、保肝、解痉、镇静作用，以及温和、缓慢而持久的利尿作用，并有显著增强体液免疫及细胞免疫功能的作用。苍术对胃肠运动有调节作用。能抑制"脾虚"动物小肠推进活动，对抗泄泻；能降低血清铜和提高血清锌，改善"脾虚"动物代谢功能，增加体重，并通过提高血清铁，增加血红蛋白合成，提高红细胞功能，并有保肝、显著增加大鼠钠和钾的排泄、抗菌、抗真菌等作用。香附有镇痛、解热、抗菌、抗炎、止呕作用，香附醇提取物对离体兔肠有抑制作用。茯苓有利尿、增强免疫、镇静、抑菌、松弛肠管作用。甘草有调节免疫功能、明显抑制溃疡、抗炎、解痉、保肝、镇咳、祛痰、抗病原微生物、解毒、解热、镇痛、抑制胃液分泌的作用。

【用方经验】应用此方，正确诊断是其关键。一般认为，小儿泄泻初期，多不主张用固涩药物，因泄多夹湿，或兼食滞，或兼肠热，早用固涩，恐有闭门留寇之虞。但部分患儿因饮食寒凉生冷而致病者，可属例外。尤其暑热之时，小儿喜好雪糕冰水、冰冻西瓜之类，大量进食后，稚弱之脾胃不堪其寒，阳气受抑，脾不能升，胃失其降，导致清浊合污而下，出现腹痛腹泻，便下清稀，或伴呕吐等症。其大便稀而臭轻，或先见溏臭，愈泻愈稀而臭味渐轻，故此非为湿热泄泻；其腹不胀，痛不拒按，大便无酸臭腐败之味，舌苔不厚，故此亦非伤食泻；其舌质不淡，脉象有力，与虚人泄泻亦迥然有别。因此，四诊详察，结合其进食生冷之病史，其诊断不难。

香葛合剂（周炳文经验方）

【组成】香薷 3 g，白扁豆 6 g，厚朴 3 g，葛根 9 g，黄芩 5 g，黄连 3 g，甘草 3 g，木瓜 9 g。

【功效】解肌清热，升清除浊。

【主治】夏秋季起病急暴，变化极速，气液俱脱的湿热泄泻证。症见夏秋季骤然高热、呕吐、腹泻，其泻如倾，烦渴，肛门红赤，肠鸣腹痛，小便短赤，舌红，苔黄，脉数，

儿科国医圣手时方

指纹浮露。

【加减】若脾湿水逆，热泻呕恶，或服香葛合剂热退而泻不止，恶心烦乱，神气萎靡者，可用加减春泽汤：党参9g，猪苓6g，泽泻5g，白术6g，茯苓9g，滑石9g。

【方解】发热吐泻三者并作者，病情最为急重，乃由协热所迫，治疗当以解肌清热为先。香葛合剂中葛根解肌清热升清，黄芩、黄连清热燥湿坚肠，香薷、白扁豆、厚朴芳香除湿化浊，木瓜酸温而涩，敛肠止泻，甘草调和诸药。合之为解肌清肠，升清除浊之剂，对暑闭热迫火热泄泻之中毒性消化不良可令热退泻止。

【注意事项】剂量宜根据年龄大小增减。

【现代研究】香薷的挥发油对病原微生物有较强的抑杀作用，对流感病毒有一定的灭活作用，对伤寒沙门菌、弗氏痢疾杆菌等均有较强的抗菌作用，香薷挥发油对机体非特异性和特异性免疫功能均有显著增强作用；对豚鼠回肠痉挛性收缩有显著抑制作用；此外，尚有利尿作用。白扁豆能治疗婴幼儿腹泻，治疗脾胃虚弱，饮食不进而致呕吐泄泻者。厚朴有抗菌作用，并有抑制肠管作用；葛根含收缩和舒张平滑肌的成分，可使离体豚鼠回肠收缩，而对处于正常状态下的大鼠离体回肠具有明显的松弛作用。黄连有抗微生物、利胆作用，对多种杆菌有抑菌作用；黄芩有抗炎、抗微生物、解热、利尿等作用，且抗菌谱较广；甘草有抗炎、解痉、保肝、抗病原微生物、解毒、解热、镇痛、抗惊厥、调节免疫功能，有明显抑制溃疡和抑制胃液分泌的作用。木瓜有保肝作用，对多种肠道菌有明显抑制作用。

【用方经验】服香葛合剂肌解热清后，宜继用加减春泽汤升阳益气以举陷，分利止泻以存津，理脾养胃以救液。可先后分投或掺合并用。

解表通腑法（殷子正经验方）

【组成】葛根、黄芩、胡黄连、甘草、牡丹皮、乌梅、建曲、焦山楂、连翘、茯苓、防风、干姜、陈皮、大黄。

【功效】解表通腑。

【主治】小儿实热腹泻。

【方解】小儿为稚阴稚阳之体，寒暖不知自调，饮食不知自节，外邪易感，脾胃易伤。感邪伤胃，则易吐泻并作，浊气犯胃，热壅迫肠则泻，且表证尚存。治以葛根黄芩黄连汤加味使其表里双解。方中葛根、连翘、防风疏表清热；黄芩、牡丹皮、胡黄连清里泄热；大黄通腑泄热，引邪外出，合用甘草、乌梅酸甘敛阴护津，并能缓和大黄推荡积滞的峻烈之性，使祛邪而不伤正；建曲、焦山楂、陈皮、茯苓健脾和胃、利湿导滞；干姜和胃止呕，并能监制诸寒凉之药苦寒伤胃之弊。诸药共奏解表通腑，消导和胃之功。

【注意事项】剂量宜根据年龄大小增减。

【现代研究】葛根含收缩和舒张平滑肌的成分，可使离体豚鼠回肠收缩，而对处于正常状态下的大鼠离体回肠具有明显的松弛作用。黄芩有抑菌、解热、镇静、利胆作用。胡黄连有抗皮肤真菌作用及保肝、利胆作用。甘草有抗炎、抗病原微生物、解毒、解热、镇痛、抑制胃液分泌、调节免疫功能的作用。牡丹皮有镇静、降温、解热、镇痛、利尿作用，对伤寒沙门菌、志贺菌属、大肠埃希菌等都有不同程度的抑制作用。乌梅有抗病原微生物、利胆、抗过敏、增强机体免疫功能、抗衰老的作用，并有增加食欲、促进消化、刺激唾液腺、胃腺分泌消化液的作用，还有显著的整肠作用，能促进肠蠕动，消除炎症，同时又有收缩肠壁的作用，因而可以用于治疗腹泻。建曲有促进消化作用。焦山楂能增加胃中酶类，促进消化，其中所含脂肪酶亦能促进脂肪食积的消化，还有抗菌、保肝、解痉、镇静作用，温和、缓慢而持久的利尿作用，并有显著增强体液免疫及细胞免疫功能的作用。连翘有抗病原微生物、抗炎、解热、镇吐、利尿等作用。茯苓有利尿、增强免疫、镇静、抑菌、松弛肠管的作用。防风有解热、镇痛、镇静、抗菌、抗炎作用，对铜绿假单胞菌及金黄色葡萄球菌、溶血性链球菌、志贺菌属及哥伦比亚SK病毒有抑制作用，并有增强免疫、抑制变态反应的作用。干姜浸剂能抑制胃液酸度和胃液分泌，有抗

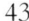

缺氧、明显抑制呕吐的作用。陈皮有调节肠管蠕动、防止微细血管出血及利胆作用。大黄有兴奋和抑制胃肠的双重作用，大黄中所含之鞣质对胃肠运动有抑制作用，故在产生泻下作用后可出现便秘。大剂量使用大黄（1～5 g）时，产生泻下作用；小剂量使用大黄（0.05～0.3 g）时则出现便秘，大黄对伤寒沙门菌、副伤寒沙门菌、志贺菌属等多种细菌均有不同程度的抑制作用，对一些常见的致病性真菌有一定程度的抑制作用，对流感病毒有较强的抑制作用；大黄能治疗急性细菌性痢疾，与西药组疗效一致。

【用方经验】殷氏治疗小儿实热腹泻，遵"六腑以通为用"之理，经验独特，值得借鉴。大黄秉下行之性，蕴推荡积滞之力，以其苦能燥湿，通腑泄热，引邪外出。肠胃清，浊气降，胃气和平，吐泻自止。故应用大黄，不以大便干结之腑实为标准，而按实热内蕴，火毒壅滞为应用指征，临床上未见不良反应。大黄入药，根据病性，缓则入药同煎，急则另包泡服。入药同煎或配用甘草之原委为折其勇，减其性，祛邪而不伤正。用于腑实证时，则配用玄明粉、厚朴之类。

殷氏曾以此方治疗一10个月男性患儿，就诊时患儿呕吐、腹泻1日数次，伴发热、咳嗽数日不解，眼窝凹陷，神志淡漠，指纹青紫。辨证属湿热为患，予以解表通腑，健脾和胃。方用葛根黄芩黄连汤加味：葛根15 g，黄芩2 g，甘草2 g，牡丹皮2 g，胡黄连2 g，乌梅9 g，建曲9 g，焦山楂10 g，连翘6 g，茯苓6 g，防风3 g，干姜1 g，陈皮1 g，大黄1 g。服药1剂，先吐泻加剧，旋即热退，吐泻皆止。

白术朴榆汤（金绍文经验方）

【组成】白术、厚朴、地榆炭、木香、薏苡仁、大腹皮、马齿苋、车前子、麦芽。每日1剂，水煎服。

【功效】清热解毒，化湿止泻。

【主治】湿疹泻。症见幼儿湿疹与泄泻交替出现，头面奶癣干涸之后辄发腹泻，次多质黏色青，腹胀纳减，舌苔白腻。

【加减】湿热明显者，加黄芩、黄连；奶癣作痒者，加白鲜皮、地肤子、蝉蜕。

【方解】幼儿头面奶癣干涸之后辄发腹泻，次多质黏色青，腹胀纳减，舌苔白腻，病虽缠绵，而精神如常，湿疹常与奶癣交替发作，此种泄泻即为"湿疹泻"，究其病机，乃肌表之湿邪郁伏于内，脾失健运而湿滞相兼，以至泄泻，治当疏运脾胃，清肠化湿，白术朴榆汤即为此证而设。方中白术、厚朴、木香、大腹皮健脾理气，运脾止泻；地榆炭、马齿苋清热解毒，收敛止泻，且治湿疹；薏苡仁、车前子化湿、利小便以实大便；麦芽消食导滞而助消化。诸药相合，共奏清热解毒，化湿止泻之功，故适用于湿疹性腹泻。

【注意事项】剂量宜根据年龄大小增减。

【现代研究】白术对肠管活动有双向调节作用，增强免疫；厚朴能刺激味觉，反射性地引起唾液、胃液分泌、胃肠蠕动加快，而有健胃助消化作用，并能抑制志贺菌属、伤寒沙门菌、副伤寒沙门菌、霍乱弧菌、大肠埃希菌；地榆炭对伤寒沙门菌、福氏痢疾杆菌、宋氏痢疾杆菌、大肠埃希菌、伤寒沙门菌、副伤寒沙门菌、霍乱弧菌有抑制作用，并有止血作用。木香能缓解胃肠胀气引起的腹痛，促进胃液分泌而助消化；薏苡仁、大腹皮能兴奋胃肠道；马齿苋增强肠蠕动、止血，对大肠埃希菌、变形杆菌、志贺菌属、伤寒、副伤寒沙门菌有高度的抑制作用；车前子有抑菌作用；麦芽能促进胃酸和胃蛋白酶的分泌而助消化。

【用方经验】"湿疹泻"，临床较为常见。金绍文喻之为"翘翘板"，言其与奶癣交替而作，此起彼伏，经久不愈，治疗颇为困难。如听其自然，多至三四岁方趋康复。其治疗主要抓住一"湿"字。白术朴榆汤中马齿苋味酸性寒，既能清热解毒，收敛止泻，又可治疗湿疹，故治本型泄泻为必用之药。此方经临床应用多年，疗效颇著。金绍文曾治4个月男患，于1980年6月30日初诊，患儿头面湿疹已久，疹隐则泄作，就诊时腹泻已2日，泻下色青黏腻，日5～6次，胃纳不香，舌苔白腻。用白术朴榆汤疏运脾胃，清肠化湿，药用炒白术10 g，炒薏苡仁10 g，大腹

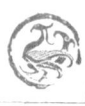

皮 10 g，地榆炭 10 g，马齿苋 10 g，车前子 10 g，山楂炭 10 g，制厚朴 6 g，煨木香 6 g，黄芩炭 6 g，黄连 2 g。服 2 剂，泻止，唯大便略溏，原方继进 1 剂，大便正常，湿疹亦未发作。

小儿久泻方（董廷瑶经验方）

【组成】乌梅 6～9 g，花椒目 2～3 g，桂枝（或肉桂）1.5 g，附子 1.5～3 g，细辛 2～3 g，干姜 1.5～3 g，黄连 1～2 g，黄柏 3～6 g，党参 6～12 g，当归 6～9 g。水煎服。

【功效】和肝扶脾，清火达木。

【主治】主治儿童泄泻迁延不愈，症见便下黏冻，甚至脓血，少腹或脐侧疼痛，进食生冷则泻甚，舌质红，苔薄白，脉弦细，证属肝脾失调，寒热夹杂，多为慢性非溃疡性结肠炎者。

【加减】舌淡苔白，加吴茱萸；舌苔厚腻者，加苍术、厚朴、山楂；舌质不红，无热象者，去黄连、黄柏；腹痛较甚者，加白芍；大便滑利者，加赤石脂、禹余粮；胃脘不舒者，加木香、砂仁、陈皮。

【方解】本方由仲景乌梅丸化裁而成。方中乌梅大酸，能泻厥阴；花椒目苦辛寒，行水消胀；黄连、黄柏苦寒，清热坚阴；党参、当归甘温，补气调中；桂枝、附子、细辛、干姜辛热，通启阳气。全方酸柔甘缓，故能和肝扶脾；苦寒辛温，故能清火达木。

【注意事项】方中附子宜先煎至 2 小时以上。

【现代研究】乌梅有抗病原微生物、利胆、抗过敏、增强机体免疫功能、增加食欲、促进消化、刺激唾液腺、胃腺分泌消化液的作用，并有显著的整肠作用，能促进肠蠕动，消除炎症；同时又有收缩肠壁的作用，因而可以用于治疗腹泻。花椒目有杀虫、抑菌、止泻作用。桂枝有镇静、镇痛、解热降温、抗惊厥、抗菌、抗流感病毒、利尿、抗炎、祛痰、止咳作用；适量桂枝有芳香健胃作用，桂皮醛能使肠胃蠕动亢进，排除肠中腐败之气体，而不致引起下痢。附子有消炎、镇静、增强免疫功能等作用。细辛有抑菌、解热、

抗惊厥作用。干姜浸剂能抑制胃液酸度和胃液分泌，有抗缺氧作用，且对末梢性催吐药硫酸铜诱发的蛙呕吐有明显的抑制作用；黄连有抑菌、抗炎、解热、止泻、增强白细胞吞噬功能的作用。黄柏能抗菌、抑菌、抗溃疡、促进胃腺、胰腺分泌。党参有调节胃肠运动、增强免疫、增强抵抗力的作用。当归有促进血红蛋白及红细胞生成及促进白细胞及网织红细胞数量增加、改善外周循环、调节免疫功能的作用。

【用方经验】董廷瑶曾治一 6 岁腹泻数月不愈的患儿，症见久泄腹痛，利下黏冻，次数频多，面色萎黄，形体消瘦，胃口不开，汗出淋多，予服上方（乌梅 6 g，花椒目 3 g，肉桂 1.5 g，附子 3 g，细辛 3 g，炮姜 3 g，黄连 2 g，黄柏 4.5 g，党参 4.5 g，当归 6 g）7 剂，腹泻止，腹痛除，食纳增，再以上方为主，调治 1 月而愈。

磨积片（何世英经验方）

【组成】炒神曲 9 g，生山楂 9 g，茯苓 9 g，陈皮 9 g，炒麦芽 9 g，泽泻 9 g，白术 9 g，清半夏 4.5 g，广藿香 4.5 g，厚朴 4.5 g，苍术 4.5 g，甘草 4.5 g。

【功效】消导化积，健脾止泻。

【主治】伤乳或伤食泄泻的单纯性消化不良，症见大便黄稀，带有不消化奶瓣及少量黏液，或粥状大便者。

【加减】无。

【方解】本方是在保和丸、广藿香正气散、平胃散的基础上发展而成。平胃散（陈皮、厚朴、苍术、甘草）燥湿除满，理气和中；广藿香、半夏醒脾止呕；神曲、山楂、麦芽消导食滞；白术、茯苓、泽泻补脾渗湿。诸药协同，共奏消积、健脾、和中、止泻之效。磨积片组成是针对单纯性消化不良一般临床症状，以消导为主、健脾为辅原则而制定的。

【注意事项】本方剂型为片剂。每片重 0.3 g。服法：1 日总量，1 岁 6 片，2 岁 9 片。分 2～3 次服。

【现代研究】炒神曲能促进物质代谢，并

通过氧化功能促进人体对食物中蛋白质的消化、吸收和利用；生山楂能增加胃中酶类，促进消化；茯苓有利尿、增强免疫、镇静、抑菌、松弛肠管作用；泽泻有护胃、利尿作用；陈皮有调节肠管蠕动、拮抗肠管痉挛性收缩及利胆作用；炒麦芽助消化；白术能促进小肠蛋白质合成，保护胃肠黏膜；半夏能促进胆汁分泌，增强肠道的输送能力；广藿香具有刺激胃黏膜、促进胃液分泌、帮助消化的作用；厚朴能刺激味觉，反射性地引起唾液、胃液分泌、胃肠蠕动加快，而有健胃助消化作用；苍术有调节胃肠运动作用，能抑制"脾虚"动物小肠推进活动，对抗泄泻；能降低血清铜和提高血清锌，改善"脾虚"动物代谢功能，增加体重，并通过提高血清铁，增加血红蛋白合成，提高红细胞功能。甘草有抗炎、解痉、抗病原微生物、解毒、解热、镇痛、抑制胃液分泌、调节免疫功能的作用。

【用方经验】单纯性消化不良多见于2岁以内的婴幼儿，夏季发病率高，断乳时尤甚。《幼幼集成》指出："若儿先因本气不足，脾胃素亏者，多食易伤"，又云："如攻伐一用，

饮食虽有，而脾气复经此一番消伐，愈虚其虚，食后不化"。何世英认为，新生儿及婴幼儿单纯性消化不良，与细菌感染无关，一味使用多种广谱抗生素，既易造成肠道内菌群失调，又可造成防御力的低下，病情反而更加重。治疗当以中病即止、攻邪勿伤正为原则。而磨积片则具有健脾化食、整肠止泻的作用，用此可不用配合抗生素（合并感染者除外），对于脏气未充，脾胃功能薄弱之婴幼儿尤为适宜。本药对中毒性消化不良进入恢复期而出现与伤食泻相同症状者也适用。

何世英曾用此方治疗一6个月男患，因腹泻反复4个月来诊，症见大便黄稀不消化，夹有奶瓣及少量黏液。用各种抗生素长期治疗，效果不显，近日出现咳嗽痰鸣。检查示咽红，心肺未闻异常，腹软。舌苔薄白，脉沉细，指纹深紫，见于气关。症见大便常规无异常，细菌培养（一）。证属伤乳泄泻兼风热咳嗽。治以消导止泻，宣肺化痰。方用磨积片16片，每次1片，每日4次；清肺丸（方见急性支气管炎）4丸，每次半丸（3 g/丸），每日2次。4日后复诊，腹泻咳嗽均止，磨积片照开3日量，以巩固疗效。

第四节 腹　痛

腹痛是一种以胃脘以下、耻骨毛际以上部位疼痛不适为主要特征的常见症状。小儿任何年龄组与季节均可见，临床根据起病缓急、病程长短分为急性腹痛和慢性腹痛。腹痛的发作和加重，常与饮食、情志、受凉、劳累等诱因有关。腹痛时腹壁按之柔软，可有压痛，但无肌紧张及反跳痛。腹痛可突然发作或反复发作，部位游走不定或固定不移，其性质多为跳痛、刺痛、胀痛、隐痛。可伴纳差、嗳腐吞酸、大便秘结或稀溏等表现。中医认为其发病乃因寒、热、食、湿、虫、损伤致脏腑气机阻滞，气血运行不畅，经脉痹阻不通，或脏腑虚弱，经脉失荣所致。其病位在脾、大肠、胃，与肝、肾密切相关，其病性有虚有实。

治小儿腹痛脾气失和方
（王烈经验方）

【组成】枳壳9 g，厚朴6 g，木香3 g，佛手9 g，降香3 g。

【功效】理气和脾。

【主治】小儿腹痛脾气失和证。症见小儿腹部胀痛者。

【加减】偏寒者，加山柰；偏热者，加白芍；偏实者，加延胡索；偏虚者，加九香虫。

【方解】中医认为"不通则痛"，小儿腹痛，病因相对较单纯，以气滞不通最为常见，其治当理气止痛，气机得畅，腹痛自止。故方中以枳壳治气逆而不内伤脾者；用厚朴治

儿科国医圣手时方

儿科国医圣手时方

气滞而食不伤脾者；用木香治气壅而不寒凝于中者；以佛手，治气结而不滞于脾者；降香治气升而血不失和于脾者。诸药相合，共奏理气和脾之功，故适用于小儿腹痛脾气失和证。

【注意事项】虚寒性腹痛不宜用；剂量宜根据年龄大小增减，如为新生儿，可取1/3量。

【现代研究】枳壳能促使胃肠收缩节律增强；厚朴可抑菌，其味苦能刺激味觉，反射性地引起唾液、胃液分泌、胃肠蠕动加快，而有健胃助消化作用，厚朴酚和异厚朴酚具有中枢性肌肉松弛作用，且作用持久；木香解痉，可通过迷走神经兴奋大肠，使之收缩力加强、蠕动加快而缓解胃肠胀气胀痛；佛手有平喘、缓解肠肌痉挛、镇痛、抗炎作用，并对缺血的心肌有保护作用。降香有镇静、抗惊厥、镇痛作用。

【用方经验】对于小儿腹胀、腹痛，王烈指出胀痛不离气，其积于腹者，多与脾气失和有关。而导致腹胀、腹痛之其因，多与食、积、寒、热等因素，其型有虚实之分。实者邪实伤于外，虚者脾虚病于内；过食生冷或外感寒邪直中，则为寒凝，嗜食辛辣炙煿或膏粱厚味，乃为热结，如何据证求因是辨证的关键，如何对症化裁取效的根本。若偏寒者，加山奈；偏热者，加白芍；偏实者，加延胡索；偏虚者，加九香虫。

散寒行气法（王静安经验方）

【组成】紫苏梗、豆蔻各 6～9 g，高良姜、沉香、木香、檀香各 3～6 g，炒香附10 g，黄连 1.5 g。水煎服。

【功效】温经散寒，行气止痛。

【主治】小儿因腹腔内慢性炎症、功能紊乱、肠痉挛、寄生虫病所致腹痛。

【加减】挟食滞者，加山楂、神曲、谷芽、麦芽；呕吐者，加陈皮、姜竹茹；疼痛日久者，加当归、丹参；脾胃虚寒，腹痛绵绵喜揉按者，去黄连，加砂仁；若脐周疼痛，时作时止，痛时剧烈难忍，痛止食欲如常者，合乌梅丸。

【方解】小儿脏腑娇嫩，过食生冷苦寒，易克伐中阳，致使阳气失于舒展，加之小儿卫外不力，外寒易于循经入里，客于胃肠之间，寒性凝滞，阻滞气机，气机不通，"不通则痛"。《诸病源候论》云："凡腹急痛，此里有病……寒冷之气客于肠胃膜原之间，结聚不散，正气与邪气交争，相击故痛。"又《景岳全书》云："小儿腹胀腹痛多因食积或寒凉伤脾……小儿腹胀或痛虽曰多由积滞，然胃气无伤而腹中和暖则无留滞作痛，是痛多由乎寒也，治痛治胀者必当以健脾暖胃为主，若无火证不得妄用凉药。"因此治疗原则宗"通则不痛""是寒则温之，是气则顺之"之旨。方中豆蔻、高良姜温健中阳；紫苏梗、香附、广木香、沉香、檀香行气止痛，黄连制诸药之燥。诸药相合，共奏温经散寒，行气止痛之效。

【注意事项】剂量宜根据年龄大小增减。

【现代研究】紫苏梗能促进消化液分泌，促进肠蠕动；豆蔻可促进胃液分泌及胃肠蠕动，缓解胃肠胀气，止呕；高良姜可使空肠蠕动增加、振幅增大，能抑制胃肠推进功能，并有抗炎、镇痛、抑菌作用；沉香对肠平滑肌有解痉作用，并有促进消化液、胆汁分泌作用与麻醉止痛及肌肉松弛作用。檀香有较强的抗菌作用。木香有解痉作用，可通过迷走神经兴奋大肠而使其收缩力加强、蠕动加快而缓解胃肠胀气胀痛、促进胃液分泌、促进消化；炒香附抗炎、镇痛，对中枢有安定作用，对胃肠平滑肌有直接抑制作用，并能降低肠管紧张性；黄连有抗菌、抗炎、解热、抗腹泻及增强白细胞吞噬能力的作用。

【用方经验】王静安用此方治疗小儿腹痛58 例，结果痊愈 56 例，有效 2 例。56 例痊愈病例中，疗程1～3 日者18 例，4～7 日者25 例，8～10 日者 6 例，11～15 日者4 例，15～20 日者3 例。

第五节 便 秘

便秘是一种由于大肠传导功能失常导致的以大便秘结不通，排出困难，排便时间或排便间隔时间延长为临床特征的常见症状。可发生于小儿任何年龄。有习惯性便秘和一时性便秘之分，习惯性便秘多与体质因素有关，而一时性便秘多因饮食起居失调引起。起病缓慢，多表现为慢性病变过程。患儿所排大便质多干硬，甚或如羊粪状。或临厕努挣乏力，大便不能顺利排出。有时粪便擦伤肠黏膜或肛门引起出血，而大便表面可带有少量血或黏液。可伴腹胀、腹痛、食欲不振、嗳腐吞酸、呕吐、肛裂、出血、痔疮，以及汗出、气短乏力、心悸头晕等症状。中医认为其发病乃因乳食不节或久病伤正、阴寒凝结、津亏肠燥所引起。其病位在大肠，并与脾胃肺肝肾密切相关，其病性有虚实两端。

当枳通秘汤（王烈经验方）

【组成】枳实9g，莱菔子9g，白芍9g，当归9g，肉苁蓉6g。

【功效】润肠通便。

【主治】小儿便秘。

【加减】偏寒加槟榔，偏热加芦荟，偏实加大黄，偏虚加火麻仁。

【方解】小儿便秘虽与邪热耗伤阴津相关，但却有因积而致、因咳喘而发、因热而作等多种原因，尤其大便久秘者，其因更非单一，临证一味用清下、润下之法，效果往往不显、不长久，究其原因，乃阴阳互根，阴伤阳亦伤，阳伤气不行，致小儿阳虚阴结，阴阳俱虚，便无以润，更无以运而传导失司，致便秘日久不解。此时若以清热泻下或润下，仅仅可取一时之功，而不能达长久之效，而应以补气血、调阴阳之法以润肠通便，当枳通秘汤即为此证而设。方中当归有养血、和血、润燥之功；枳实行气散痞，有促使胃肠运动收缩节律增强之力；莱菔子善宽中下气

而通便；白芍可敛阴养血而润肠；肉苁蓉补肾益精，润燥而司开阖。诸药相合，共奏补气血、调阴阳之功，令气行阴亦行，阴行便自润而通。

【注意事项】剂量宜根据年龄大小增减。

【现代研究】枳实水煎剂、酊剂及流浸膏对小鼠、家兔的离体肠管及家兔的在体肠管均有抑制作用，水煎液使胃、肠瘘狗的胃肠收缩节律有力，呈兴奋作用。莱菔子生品和经炒、炙的炮制品能使离体兔肠的收缩幅度增高，能使胃肌条的收缩幅度增高，胃幽门部环行肌紧张性和收缩幅度增高，炒莱菔子对小鼠小肠有明显的推进作用，3种制剂对小鼠胃排空均有抑制作用。白芍对胃肠平滑肌有解痉作用；当归有显著促进血红蛋白及红细胞的生成、抗炎、镇痛及抗损伤、促进非特异性免疫功能、保肝、抗菌、抗辐射损伤等作用。肉苁蓉能调整内分泌，有促进代谢及强壮、促进生长发育、增强免疫、促进唾液分泌的作用。

【用方经验】王烈认为，小儿便秘，为阴阳失调、相互影响致阴阳俱虚之故，其证型可有寒热虚实之分，临证时当随症加减，以期药证能够丝丝入扣，方可获得良好疗效。若用通利药便秘不解者，可加升麻，升麻之功效于《医方集解》中云："有病大小便秘者，用通利药而罔效，重用升麻而反通。"

李宏伟用王烈当枳通秘汤加减治疗38例久秘患儿，均获得长通久安之满意疗效。

健脾行气方（王鹏飞经验方）

【组成】茯苓9g，橘红9g，伏龙肝9g，钩藤15g，炙甘草9g。水煎服。

【功效】健脾行气通便。

【主治】小儿先天性巨结肠、习惯性便秘之脾胃虚弱，气机不畅证。症见大便秘结，4～5日一行，纳差。

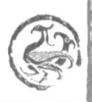

【加减】实热者加青黛、瓜蒌；气积壅滞者加丁香、广藿香；脾胃虚弱者加建曲、焦山楂；气滞壅郁者加草豆蔻、丁香、乌药；便秘日久不愈者加麦冬、白茅根。

【方解】小儿脾常不足，运化力弱，易脾虚气滞而便秘不通，治当健脾行气通便。健脾行气方即为此证而设。方中茯苓、伏龙肝、炙甘草健脾益气；橘红、钩藤行气化滞；伏龙肝是收敛止泻之剂，与茯苓多用于止泻，但此药与茯苓、钩藤、甘草等相配伍，则有通便之功。诸药相伍，共奏健脾行气之功，脾运健，气滞行，大便亦可畅通不秘。

【注意事项】方中伏龙肝宜布包煎。

【现代研究】茯苓有免疫调节、保肝降酶、抗肿瘤、间接抗病毒等作用；橘红有保肝利胆、抗病原微生物、抗炎、抗过敏等作用，能直接抑制肠管平滑肌而解除肠管痉挛性收缩，故有行气解痉作用；钩藤煎剂能够短时间内降低离体回肠肠肌的张力，同时能很快使收缩幅度显著增大；甘草抗溃疡、抑制胃液分泌、缓解胃肠平滑肌痉挛、促进胰液分泌、镇痛、抗菌、抗病毒、抗炎、抗过敏；焦山楂内服后能增加胃中酶类，促进消化，其中所含脂肪酶亦能促进脂肪食积的消化，并有解痉作用。

【用方经验】本方为王鹏飞祖传经验方，对小儿先天性巨结肠所致便秘及习惯性便秘，据证加减治疗，疗效良好。王鹏飞曾以此方治疗一9岁男患，大便干结已1年，每2～5日排便1次，纳少，腹痛，在外服中药100多剂未见效果。病前曾患过肾炎，舌淡苔白，上腭前紫后黄，脉沉缓。诊断为习惯性便秘之肠胃积滞、热伤津液证，治以清热健脾，行气和血，药用茯苓9g，橘红9g，钩藤15g，甘草9g，白茅根15g，伏龙肝9g。水煎服，7剂。二诊：服药7剂，纳食增，再服药7剂，1周内排便2次，大便已不干。基本痊愈。改用青黛3g，丁香1.5g，伏龙肝9g，紫草9g，甘草6g，以巩固疗效。

益气养血温阳法（董廷瑶经验方）

【组成】党参9g，当归6g，升麻2g，白芍6g，甘草3g，附子2g，肉桂1.5g（后下），郁李仁9g，薏苡仁10g。

【功效】益气养血，温阳通便。

【主治】小儿便秘之属阳气不振，升降失司者。症见便秘不通，解下时尚软而色绿，经久不愈，面色萎黄，小便清长，胃纳不馨，脉濡弱，舌淡苔净。

【方解】此证患儿虽便秘不通，但解下时便软而色绿，且腹部柔软，脉濡弱，舌淡苔净，说明腹中无实积，肠中无燥屎；便秘经久不愈，此久病必多虚；面色萎黄，小便清长，胃纳不馨，脉濡弱，舌质淡，乃中阳虚弱、气机转运无力、升降失司之征。治宜益气养血，温阳通便。方中用党参、当归、附子、肉桂诸品为主益气、养血、温阳，而以郁李仁、薏苡仁润下，反佐升麻一味，升降互施，斡旋枢机，遂令中阳得振，气机通调，清气得升，浊阴自降，便秘自愈。

【注意事项】方中肉桂宜后下；便秘因实热、积滞、阴虚所致者不宜用。

【现代研究】党参有抗溃疡作用，并能增强黏膜的细胞保护作用、增强胃黏膜屏障功能，而有抗胃黏膜损伤作用，其正丁醇提取物对大鼠基础胃酸分泌有明显的抑制作用；党参的皂苷成分对肠道运动有调节作用。当归有显著促进血红蛋白及红细胞的生成、抗炎、镇痛及抗损伤、促进非特异性免疫功能等作用。升麻有抑制离体肠管、增强消化道腺体分泌的作用。白芍有抗炎、镇静、镇痛、抗惊厥、调节免疫作用。甘草有抗炎、解痉、解热、镇痛、抗惊厥、抑制胃液分泌、调节免疫功能的作用。附子有抗炎、抑癌、增强体液免疫功能的作用。肉桂所含桂皮油有芳香性健胃作用，能刺激嗅觉，反射性地促进胃机能，亦能直接对胃黏膜有缓和的刺激作用，使分泌增加，蠕动增强。郁李仁有显著的促进小肠蠕动的作用，郁李糖苷对实验动物有强烈的泻下作用，亦有镇静以及利尿作用。薏苡仁有镇静、镇痛及解热作用，薏苡仁油在低浓度时对家兔离体肠管呈兴奋作用。

【用方经验】顽固性便秘之因脾胃气机升降失调者，董廷瑶每于通润之剂中反佐一味升麻以旋转气机，使清气升发，浊阴自降，从而获得结开便通之功。

董廷瑶曾以此方治疗一 5 岁男患，患儿便秘不通已 2 年，其症起于强忍，导致秘结，1 月仅排便 2 次，全赖西药导下。胃纳不馨，腹软尿通，脉濡弦，舌苔薄润。先予润肠下结，药用玄明粉 9 g（冲服）、白蜂蜜 2 匙，温水和服，隔日 1 次，5 剂。药后大便能通，但停药后，旋即又秘。面色萎黄，小便清长，腹部柔软，询知大便虽结，解下时尚软而色绿。两脉濡弱，舌淡苔净。此属阳气不振，升降失司。前二味药协同虽能导下，但旋又秘结，乃肠中无燥屎，药未中的。改用益气养血温阳法治之，服药 5 剂，大便改为 1 周 3 次，色黄而畅。又连服 7 剂，大便每日一行，续以四君子汤加味调理善后。

滋养濡润法（张士卿经验方）

【组成】当归 6 g，生地黄 15 g，火麻仁 10 g，桃仁 10 g，牛膝 10 g，肉苁蓉 10 g，泽泻 10 g，升麻 6 g，枳壳 6 g。

【功效】滋阴养血、温肾益精、润肠通便、行气宽肠。

【主治】小儿功能性便秘之血虚肠燥证。症见大便质多干硬，甚或如羊粪状。或临厕努挣乏力，大便不能顺利排出。

【加减】纳食欠佳者，加鸡内金、焦麦芽、焦神曲、焦山楂；鼻衄、虚热明显者，加白茅根、知母、牡丹皮；咳嗽者，加黄芩、贝母、款冬花、紫菀、百部；便秘日久者，加瓜蒌子、制大黄；寐不安者，加远志、酸枣仁、柏子仁；兼有虫症者，加乌梅、花椒、苦楝皮；腹胀不适者，加莱菔子；久秘致肛裂、痔疮者，加地榆、槐花炭、荆芥。

【方解】小儿脾常不足，脾胃功能尚不完善，脾运不健，传导力弱，易致便秘；小儿肾常虚，肾主五液而司二便，肾阴不足，则开合失司，肠失濡润，同样易致便秘。故小儿便秘的基本病机是大肠失于濡养，以致传导功能失常。所以在治疗上当以滋养濡润为主要原则。润肠丸与济川煎合方，即与此证相符，润肠丸出自《沈氏尊生书》，由当归、生地黄、火麻仁、桃仁、枳壳组成。济川煎出自《景岳全书》，由当归、牛膝、肉苁蓉、泽泻、升麻、枳壳组成。合而用之，成为温润通便之剂。方中生地黄滋阴养血，肉苁蓉温肾益精，暖腰润肠，共为君药；火麻仁、桃仁润肠通便，当归养血润肠，牛膝补肾壮腰，善于下行，均为臣药；枳壳宽肠下气而助通便，升麻轻宣升阳，清阳得升，浊阴自降，且有欲降先升之妙，共为方中佐药；肾虚气化失职，水液代谢失常，以致浊阴不降，故用泽泻甘淡泄浊，又入肾补虚，配合枳壳，使浊阴降则大便得通，而为方中佐使。全方寓通于补之中，寄降于升之内，有滋阴养血、温肾益精、润肠通便、行气宽肠之功。

【注意事项】可配合推拿疗法，教患儿家属简单的推拿方法，如摩腹、按揉足三里、搓摩胁肋、揉天枢等手法。注意平时的调护，在饮食方面，嘱患儿荤素搭配，多食水果蔬菜，少食辛辣炙煿之品，多饮水，少饮碳酸饮料，晚间睡前可食用一定量的蜂蜜水有助于润肠通便。

【现代研究】当归有显著促进血红蛋白及红细胞的生成、抗炎、镇痛及抗损伤、促进非特异性免疫功能等作用。生地黄有增强免疫功能的作用。火麻仁能刺激肠黏膜，使分泌增加，蠕动加快，减少大肠吸收水分，有泻下作用，因其含脂肪油较多，故为润滑性泻药。桃仁中含有 45% 的脂肪油，能提高肠道的润滑性而使大便易于排出。牛膝可调整胃肠，对豚鼠肠管有加强收缩作用。肉苁蓉有调整内分泌、促进代谢及强壮、促进生长发育、增强免疫、促进唾液分泌的作用。泽泻有护胃、利尿作用。升麻有抑制离体肠管、增强消化道腺体分泌的作用。枳壳能促使胃肠收缩节律增强。

【用方经验】张士卿应用此法治疗小儿便秘，随症加减，每获良效。曾治一 14 个月大的男性患儿，于 2010 年 1 月 8 日就诊。患儿自出生起，大便一直偏干，2 周来大便 2～3 日 1 次，近次大便，由于努挣排便而致肛裂，大便带血，色鲜红，纳食一般，眠可，舌质红，少苔。辨证为血热肠燥，治以润肠通便，宽肠凉血。用润肠丸合济川煎加减：生地黄 15 g，当归 6 g，玄参 10 g，火麻仁 10 g，苦

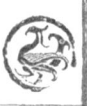

杏仁 10 g，枳壳 6 g，升麻 6 g，肉苁蓉 10 g，地榆 10 g，槐花炭 10 g，荆芥 6 g，黄芩 10 g，桃仁 10 g，瓜蒌子 10 g，鸡内金 10 g，炙甘草 3 g。3 剂，水煎服，2 日 1 剂。服后，患儿症状明显改善。上方去地榆、槐花炭、荆芥、瓜蒌子，加焦麦芽、焦神曲、焦山楂各 10 g。继服 3 剂后痊愈。

第六节 尿 血

尿血是一种以小便中混有血液或有血块为主要特征的常见症状。可见于各年龄段小儿，尤以 3 岁以上小儿为多见。患儿小便带血，色淡红或鲜红或深红，或伴有血块夹杂而下，尿出通畅无疼痛。可伴有神疲乏力，腰膝酸软，心烦失眠，小腹不适等症状。中医认为此病主要由胎热下移或湿热下注或心火亢盛，或脏腑虚损，血失固摄随小便而下所致。婴幼儿血尿多由于胎热下移引起；儿童尿血则多为湿热下注或心火亢盛，或脏腑虚损所致。其病位在脾、肺、肾；其病性有虚有实。

二蓟饮子（王烈经验方）

【组成】大蓟、小蓟各 15 g，紫荆皮、紫珠叶、白鲜皮、白薇、墨旱莲、凤眼草各 10 g。

【功效】解毒化瘀为主，佐以凉血止血。

【主治】儿童单纯性血尿发作期。症见肉眼血尿，起病突然，多于外感后出现，偶于疲劳、运动后出现，伴有倦怠、神疲、面㿠。尿检示肉眼血尿，镜下红细胞满视野。

【加减】头痛者，加菊花、川芎各 10 g；咽痛者，加重楼 10 g；腹痛者，加延胡索 10 g；腰痛者，加牛膝 10 g；偏热者，加黄芩 10 g；偏寒者，加桂枝 5 g；偏虚者，加黄芪 10 g。

【方解】此期为病，多由外感和内伤而速及于肾，肾在内亏的变态时，若受邪毒所伤，则发生血瘀气结的病变，甚而络损血渗尿中致病。所以，血尿发作其邪多实。治宜解毒化瘀为主，佐以凉血止血，二蓟饮子即为儿童单纯性血尿发作期而设。方中紫荆皮、紫珠叶、白鲜皮化瘀解毒，清热凉血；白薇、墨旱莲养阴止血；凤眼草、大蓟、小蓟凉血止血。诸药相伍，共奏解毒化瘀、凉血止血之功。

【注意事项】水煎 2 次，混合药汁，浓缩至 60 ml，分 3 次于早、午、晚饭前 30 分钟口服。方中剂量适于 10 岁儿童，宜根据年龄大小增减；肉眼血尿缓解后，转为镜下血尿，宜改用益气养血为主，佐用解毒化瘀法治之。

【现代研究】大蓟能抑制人型有毒结核分枝杆菌的生长，并有降低血压的作用。大蓟的止血作用是因其对凝血过程第一阶段（即凝血酶原激活物的生成）有促进作用。小蓟能收缩血管，并能使凝血时间和凝血酶原时间缩短，对剪去尾尖、血液不断流出的小鼠给以小蓟煎剂，能诱发血小板的聚集，显著缩短其出血时间；小蓟浸液给小鼠灌服有止血作用。紫荆皮对京科 PR－1 病毒有抑制作用，对孤儿病毒能延缓其病变，并能抑制葡萄球菌的生长。紫珠叶可使血小板增加，出血时间、血块收缩时间和凝血酶原时间均缩短，局部滴药、肌注或静注对家兔均有良好的止血作用；对纤溶系统也有显著的抑制作用；尚对金黄色葡萄球菌、志贺菌属等有抑制作用。白鲜皮对多种致病真菌有不同程度的抑制作用，并有解热作用。白薇有明显的退热作用和非常显著的抗炎作用。墨旱莲有良好的止血作用，亦有升高外周白细胞的作用，可减轻环磷酰胺所致之白细胞减少症。凤眼草对金黄色葡萄球菌、单纯疱疹病毒等有抑制作用，并有平喘、止血作用。

【用方经验】单纯性血尿属于原发性肾小球疾病范畴，旧称隐匿性肾炎、良性再发性血尿，与 IgA 肾病、局灶性肾炎等病相关，一般条件难以区别。由于病因莫测，临床单纯发生血尿，不伴有高血压、浮肿和蛋白尿等症象，经过良好。但其复发和持续的特点，常给治疗带来难处。王烈认为，血尿的反复发作，诱因是条件，内亏是根本。内亏当责之于正气不足，邪伤致虚，以及肾之阴阳、气血失调形成肾亏，这种生理病理的特殊状态，平素隐匿不病，但遇邪毒触变而速生病变导致血尿。其治疗常法为解毒化瘀兼顾益气养血。据临床经验，儿童单纯性血尿发作期尿中见血至消失为 5～10 日，用此方治疗，平均治疗日数亦为 10 日左右。

缓解期血尿方（王烈经验方）

【组成】黄芪、当归各 15 g，白薇、墨旱莲、阿胶各 5 g，小蓟、丹参各 10 g。

【功效】益气养血为主，佐用解毒化瘀。

【主治】儿童单纯性血尿缓解期。症见镜下血尿为主。

【方解】缓解期患儿尿血由发作休止转入镜下血尿，反复发作。临证虽见缓解，但肾的气血功能尚未彻底改善，所以，血尿仍有微溢，呈隐匿性经过，治宜益气养血为主，佐用解毒化瘀，缓解期血尿方即为此而设。方中黄芪、当归、阿胶、丹参益气养血，白薇、丹参凉血解毒化瘀；墨旱莲补肾止血；小蓟凉血止血。诸药相合，共奏益气养血，解毒化瘀之功，故可适用于小儿血尿缓解期以镜下血尿为主者。

【注意事项】水煎 2 次，混合药汁，浓缩至 60 ml，分 3 次于早、午、晚饭前 30 分钟口服。方中剂量适于 10 岁儿童，宜根据年龄大小增减；镜下血尿消失后，进入血尿恢复期，宜改用扶肾固本法治之。

【现代研究】黄芪有利尿作用，能降低尿蛋白定量、减轻肾脏病变，并有强壮、降低血糖作用，对循环衰竭及急性肾炎治疗有效。

当归有改善心肌营养性血流量、对抗心肌缺血、减少室性早搏发生率、降血脂、抗动脉粥样硬化、降低血小板聚集、抗血栓、显著促进血红蛋白及红细胞的生成、促进子宫增生、抗炎、镇痛及抗损伤、促进非特异

性免疫功能、保肝、抗菌、抗辐射损伤等作用。

白薇有明显的退热作用和非常显著的抗炎作用。墨旱莲有良好的止血作用，亦有升高外周白细胞的作用，可减轻环磷酰胺所致之白细胞减少症。

阿胶有生血作用、止血作用，并有略微增加血清钙含量的作用，该作用与肠内钙的吸收增加和尿内钙的排泄减少有关。对进行性肌营养障碍症有防治作用，且对出血性休克血压有恢复至正常的作用，还有止血功能，可起到防渗漏的作用。

小蓟能收缩血管，并能使凝血时间和凝血酶原时间缩短；对剪去尾尖、血液不断流出的小鼠给以小蓟煎剂，能诱发血小板的聚集，显著缩短其出血时间；小蓟浸液给小鼠灌服有止血作用。

丹参能使治疗前流动缓慢或淤滞的血细胞加速流动，并在不同程度上使聚集的血细胞发生解聚，改善微循环是丹参具有活血化瘀作用的机制之一；有抗凝血及抗血小板凝聚作用，并有保护红细胞、抗菌、抗炎、保肝、促进肝细胞再生、抗胃溃疡、促进骨折愈合作用，其促进骨折愈合的作用，与其提高血清锌含量、加强骨折断端邻近骨组织中锌的动员以及通过提高骨痂中锌含量、锌/铜比值来加速骨痂组织生长和钙化过程有关，丹参可改善诱导性肾功能衰竭大鼠的尿毒症症状、能促进肾功能恢复。

【用方经验】本病反复发作缘由乃内亏作祟，所以用扶肾固本之法，求肾亏得复，正气充沛以继其后，避免复发，确保久瘥。故治疗以益气养血为主，佐用解毒化瘀。因此期病程不定，短者 1 个月，长者达 3 个月，故服药时间亦为 3 个月。

扶肾固本汤（王烈经验方）

【组成】黄芪 15 g，何首乌、女贞子、黑芝麻、熟地黄各 10 g，太子参、阿胶各 5 g。

【功效】扶肾固本，佐以益气养血。

【主治】儿童单纯性血尿恢复期。症见镜下血尿消失，临证告愈，但往往反复发作，

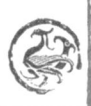

遇有外感和内伤等因素触发，则再次发作，常此反复循环致病。

【方解】恢复期镜下血尿消失，病始恢复，临证告愈。但因其反复发作，说明血尿之候虽然消退，其肾亏病态尚未平复，内亏之邪，伏而不除，遇有外感和内伤等因素触发，则再次发作，常此反复循环致病。故此期治疗，当以扶肾固本为主，佐以益气养血。扶肾固本汤即为此证而设。方中用何首乌、女贞子、黑芝麻、熟地黄扶肾固本为主，佐以黄芪、太子参、阿胶益气养血。诸药相合，共奏扶肾固本，益气养血之功，故适用于儿童单纯性血尿恢复期。

【注意事项】水煎 2 次，混合药汁，浓缩至 60 ml，分 3 次于早、午、晚饭前 30 分钟口服。方中剂量适于 10 岁儿童，宜根据年龄大小增减。

【现代研究】研究表明：黄芪有利尿作用，能降低尿蛋白定量、减轻肾脏病变，并有强壮、降低血糖作用，对循环衰竭及急性肾炎治疗有效。何首乌能降血脂、降血糖、抗菌，其对人型结核分枝杆菌、弗氏痢疾杆菌试管实验有抑制作用。何首乌中提出的大黄酚，能促进肠管的运动。女贞子能降血脂及抗动脉硬化、降血糖、抗肝损伤，能显著升高外周白细胞数目，对Ⅰ、Ⅱ、Ⅳ型变态反应具有明显抑制作用，抗炎、抗癌、抗突

变，对红系造血有促进作用，尚有强心、扩张冠状血管、扩张外周血管、利尿、止咳、缓泻、抗菌等作用。黑芝麻有降血糖、促肾上腺、抗炎、致泻、降胆固醇、防治冠状动脉硬化的作用。熟地黄能够强烈抑制肝脏出血性坏死灶及单纯性坏死，有较强的滋阴作用，熟地黄口服具有抑制上皮细胞有丝分裂的作用。太子参对机体具有适应原样作用，即能增强机体对各种有害刺激的防御能力，还可增强人体内的物质代谢。阿胶有生血、止血作用，并有略微增加血清钙含量的作用，该作用与肠内钙的吸收增加和尿内钙的排泄减少有关。对进行性肌营养障碍症有防治作用，且对出血性休克血压有恢复至正常的作用，还有止血功能，可起到防渗漏的作用。

【用方经验】恢复期镜下血尿消失，但肾亏病态尚未平复，内亏之邪，伏而不除，遇有外感和内伤等因素触发，则再次发作，常反复循环致病，有鉴于此，恢复期当继治不辍，用扶肾固本汤治疗历 1～2 个月为宜。

王烈分 3 期治疗儿童单纯性血尿 11 例，其发作期用二蓟饮子，平均治疗日数为 10 日；缓解期用益气养血为主，佐以解毒化瘀，平均用药 25 日；恢复期用扶肾固本汤治疗平均 50 日。全疗程约 3 个月，全部治愈。其中有 4 例观察 1 年未见复发。

第四章 四肢症状

第一节 惊 风

惊风是一种以颈项强直，四肢抽搐，甚至角弓反张，常伴意识不清为特征的危重证候。一年四季皆可发生，以1～5岁婴幼儿多见，年龄越小，发病率越高。发作时意识突然丧失，同时急骤发生全身性或局限性、强直性或阵挛性抽搐，多伴有双眼上翻、凝视或斜视。常伴有发热、头痛、呕吐，或腹泻便脓血等症状。中医认为乃因感受时邪入里化火、乳食积滞郁而化痰化火，引动肝风，或脾肾阳虚、土虚木乘，热病伤阴，水不涵木，肝筋失养，虚风内动所致。其病位在筋，与肝、脾、肾有关，其病性有实有虚，实者为急惊风，虚者为慢惊风。

活血化瘀、息风止痉法
（张学文经验方）

【组成】羚羊角 3 g（冲服），钩藤 6 g，天麻 6 g，南星 3 g，茯苓 6 g，菊花 6 g，生龙骨 6 g（先下），石菖蒲 6 g，郁金 6 g，葛根 6 g，丹参 6 g，僵蚕 6 g，白芍 6 g。水煎服。

【功效】活血化瘀，息风止痉。

【主治】小儿惊风之肝风内动，血行不畅证。症见高热退后遗留项背强直，角弓反张，时时抽搐，肢体偏瘫，神识呆滞，两目上视，两耳失聪，夜惊，拒食奶。山根有青紫筋纹，指纹青紫近命关，隐隐而现。舌体稍硬，略向右偏，舌暗，苔薄，脉弦细数。

【加减】配合用丹参注射液 2 ml/支，1日1支，肌内注射。

【方解】小儿感受温热之邪，易热盛动风而出现高热惊风，虽经治疗而使邪热退，但因热邪较甚，耗伤阴液，气阴两伤，筋脉失养，加之余邪未净，故见持续性抽搐动风。此证本在气阴两伤，血行不畅，标在肝风内动。急则治标，故当以活血化瘀、息风止痉法治之。张学文该方即为此症而设，方中羚

羊角、钩藤、天麻、南星、菊花、生龙骨、僵蚕、白芍息风止痉；石菖蒲、郁金通窍醒神；葛根配白芍生津液、养肝柔筋而止项强；丹参配白芍化瘀血、补血荣筋而疗偏瘫。诸药相合，共奏活血化瘀，息风止痉之功，故适用于小儿惊风之肝风内动，血行不畅证。

【注意事项】方中羚羊角宜打粉冲服，钩藤宜后下，生龙骨宜先煎。风息，项强缓，抽搐止，宜改用治本之法，用滋阴潜阳、调补气血之药组方治疗，因有偏瘫血瘀络阻之症，活血化瘀法宜贯穿始终。

【现代研究】羚羊角有解热、镇静、保护心肌、抗惊厥作用；钩藤有镇静、抗惊厥作用；天麻有镇静作用；南星有抗惊厥、镇静、镇痛作用；茯苓能增强免疫，且能镇静、抑菌；菊花抑菌、解热、抗炎，可缩短凝血时间；生龙骨有镇静、抗惊厥、抗血栓、抗菌作用；石菖蒲有镇静、抗惊厥、促进消化液的分泌及制止胃肠异常发酵，并有缓解肠管平滑肌痉挛、抗真菌、平喘、抑菌作用；郁金能镇痉护肝；葛根有增加冠脉血流量、改善微循环、解痉作用；丹参扩冠，有改善心肌缺血、保肝、增强免疫作用；僵蚕有催眠、抗惊厥作用；赤芍有抗凝、抗血栓、改善微循环、扩冠、抗心肌缺血、解热、镇静、镇痛、抗惊厥作用。

【用方经验】此方可用于治疗小儿惊风持续3个月以上，并伴有半身瘫痪者。张学文曾以该方治疗此类患儿一例。该杨姓男患，半岁，3月前因高热出现"惊风"，经外院治疗热退，但遗留项强、阵挛等症，经多方治疗无效。察患儿项背强直，角弓反张，时时抽搐，右侧肢体瘫痪。神识呆滞，两目上视，两耳失聪，夜惊，拒食奶。两目间有青紫筋纹。望指纹已近命关，色青紫，隐隐而现。舌体稍硬，略偏向右侧，舌质色暗，苔薄，脉弦细数。此属肝风内动，血行不畅。治以平肝息风，化瘀通络。用该方3剂，配合丹

儿科国医圣手时方

参注射液 2 ml/支，1 日 1 支，肌内注射。3
剂尽，颈项强、角弓反张等症明显减轻，抽
搐消失，唯右侧肢体不能活动，两目呆滞，
食纳差。舌质暗，脉细。先后经用活血化瘀、
滋阴潜阳、调补气血等药物组方治疗，亦肌
注丹参注射液，断续单用中医治疗近 2 年，
疾病基本痊愈。

回苏散（何世英经验方）

【组成】犀角（水牛角代）1 g，牛黄
0.3 g，当门子 0.3 g，龙涎香 0.3 g，薄荷
0.3 g，朱砂 1.5 g，琥珀 3 g。

【功效】清热解毒，清心通窍。

【主治】温病高热、神志不清、痰热互结
之实热证。

【方解】回苏散方中牛黄、犀角清心肝二
经之热，凉血解毒；薄荷疏肝解表，引邪热
自肌表外达；当门子、龙涎香豁痰开窍，香

窜醒脑；朱砂、琥珀清热镇惊定志。诸药协
同，共奏清热解毒、豁痰开窍、清心醒脑
之效。

【注意事项】本方剂型为散剂。制法：上
药混合研为极细末，装瓶密封备用。服法：
小儿每日服 0.6～1.5 g，儿童每日服
1.2～2.4 g，温开水送服。

【现代研究】研究表明：犀角有镇惊、解
热作用；牛黄具有镇静、明显的抗惊厥、解
热作用；当门子能缩短环己巴比妥钠或戊巴
比妥钠引起的睡眠时间、提高机体耐缺氧能
力；龙涎香与麝香相似，小量对动物中枢神
经系统有兴奋作用，大量则表现抑制；对离
体心脏有强心作用，可用于神昏气闷；薄荷
有发汗解热、抑菌作用；朱砂有镇静、催眠、
抗惊厥作用；琥珀能抑制中枢，有抗惊厥
作用。

【用方经验】本方剂是治小儿痰热惊风、
高热不退、神志昏蒙、惊厥不安之效方。

第二节　肢体痿软无力

小儿肢体痿软无力又称痿证，是指躯体
一侧、双侧或半身筋脉弛缓，抬举、握持、
起坐、行走、蹲站等软弱无力，不能随意运
动，日久肢体瘫痪废用，甚至肌肉萎缩的一
类病症。任何年龄的儿童均可发病，但一般
以 5～10 岁最为多见；下肢患病者多见，一
般无疼痛症状，可急性发生，也可慢性发展
而致。可伴有癫痫、智力低下、行为及感知
觉障碍等。中医认为本病多因外感风热暑湿
之邪损伤或脾胃肝肾不足，导致肌肉筋脉失
养而致病。其病位在肺、肝、肾、脾，其病
性有虚实两端。

痿证丸（何世英经验方）

【组成】黄连 3 g，黄柏 3 g，柴胡 3 g，
当归 6 g，生地黄 6 g，猪苓 6 g，神曲 6 g，
党参 9 g，茯苓 9 g，升麻 9 g，橘皮 15 g，白
术 15 g，泽泻 15 g，苍术 3 g，黄芪 4.5 g，

五味子 4.5 g，炙甘草 6 g。

【功效】解热，强壮。

【主治】婴儿瘫的麻痹前期，肢体痿软、
肌肉弛缓和萎缩，包括婴儿瘫后遗症及肌无
力症等。

【方解】黄连、黄柏、柴胡疏肝清热；黄
芪、党参、茯苓、升麻、橘皮、白术、泽泻、
神曲、苍术、猪苓益气健脾除湿；当归、生
地黄、五味子、炙甘草宁心安神，养血荣筋。
诸药相合，共奏解热除湿、强筋壮骨之功。

【注意事项】本药为丸剂。制法：上药共
为细末，制成蜜丸，每丸重 1.5 g。服法：1
日总量，1 岁 2 丸，2～3 岁 4 丸，4～6 岁
6 丸。

【现代研究】黄连有解热、镇静、抗炎、
抗病原微生物作用；黄柏有镇静、抗菌作用；
柴胡有解热、镇静、提高人体免疫力作用；
当归有降压、提高免疫力、抗炎、解热作用；
生地黄有镇静、利尿、调节内分泌作用；猪

苓有利尿、调节免疫力作用；神曲所含成分，可通过对辅酶的构成而发挥对物质代谢的影响，并通过氧化供能，促进人体对食物中蛋白质的消化、吸收和利用；党参有调节中枢神经系统、调节免疫力、提高机体适应力作用；茯苓有镇静、利尿、调节免疫力作用；升麻有解热降温作用、镇静作用；橘皮有抗病原微生物、抗炎、抗过敏作用；白术有调节免疫力、利尿、抗菌作用；泽泻有利尿、抗炎作用；苍术有镇静、调节免疫作用；黄芪有调节中枢神经系统，提高记忆力、降压、调节免疫力作用；五味子对中枢神经系统各部位所进行的反射性反应有兴奋与强壮作用，能改善人的智力活动，提高工作效率；甘草有解毒、调节人体免疫力作用。

小儿痿躄方（董廷瑶经验方）

【组成】花椒 3 g，制附子 4.5 g，牛膝 9 g，当归 6 g，鸡血藤 12 g，伸筋草 9 g，细辛 2 g，千年健 10 g。水煎服。

【功效】通利血脉，温阳养筋。

【主治】小儿麻痹症后肢体痿躄、软弱无力，舌淡苔润，属阳虚筋弱者。

【加减】气虚者，加党参、黄芪；血虚者，加熟地黄、白芍；肝肾不足者，加杜仲、狗脊、菟丝子、制何首乌、枸杞子、桑寄生；夹痰湿者，加陈皮、半夏、胆南星、天竺黄，亦可加入石菖蒲、独活、地龙、木瓜等通络之品。

【方解】肾为作强之官，肾阳虚衰，肾中元阳精气不能营注肢体，故肢体痿躄、软弱无力，舌淡苔润。证属肾元亏虚，阳虚筋弱。治宜温阳补元，益肾强筋。小儿痿躄方即为此证而设。方中花椒辛温有毒，入脾、肺、肾经，《别录》谓其能通血脉、调关节；《药性论》云其主治腰脚不遂等；《本草纲目》云其"入右肾补火，治阳衰溲数足弱"等，故花椒有补命火、通经络、振痿弱、利筋骨之效；附子、牛膝温肾助阳；当归、鸡血藤养血荣筋；伸筋草、细辛温通血脉。诸药相合，共奏通利血脉，温阳养筋之功，故适用于小儿五软、痿躄诸症之阳虚筋弱证。

【注意事项】方中制附子有毒，宜先煎 2 小时。

【现代研究】花椒有扩张血管、降压、抑菌作用；附子强心、抗心肌缺血缺氧，对垂体分泌肾上腺素有兴奋作用；牛膝能降低血液黏度、红细胞压积、红细胞聚集指数，延长凝血时间；当归有促进红细胞及血红蛋白生成、扩冠、增加冠脉血流量、抗氧化、改善外周血液循环、抗血栓、增强免疫力作用；鸡血藤可增加股动脉血流量、降低血管阻力、补血；伸筋草有解热、利尿、升血压作用；细辛能抑菌、解热、抗炎、镇静、抗变态反应、强心、扩血管、松弛平滑肌、增强脂质代谢；千年健有抑菌作用。

【用方经验】花椒之用于瘫痪、五软，近代名医恽铁樵曾屡有论及，在其《函授讲义选录》中指出花椒救治神经弛缓之功效，匪夷所思；并强调曰："凡瘫痪性者，非椒不治也"，认为花椒有补命火、通经络、振痿弱、利筋骨之效。董廷瑶根据恽铁樵花椒治痿的经验加以发挥，用温阳药治疗因阳虚筋弱而致痿的患儿，效果显著，其对小儿五软、痿躄诸症之阳虚筋弱证，每以花椒为主，配以附子、牛膝、当归、鸡血藤、伸筋草、细辛为基本方，随症加减，每获良效，在继承前人的基础上对痿证的治疗有所发展。

董廷瑶曾以此方加减治疗一脑瘫致颈软、足痿之 2 岁女患，于 1986 年 9 月 2 日初诊。出生时难产窒息，外院诊断为脑瘫。出生后一直流涎不止，不会翻身，颈软不能竖头，手握无力，两足痿软，面色㿠白，言语较钝，寝汗较多，形体消瘦，吞咽困难，舌淡苔薄白。证属肾元亏虚，阳虚筋弱。治拟温阳补元，益肾强筋。处方：花椒 1.5 g，淡附子 3 g，桂枝 3 g，淫羊藿 9 g，补骨脂 9 g，续断 9 g，牛膝 9 g，炒白芍 6 g，白术 9 g，伸筋草 9 g。服药 14 剂后，患儿能竖头，会翻身，吞咽较正常，形神较活，两足仍痿软，手握无力，寝汗仍多。原方加当归 9 g，糯稻根 9 g。服上方加减 3 个月后，患儿能竖头 5 分钟以上，吞咽正常，手能握物，但不能紧握，能独坐 5 分钟，扶桌站立 2 分钟左右。

儿科国医圣手时方

王静安经验方

【组成】内服方。三妙丸合柴葛解肌汤加减：炒苍术6 g，炒黄柏10 g，牛膝9 g，川芎3 g，紫苏叶10 g，荆芥6 g，葛根10 g，柴胡10 g，黄芩9 g，知母15 g，栀子3 g，连翘6 g，山楂、神曲各15 g。1剂，服两日，每日4次，每次30 ml。

外用洗方。麻黄30 g，桂枝30 g，细辛30 g，紫苏叶30 g，荆芥30 g，陈艾叶30 g，石菖蒲30 g，川芎30 g，紫苏木10 g，红花10 g，赤芍6 g，1剂。用法：本方加气柑壳半个，姜、葱各2两熬水洗脚。

【功效】清热祛湿，解肌益胃。

【主治】肺热伤津，兼湿热浸淫之小儿痿证。症见温热病后急起下肢痿软无力，不能随意运动，无痛感，伴身热夜烦，纳差，舌红苔黄腻，指纹青。

【加减】表解后湿邪滞留而见舌苔白腻者，去荆芥、连翘、黄芩、山楂、神曲，加川黄连、姜黄、豆蔻、木通、车前草清利湿热。

【方解】《素问·痿论》指出"五脏使人痿"、"肺热叶焦，则皮毛虚弱急薄，著则生痿躄也"，临床上痿证常出现于温热病程中或病后。温热之邪犯肺，肺热伤津，水之上源先竭，治节功能失调，津液不能敷布全身，筋脉失养，又因小儿素体脾胃虚弱，故因病致虚，脾胃纳运功能失常，损脾滞湿，湿热蕴积，壅于络脉，气血瘀滞，是以痿弱不用。故先有温热犯肺的早期症状，后有肢体痿软的后续症状。治宜清热祛湿，解肌益胃，三妙丸合柴葛解肌汤加减即为此证而设。方中三妙丸专治湿热下注所致双足痿软无力。其中苍术燥湿健脾，直达中焦，为燥湿强脾之主药，但既传下焦，又非治中可愈，故以黄柏苦寒下降之品，入肝肾直清下焦之湿热，佐牛膝祛风湿引药下行。身热夜烦，为表证未解，又恐入里伤阴，故治疗痿病虽需慎用风药，但此时却需解表与清里同用，方中葛根甘辛而平，解表退热，能生发脾胃清阳之气，又能生津润燥，滋润宗筋；柴胡疏畅气

机，以助郁热外泄，少佐荆芥、紫苏叶、川芎而易柴葛解肌汤中之羌活、白芷，既发挥解表之效，又防过燥伤阴。方中黄芩、知母清胃热、益胃津，栀子、连翘清心除烦，山楂、神曲去胃中积滞，共同体现了"治痿独取阳明"之意。加用祛湿解表外洗方直达患处，是外治之法即内治之法。如此内外结合，共奏清热祛湿，解肌益胃之功，故适用于痿证初起之肺热伤津，兼湿热浸淫证。

【注意事项】服此方当中病即止；本病日久易伤肝肾之阴，故后期改用强筋骨、益精血之法。

【现代研究】内服方中苍术对胃肠运动有调节作用，能抑制"脾虚"动物小肠推进活动，降低血清铜和提高血清锌，改善"脾虚"动物代谢功能，增加体重，并通过提高血清铁，增加血红蛋白合成，提高红细胞功能。炒黄柏有解热、利尿作用。牛膝有抗炎、镇痛作用。川芎有镇静、改善心肌缺氧、降低外周血管阻力作用。紫苏叶有促进消化液分泌，促进肠蠕动作用。荆芥有解热、抗炎、镇痛作用。葛根含收缩和舒张平滑肌的成分，对平滑肌有调节作用。柴胡有解热、抗炎、增强免疫作用。黄芩有抑菌、解热、镇静、利胆作用。知母能抑菌、解热。栀子有解热、镇静、抗炎、抗菌作用。连翘有抗病原微生物、抗炎、解热、强心、保肝、镇吐、利尿等作用。山楂能助消化，其内服后能增加胃中酶类，促进消化；其中所含脂肪酶亦能促进脂肪食积的消化，还有抗菌、保肝、解痉、镇静作用，温和、缓慢而持久的利尿作用，并有显著增强体液免疫及细胞免疫功能的作用。神曲能促消化、增食欲。

外用洗方中麻黄有解热、抑菌作用，其挥发油及煎剂有抗病毒作用。桂枝有镇静、镇痛、解热降温、抗惊厥、抗菌、抗流感病毒、利尿、抗炎作用。细辛有抑菌、解热、抗惊厥作用。紫苏叶能促进消化液分泌，促进肠蠕动，其为顺气良药，能使郁滞上下宣行，能通血脉，可用于通十二经之关窍。荆芥有解热、抗炎、镇痛作用。艾叶的水煎剂，对金黄色葡萄球菌、溶血性链球菌、肺炎链球菌、白喉棒状杆菌、宋氏痢疾杆菌、伤寒

及副伤寒沙门菌、霍乱弧菌等均有不同程度的抑制作用，对致病性皮肤真菌均有不同程度的抗菌作用，此外，还有抑制血小板聚集、止血、抗过敏、降温、抗炎等作用。石菖蒲有镇静、抗惊厥、扩张冠状血管、促进消化液的分泌及制止胃肠异常发酵，并有缓解肠管平滑肌痉挛的作用及抗真菌作用。川芎有镇静、改善心肌缺氧、降低外周血管阻力作用；紫苏木有抗菌、利尿作用。红花具有抑制血小板凝聚，增加纤维蛋白溶解酶活性，抑制体外血栓形成等作用，红花50％甲醇及水提取物能抑制角叉菜胶所引起的足肿胀，提示其有抗炎作用。赤芍有抗炎、抑菌，增强免疫力作用。

【用方经验】王静安认为本病初起重在祛邪，采取清热、解毒、利湿、通下等法。后期以扶正为主。即清温解毒是治致病之原，补气填精是治致病之体，独取阳明是治致病之本。曾治疗一2岁女患，因发热1周，并行走困难5日而来诊。患儿1周前无明显诱因出现发热（最高39.4 ℃），在省级某医院输液后热稍退，体温38 ℃～39 ℃。5日前患儿行走时诉腿软无力，逐渐行走困难，终致不能行走。现症见：患儿不愿行走，强迫时则蹲地不行，扶行则迈步困难，独自不能站立。否认患病期间有下肢疼痛史。夜晚烦躁易惊醒，入夜汗多，手足散在红疹并瘙痒，纳差，大便前干后稀，唇红，舌红苔白微腻，指纹青。体温38.2 ℃，下肢痛、温觉正常，肌力Ⅱ级。诊断为痿证（肺热伤津，兼湿热浸淫），用上述内服外洗方治疗2日，患儿可站立，能下地缓行数米，皮肤散在红疹减少，纳食增进，睡眠好转，舌红、苔白腻，脉沉，体温36.7 ℃。前方去荆芥、连翘、黄芩、山楂、神曲，加黄连3 g、姜黄15 g、豆蔻15 g、木通9 g、车前草30 g，水煎服。1周后患儿行走无异常，仅跑动时较同龄儿童缓慢。纳可，眠可。舌红苔黄厚腻，脉沉，双下肢肌力正常。方用紫苏叶10 g，广藿香10 g，黄连3 g，栀子1.5 g，姜黄15 g，郁金10 g，木通9 g，车前草30 g，豆蔻10 g。2日1剂。服药2剂，黄腻苔减退，守方去葛根、栀子，加老鹿角10 g以强筋骨，益精血。同时外用荆芥花、薄荷、白芷、细辛各10 g，1剂，打碎、布包外用鼻闻以防感冒。2周后随访前症已愈，活动正常。

下篇 儿科疾病篇

第五章 新生儿疾病

第一节　新生儿黄疸

新生儿黄疸是一种由于新生儿胆红素代谢异常引起血液及组织中胆红素水平升高而出现皮肤、黏膜及巩膜发黄为主要表现的新生儿常见病症。通常出现黄疸而无其他症状，1～2周内消退。生理性黄疸的血清胆红素足月儿不超过204 μmol/L（12 mg/dl），早产儿不超过255 μmol/L（15 mg/dl）。但个别早产儿血清胆红素不到204 μmol/L（12 mg/dl）也可发生胆红素脑病，导致神经损害和功能残疾，故对生理性黄疸也应警惕。20世纪70年代以感染因素为主，近年以围生期因素为主，感染因素已下降至第五位。目前母乳性黄疸已成为高胆红素血症的重要原因。母乳性黄疸多不用处理即可消退，当伴随并发症或出现重症时才可能危及生命。该病属于中医胎黄或胎疸等病症范畴。中医认为其发病主要由母体湿热、胎毒熏蒸胎体、感受湿热疫毒等外邪或元气不足，肝气郁结，不能疏泄胎毒湿热之邪，湿热胎毒郁结血分，肝胆疏泄失常，胆汁输送排泄受阻，胆液不循常道，泛溢于外所致。其病位在肝、胆，与脾、肾有关；其病性以实为主。

袁述章经验方

【组成】茵陈10 g，瓦松10 g，紫草5 g，青皮6 g，茜草6 g，穿肠草20 g。每日1剂，水煎服。另配青矾散（青黛、明矾），随汤冲服。

【功效】清化湿热，利胆退黄。

【主治】湿热蕴郁，发为胎黄，症见面目及全身肤色变黄，恶心、呕吐乳汁，烦躁，腹胀满，夜卧不安，小便短少，色深黄，大便溏，色白，舌苔白黄，脉略数。

【加减】常随症选用白鲜皮、茯苓皮、冬瓜皮、桑白皮、陈皮、马鞭草等药，或中配琥珀面，猪膏发煎，随服。若腹胀重者，加虻虫、水蛭、丹参、红花；若便秘者，加火麻仁、郁李仁或酒大黄等。

【方解】本方所治之证乃因湿热蕴郁，发为胎黄（新生儿生理性黄疸）之症。湿热蕴郁于里，熏蒸郁遏，浸淫肌肉，溢于皮肤，致周身俱黄；湿邪内阻，脾阳不振，胆液为湿所阻，淤积胆管，致胆道阻塞，脾胃运化失司，升降失常，故出现恶心、呕吐乳汁，烦躁，腹胀满，夜卧不安，小便短少，色深黄，大便溏，色白等症。治宜清化湿热，利胆退黄。方中茵陈味苦性寒，入脾、胃、肝、胆经，其苦能燥湿，寒能清热，并善渗泄而利小便，有清热利湿，利胆退黄的功效，为方中主药；瓦松、穿肠草、紫草凉血、利水，清湿热，青皮理气开郁，茜草性寒，味苦，归肝经；具有凉血止血，祛瘀通经之功。诸药除有凉血利湿清热、理气开郁祛瘀而退黄之效外，尚能辅助茵陈，增强其清热利湿之效。明矾具有燥湿堕浊、收敛解毒作用，用治胆道阻塞、淤结内停之症，故配合青矾散、猪膏发煎治疗胆道淤阻，以收消瘀除浊、润燥退黄之功效。

【注意事项】脾胃虚寒者慎用。

【现代研究】茵陈多肽对小鼠具有显著的肝保护作用，并可以显著增强小鼠巨噬细胞的吞噬能力。瓦松具有抗癌、抗炎、抗菌、强心、抗病毒和免疫调节等作用，可用于吐血、鼻衄、血痢、疟疾、痔疮、湿疹、痈毒、疔疮等症。新疆紫草羟基萘醌化合物对LPS诱导的小鼠腹腔巨噬细胞RAW264.7释放TNF−α和IL−1β具有抑制作用，其根部含有多种萘醌类化合物，具有显著的抗菌、抗炎、抗生育、抗癌以及促进伤口愈合等生理活性。青皮挥发油的主要成分为萜类，具有一定的抗菌活性。穿肠草种子含律草酮和蛇麻酮，该物质能抗菌消炎，抑制病毒。茜草有止血、抗病原微生物、抗炎作用；青黛有抗病原微生物、抗肿瘤作用，能提高动物单核巨噬细胞系统的吞噬功能及减轻四氯化碳

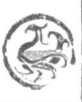
中毒后小鼠肝脏损伤的作用；明矾对多种革兰氏阴性、阳性球菌和杆菌都有抑制作用；对常见化脓菌有较强抑菌作用，且明矾胶囊或糖浆口服治疗黄疸性肝炎，疗效满意。

【用方经验】新生儿黄疸，若黄疸能自行消退，为生理性黄疸，多不必处理。若2～3周仍不能消退，甚至继续加深，或黄疸退而复现，可考虑病理性黄疸可能，导致病理性黄疸的原因很多，若对症施治，黄疸多能消退，但若因胎儿先天缺陷、胆道不通或有阻塞而致胆液外溢肌肤者，治疗较为棘手，袁述章积多年的临床经验，用该方治疗本病湿热蕴郁证，辨证准确，选药精当，每收显效。

加味茵陈地黄汤（蒲辅周经验方）

【组成】茵陈 3 g，生地黄 6 g，赤芍 1.5 g，当归 1.5 g，川芎 1.5 g，茯苓 3 g，泽泻 1.5 g，猪苓 1.5 g，木通 1.5 g，天花粉 3 g，生甘草 1.5 g，犀角屑 1.5 g。

【功效】清热利湿，凉血解毒。

【主治】重症胎黄伴肺炎喘嗽，症见遍身面目俱黄，高热不降，气促而微，抽搐，口唇发干，口内生疮，舌红苔黄腻。

【方解】病儿系在胎中所受湿热积蓄，后感微风所引动，热不得越，风热湿搏结，初生之儿，乳食未进，正气难支，急宜祛邪安正，清热利湿，凉血解毒，采用茵陈地黄汤加味，《幼科证治准绳》提到"…母子宜服地黄汤（生地黄、赤芍、当归、川芎、天花粉）"，又云"诸疸皆热，色深黄者是也，犀角散（犀角、生地黄、茵陈、天花粉、升麻、龙胆、寒水石）主之"。方中茵陈苦能燥湿，寒能清热，并善渗泄而利小便，有清热利湿、利胆退黄的功效，为君药；生地黄清热凉血、养阴生津，赤芍清热、凉血、止血、活血止痛，茯苓淡渗健脾以利湿，川芎辛温香窜，可活血行气，祛风止痛，木通味苦，性寒，具有清热利尿，活血通脉，抗菌消炎之功效，5者共为方中臣药。甘草调和诸药，驱邪热，健脾胃，为方中佐使药。诸药相合，共奏清热利湿，凉血解毒之功，适用于重症胎黄伴肺炎喘嗽者。

【注意事项】可用 500 ml 水煎至 100 ml，频频鼻饲，待病势见衰，正气渐复，邪去大半之候，宜停药观察，慎加养护。

【现代研究】茵陈有效成分对四氯化碳损伤的原代培养大鼠肝细胞的活力有明显提高。生地黄能明显降低慢性肝炎患者血浆 ET 及 D－La 水平，可修复由于慢性肝炎造成的肠黏膜屏障完整性的破坏，降低肠黏膜通透性，临床应用可起到保护肠黏膜屏障，降低肠道通透性，促进肠道功能恢复的作用。天花粉的主要成分为蛋白质、淀粉、植物凝血素、糖、皂苷等，具有抗肿瘤、抗炎、抗病毒等药理作用。因犀牛角稀缺，现多用水牛角代替犀牛角，有研究表明犀角水煎液与水牛角浓缩粉水煎液均能明显降低大肠埃希菌内毒素所致小鼠死亡率，缩短 DIC 模型大鼠血中的白陶土部分凝血活酶时间、凝血酶原时间、凝血酶时间和升高血小板数，能协同戊巴比妥钠延长小鼠睡眠时间。川芎嗪是中药川芎的有效成分之一，具有扩张血管、抗血小板凝聚、抗血栓形成、减轻血管痉挛和改善微循环等作用。泽泻的多种活性成分具有增强网状内皮系统活性和抗补体活性，抑制脂多糖激活的巨噬细胞产生 NO 和抗过敏等免疫调节作用。日本学者从猪苓中提得成分麦角甾－4，6，8（14），22－四烯－3－酮，并证实其具有利尿作用，其机制为通过拮抗醛甾酮使 Na^+/K^+ 离子平衡发生改变而产生利尿作用。甘草具有皮质激素样抗炎作用，其水煎剂能抑制被动皮肤过敏反应，降低小鼠血清 IgE 抗体水平。

【用方经验】蒲辅周认为小儿初生遍身面目俱黄，论其病因与母有关，认为其母感受湿邪，热伏于胞胎，或脏腑有热，则胎受其熏蒸，此病之本一在于胎中受湿，内蕴化热，肺之病变，一由受风，一由水入气管所致，拟除湿、清热、解毒、凉血之茵陈、地黄加犀角，使湿化热越，毒火消散，肺气得和，婴儿得到迅速恢复。在必要时也需借助西医的治疗抢救措施，相互协同，方可救治成功。

黄疸 1 方（金厚如经验方）

【组成】麻黄 0.9 g，连翘 6 g，赤小豆

9 g，茵陈 9 g，焦栀子 6 g，黄柏 3 g，泽泻 6 g。

【功效】清热利湿，疏表退黄。

【主治】新生儿黄疸之湿热郁结证。症见身目发黄，色鲜明，发病迅速，舌苔黄腻，脉数等。

【加减】湿热甚，加滑石或龙胆；食欲不振者，加莱菔子、麦芽、建曲、焦山楂。

【方解】湿热之邪蕴阻脾胃，肝胆疏泄失常，胆汁外溢，故身目皆黄；热为阳邪，故黄疸色泽鲜明，发病迅速；舌苔黄腻、脉数均为湿热之象。故其治急宜清热利湿退黄。方中茵陈清热利湿退黄，为治黄疸之主药；麻黄、连翘宣肺清热，与茵陈相合，可使湿热之邪自肌表疏散而退黄；栀子清热降火，通利三焦，黄柏清利下焦湿热，赤小豆、泽泻利尿，四药与茵陈相合，清热利湿，引湿热自小便出而退黄。诸药相合，共奏清热利湿，疏表退黄之效。

【注意事项】忌用于阴黄之证而见身目黄染、颜色晦暗者。

【现代研究】茵陈有保肝、利胆作用，能增加胆汁分泌、降低血清谷丙转氨酶、显著增强小鼠巨噬细胞的吞噬能力、解热、镇痛、消炎、提高机体的免疫机能等作用。栀子有利胆、使胆汁分泌量增加、降低血清胆红素含量、减轻四氯化碳引起的肝损害、消退胆道炎症引起的黄疸、促进胰腺分泌、降温、抗病原微生物、泻下作用。黄柏具有抗菌、显著抑制应激性溃疡、促进胰腺分泌、促进胆汁分泌和排泄的作用，并有降低血中胆红素及解热的功能。麻黄所含麻黄碱对处在高温环境中的人有明显发汗作用，伪麻黄碱有显著的利尿作用。连翘有保肝、明显减轻肝脏变性和坏死、降低血清谷丙转氨酶及利尿、抑菌、抗炎作用。赤小豆有抗炎、利尿作用。泽泻有抗脂肪肝、保肝、抗炎作用，显著的利尿、抗血小板聚集、抗血栓形成及促进纤溶酶活性等作用。

【用方经验】金厚如在此方中用麻黄，不是取其发汗解表作用，而是取其发散肺经风寒火郁作用。指出麻黄汤发汗解表，方中不仅有桂枝温通之助，且尚须覆盖取汗。据金氏临床经验，单用麻黄绝无汗出溱溱之象，如不超量使用，亦绝无过汗亡阳之弊。故麻黄虽为辛温发汗之品，实为发散肺经风寒火郁之主药。在本方中即是取"火郁发之"之义，令湿热之邪从肌表发散以助退黄。

裴氏阳黄汤（裴学义经验方）

【组成】生麦芽 9 g，茵陈 12 g，龙胆 3 g，炒栀子 4 g，穿肠草 6 g，金钱草 9 g，黄柏 4 g，青黛、血竭各 0.3 g（分 3 次冲服）。

【功效】化瘀通络，疏肝利胆，利湿退黄。

【主治】乳儿胆汁黏稠综合征、先天性胆道闭锁等所致难治型乳儿黄疸之阳黄证。症见颜色鲜明，黄如橘色，精神食欲尚好，小便深黄，尿时痛感，甚则啼哭，大便白黄相兼，体质尚佳，舌质红，舌苔黄腻，指纹青。

【加减】腹胀满者，加木香 3 g、大腹皮 4 g；腹壁静脉曲张者，加丹参 9 g、红花 4 g；吐不止者，加黄连 3 g、紫苏叶 1 g；小便时痛者，加萹蓄 6 g、瞿麦 6 g、木通 3 g；胆道闭锁者，加泽兰 9 g、明矾 0.3 g、琥珀 0.3 g；若黄染消退，病情向愈，惟谷丙转氨酶偏高者，加马齿苋 9 g、败酱草 9 g、绿茶 3 g、生铁落 90 g。

【方解】难治型乳儿黄疸属胎疸重症。裴学义认为本症属于中医的"胎胆"范畴，病因多属于肝胆湿热，蕴郁于里，上不得越，下不得泄，熏蒸郁遏，致周身俱黄；或由于湿邪内阻，脾阳不振，胆液为湿所阻，浸淫肌肉，溢于皮肤发黄。临床上多数不是先天性胆道闭锁，而是由于胆汁黏液淤积胆管造成的一时性胆道阻塞，或是由于病毒感染等原因造成，争取早期治疗对预后影响很大。因其病因多为"湿热"，病机关键在瘀滞，故治当化瘀通络，利湿退黄。又因小儿脾常不足，又当于清热利湿退黄之中，时时顾护后天脾胃之气，慎用苦寒以防克伐正气。方中茵陈清湿热、利胆退黄，为治疸要药，生麦芽散血和中健胃，二者共为方中主药；再以龙胆、炒栀子疏肝利胆，清热退黄；金钱草、穿肠草、通草、黄柏清热利湿；青黛、血竭

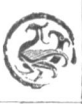
儿科国医圣手时方

祛瘀通络。全方配伍共成一剂化瘀通络、疏肝利胆、利湿退黄的治黄奇方，适用于胆汁黏稠综合征、胆道阻塞等所致难治型乳儿黄疸之阳黄证。

【注意事项】忌用于阴黄之证而见身目黄染、颜色晦暗者；煎服法：水煎 15 分钟，取汁 90 ml，另加青黛、血竭各 0.3 g，研面兑入上汁服用。

【现代研究】茵陈具有显著的肝保护作用，并可以显著增强小鼠巨噬细胞的吞噬能力，有明显的利胆作用，能增加胆汁分泌，使血清谷丙转氨酶下降，并有解热、镇痛、消炎、提高机体的免疫机能等作用。生麦芽所含消化酶及维生素 B 有助消化作用，麦芽煎剂有轻度促进胃酸（总酸与游离酸）和胃蛋白酶的分泌的作用。栀子具有利胆、使胆汁分泌量增加、降低血清胆红素含量、减轻四氯化碳引起的肝损害、消退胆道炎症引起的黄疸、促进胰腺分泌、降温、抗病原微生物、泻下作用。金钱草具有明显的利尿作用，对肝胆疾患有良好作用。青黛具有抗病原微生物、抗肿瘤作用及提高单核巨噬细胞系统的吞噬功能及减轻四氯化碳中毒后小鼠肝脏损伤的作用。血竭具有抗菌、抗炎作用、抑制血小板的聚集、降低全血及血浆黏度、显

著抗血栓作用。龙胆有健胃、利胆、显著增加胆汁流量、保护肝细胞作用。黄柏具有抗菌、显著抑制乙醇性、阿司匹林、约束水浸应激溃疡作用，并具有促进胰腺分泌、促进胆汁分泌和排泄的作用，并有降低血中胆红素及解热的作用。

【用方经验】一是茵陈用量宜大、宜后下：茵陈清湿热、利胆退黄，为治疸要药，用量宜大，裴学义多用 12～16 g，因本品含挥发油故宜后下。二是用小量青黛、血竭，化瘀通络而不伤正：裴学义认为本病病因多为"湿热"，但病机关键在瘀滞，治疗重点除清利湿热外，化瘀通络亦属关键所在，故用青黛、血竭以化瘀通络，之所以每味只用0.3 g，即旨在化瘀通络而不伤正。三是注重顾护脾胃：裴学义认为本病病位虽在肝胆，但与五脏有关，其中尤与脾胃有关。脾胃为后天之本，而本病患儿均为小婴儿，其脾胃功能薄弱，因而选药当格外注重顾护脾胃，故选生麦芽既能散血又能和中，且能防苦寒、破血之品伐脾伤胃。全方配伍共成一剂化瘀通络、疏肝利胆、利湿退黄的治黄奇方，临床用于胆汁黏稠综合征、先天性胆道闭锁等所致难治型乳儿黄疸颇有效验。

第二节　新生儿败血症

新生儿败血症是一种因各种致病菌侵入新生儿血循环并在血中生长繁殖、产生毒素，使新生儿出现黄疸迅速加重或退而复现，肝脾肿大，抽搐昏迷等严重感染中毒症状为主要表现的全身感染性危急重症。新生儿败血症早期症状不典型。若反应低下、嗜睡、神萎、发热、少哭、少动、少吃，或体重不增、面色发灰、腹胀腹泻者，足月儿体温正常或升高，早产儿体温不升者，应疑为败血症；以下特殊表现常提示败血症的可能。①黄疸：在生理性黄疸期间黄疸加重或消失后复现，常伴有肝大，严重者有胆红素脑病表现；②皮肤表现：有时可见蜂窝织炎、脓肿、瘀

点、红斑等，紫罗兰色皮损且中心坏死者常为铜绿假单胞菌感染，严重时有出血倾向，如抽血后针孔渗血、呕血、便血及肺出血等；③休克表现：重症患儿有心动过速、心律失常和外周循环灌注不良，脉细速，皮肤呈大理石花纹状，尿少或尿闭，低血压，如出现硬皮症为不良预兆；④其他：胃肠道功能紊乱，有厌食、呕吐、腹泻、腹胀，重症可出现中毒性肠麻痹，呼吸窘迫表现为气急、青紫、呼吸不规则或暂停；⑤易合并脑膜炎、脊髓炎、化脓性关节炎和深部脓肿等。该病属于中医胎毒、胎热、毒邪内陷、胎毒走黄或疸毒内陷等范畴。乃由新生儿正虚不能御

邪，在孕期、产时或产后感受胎热、秽毒之邪，通过婴儿的口鼻、肌肤、脐等途径侵入营血所致。其病位在心、肝，与脾、肾有关；其病性有虚实两端。

消黄汤（何世英经验方）

【组成】茵陈 15 g，川黄柏 6 g，栀子6 g，条黄芩 6 g，川黄连 3 g，生川大黄 1 g。

【功效】清热利湿，解毒消黄。

【主治】新生儿败血症、新生儿黄疸所致之阳黄证，症见面目周身黄染、色鲜明者。

【方解】本方剂系由茵陈蒿汤、黄连解毒汤合方而成，茵陈蒿汤清热利湿退黄，黄连解毒汤清热解毒。诸药相合，共奏清热利湿、解毒消黄之效。故可用于先天母体素蕴湿热遗于胎儿，或后天感受湿热病毒所致黄疸病之阳黄证。

【注意事项】本方药物水煎浓缩至 20 ml，频服。

【现代研究】茵陈有利胆、护肝、解热、镇痛、消炎、抑菌作用；黄柏有较强的抑菌消炎作用；栀子能降低血清胆红素含量，亦能减轻四氯化碳引起的肝损害，还具有抑菌作用；黄芩有保肝、利胆、解痉、抗变态反应和抗炎、抑菌、解热作用；黄连具有抑制微生物、抗炎、调节胃肠道功能作用；大黄有抗炎利胆、解痉、解热降温、抗炎作用。

【用方经验】本方适用于新生儿败血症、新生儿黄疸之阳黄证。阴黄证及脾胃虚寒，胃纳不佳，肠滑易泻者忌用。该方苦寒，临床应用时当中病即止，注意避免损伤正气。

第三节　新生儿肺炎

肺炎是由不同病原体或其他因素所致的肺部炎症，以发热、咳嗽、气促、呼吸困难以及肺部固定湿啰音为共同的临床表现。新生儿肺炎以弥漫性肺部病变及不典型的临床表现为其特点，需及早诊断和正确处理。临床症状常不典型，胎龄愈小症状愈不典型，体温正常者约占一半以上，其余则体温不稳，严重的病儿或早产儿体温常不高。症状多为非特征性表现，如拒食、嗜睡或激惹、面色差、体重不增，多无咳嗽，不久渐出现气促、鼻翼煽动、呻吟、吸气时软组织凹陷，心率增快。早产儿易发生呼吸暂停，肺部体征有呼吸音增强或减低，伴干性或湿性啰音。中医称为"肺炎喘嗽"，小儿肺炎是威胁我国儿童的严重疾病，其发病率及死亡率均居于首位，我国将肺炎列为儿科重点防治的四病之一。

银黛合剂（王鹏飞经验方）

【组成】青黛 3 g，银杏叶 12 g，木瓜10 g，草豆蔻 10 g，乌梅 10 g，地骨皮 10 g，紫苏子 10 g，天竺黄 8 g，寒水石 5 g。

【功效】护肺降逆，清化痰热。

【主治】早期或中期肺炎实热型。症见咳嗽、痰阻、气喘，或能咯出（或呕出）黏性的白色或黄色痰涎，量不多，神萎，舌质红，苔薄少，或少许黄苔。上颚红，脉浮数，或指纹淡紫而浮，多至气关。

【加减】肺蕴痰热去地骨皮加瓜蒌；肺胃蕴热兼有肝热加钩藤、竹沥汁；营养不良及肺炎恢复期去地骨皮、紫苏子、寒水石，加百合、木瓜、草豆蔻、乌梅；高热不退者，加寒砂散、竹沥汁、明矾面。喘重者加莱菔子、瓜蒌、紫苏子；恶心、呕吐者，加广藿香、丁香、厚朴；食欲差者加草豆蔻、建曲、砂仁；腹泻者去紫苏子，加赤石脂、木瓜；口炎者加紫草、乳香、金果榄。加减：痰重加瓜蒌壳、炒莱菔子，发热重加紫草，喘重加麻黄。

【方解】小儿"脾常不足"，常因各种因素致使肺失肃降，以致气逆作喘。治则以清热化痰、宣肺止咳、肃肺降逆为常法。痰热去则气道通，肺气得宣喘咳能平。银黛

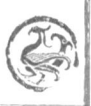
儿科国医圣手时方

合剂中，青黛清肺热；地骨皮泻肺中伏火，退内外邪热；寒水石清脏腑内外之热，引热下行；紫苏子、莱菔子降逆化痰平喘。因肺为娇脏，用紫苏子、莱菔子泻肺气太甚，故用银杏护肺敛肺，一降一敛，降气而不伤肺，共奏护肺降逆、清化痰热之效。化痰与护肺是难点。宣散多伤津，护肺常助痰。王氏用药，化痰护肺并举，用天竺黄清热化痰，紫苏子、莱菔降气平喘，祛痰止咳；又用银杏、木瓜、百合、乌梅固敛肺气，化痰止咳，养阴平喘。银杏平喘、乌梅敛肺止咳、木瓜敛肺化痰，此3味与上述宣肺化痰药形成开合之势，正合肺的生理。

【注意事项】新生儿根据病情酌减用量。

【现代研究】本方中银杏叶水煎液对金黄色葡萄球菌、志贺菌属及铜绿假单胞菌均有抑制作用，其所含黄酮甙类对气管平滑肌有直接松弛作用，且能解除磷酸组织胺和乙酰胆碱对豚鼠离体气管的致痉作用，制止豚鼠组织胺性哮喘作用，银杏叶提取物对EB病毒有抑制作用，青黛具有抗真菌的作用，可提高机体免疫功能，发挥抗癌功能。木瓜主要化学成分为黄酮类、有机酸类、三萜类、皂苷类、糖类、鞣质等，具有抗肿瘤、保肝、抗炎镇痛、祛风湿和抗菌等药理作用。乌梅主要功能为抑菌、镇咳、安蛔、抗肿瘤、抗过敏、抗氧化和抗生育等。地骨皮主要含生物碱类、有机酸类、蒽醌类、环肽类等成分，具有降血压、调血脂、降血糖、解热、镇痛、抗菌、抗病毒等活性。紫苏子有解热、抗菌、升血糖作用，并具有很强的自由基清除能力。研究表明银黛合剂具有广谱体外抗菌作用及祛痰作用。

【用方经验】王鹏飞根据肺主气、司呼吸，升清降浊，小儿脏腑娇嫩，肺脏尤甚，各种因素可导致肺失肃降，以致气逆作喘的生理病理特点，对于治疗肺炎，他主张不宜过用宣散、解表、发汗之药，以防过汗耗营，伤及正气，根据小儿临床表现，分为实热型和虚热型两种。实热型常用银黛一号方：青黛、银杏叶、紫苏子、地骨皮、寒水石、天竺黄。伴有肺胃蕴热，饮食积聚者，治则清肺化痰，护肺固肺，药用青黛、银杏叶、寒水石、地骨皮，伴湿痰郁结、胀满壅实者：药用青黛、银杏叶、寒水石、紫苏子、瓜蒌。肺胃蕴热兼有肝热，临床常见重症肺炎合并脑炎患儿者，药用青黛、银杏叶、钩藤、紫苏子、天竺黄、寒水石、明矾、竹沥。虚热型常用银黛2号方：青黛、银杏叶、百合、草豆蔻、乌梅、木瓜。1958年冬至1960年春用银黛汤治疗肺炎患儿163例，治愈率98%，1961年至1978年分阶段用银黛合剂治疗肺炎共413例，治愈率均在95%以上。

肺炎1号（何世英经验方）

【组成】白人参3 g，麦冬6 g，五味子6 g，麻黄0.75 g，苦杏仁3 g，桔梗4.5 g，天花粉4.5 g，广陈皮4.5 g，贝母1 g，甘草3 g。

【功效】宣肺平喘，扶正驱邪。

【主治】新生儿肺炎，症见憋气、喘息、发绀，肺部啰音较多者。

【方解】肺炎1号系由生脉散、三拗汤加味组成。生脉散（白人参、麦冬、五味子）补肺扶正，三拗汤（麻黄、杏仁、甘草）加桔梗、天花粉、广陈皮、贝母宣肺平喘，止咳化痰，诸药相合，共奏宣肺平喘，扶正驱邪之效。故可用于新生儿肺炎正虚邪盛者。

【注意事项】方中麻黄宜炙用。本方药物水煎浓缩至20 ml，频服或鼻饲。

【现代研究】人参具有提高耐氧能力、提高免疫力、调节内分泌、保护内脏作用；麦冬有抗菌、强心、调节免疫、抗休克作用；五味子有提高机体适应能力、抗氧化、调节代谢作用；麻黄有松弛呼吸道平滑肌、镇痛、抑菌作用；苦杏仁有杀菌、镇咳平喘作用；桔梗有祛痰、镇咳、抗炎作用；天花粉有调节免疫力、抗菌作用；陈皮有抗菌、消炎作用；贝母有镇咳、祛痰、抑菌、提高耐氧能力作用；甘草具有调节消化系统功能、消炎、解毒作用。

【用方经验】此方适用于新生儿肺炎正虚邪盛者，能扶正驱邪，标本兼顾。而对体质虚弱的新生儿肺炎，见有呼吸微弱、憋气发绀、肺淤血，以致有可能影响呼吸，发生循环衰竭者，则不适宜。

肺炎 2 号（何世英经验方）

【组成】麻黄 1.5 g，苦杏仁 4.5 g，葶苈子 3 g，紫丹参 6 g，红花 6 g，桃仁 4.5 g，白人参 3 g，麦冬 6 g，五味子 3 g，生黄芪 9 g。

【功效】宣肺平喘，益气活血化瘀。

【主治】新生儿肺炎，体质虚弱，肺部啰音少或无者。

【方解】本方与肺炎 1 号组成大致相同，但增加黄芪以助生脉散扶正；去桔梗、贝母、陈皮、天花粉等，代之以清肺定喘的葶苈子，利气活血的桃仁、红花、丹参，并加重麻黄、苦杏仁之剂量。本方功能宣肺平喘、益气活血化瘀，对体质低下的新生儿肺炎，见有呼吸微弱、憋气发绀、肺淤血，以致有可能影响呼吸，发生循环衰竭者，较为适宜。

【注意事项】方中麻黄宜炙用，葶苈子宜布包煎。本方药物水煎浓缩至 20 ml，每次 5 ml，每日 4 次。

【现代研究】麻黄有松弛呼吸道平滑肌、镇痛、抑菌作用；苦杏仁有杀菌、镇咳平喘作用；葶苈子有强心作用；丹参有改善微循环作用；红花有抗炎、抗菌、镇静、镇痛和抗惊厥作用；桃仁抗炎、抗过敏、镇咳、调节循环系统；人参具有提高耐氧能力、提高免疫力、调节内分泌、保护内脏作用；麦冬有抗菌、强心、调节免疫、抗休克作用；五味子有提高机体适应能力、抗氧化、调节代谢作用；黄芪有抗疲劳、调节免疫力、抗病原微生物作用。

【用方经验】本方扶正作用较强，新生儿肺炎，体质虚弱，肺部啰音少或无者用之适宜。而对新生儿肺炎正虚邪盛，症见憋气、喘息、发绀，肺部啰音较多者，则不宜用。

第四节 新生儿硬肿症

新生儿硬肿症亦称新生儿寒冷损伤综合征（简称新生儿冷伤），是一种因寒冷和/或严重感染、缺氧等多种疾病导致新生儿体温过低、皮脂发生硬化，出现低体温（肛温＜35 ℃）和皮肤硬肿，轻症可无低体温，重症可出现休克、DIC、肾功能衰竭和肺出血等多器官功能损害甚至死亡。本病多发生于寒冷地区和寒冬季节，特别易见于早产儿、低体重儿和发生窒息、严重感染等的患儿。本病属于中医胎寒、五硬范畴，内由先天禀赋不足，元阳不振，外因护理不当，感受寒冷，或患其他疾病，导致阳气虚衰、寒凝血滞所引起；少数患儿因感受温热之邪，毒热蕴结，耗气伤津，阴液不足，血脉不充，血受煎熬，气血运行涩滞不畅，亦可致肌肤硬肿。其病位在肺、脾、肾，其病性以虚为主，亦有虚实夹杂者。

硬肿汤（何世英经验方）

【组成】生黄芪 9 g，茯苓 9 g，猪苓 9 g，白术 6 g，泽泻 6 g，麦冬 6 g，白人参 2 g，五味子 0.6 g，甘草 3 g。

【功效】补气行水。

【主治】新生儿硬肿症。症见反应低下，吮乳差或拒乳，哭声低弱或不哭，活动减少，低体温（31 ℃～35 ℃），四肢凉，下肢皮肤硬肿、青紫，舌淡暗。

【加减】有黄疸、败血症者，加消黄汤（茵陈、黄柏、黄芩、栀子、黄连、大黄）。

【方解】本方所治之证乃因先天不足，脾运失常，肺失肃降，水湿浸渍肌肤所致轻至中度硬肿。方中麦冬、五味子、白人参为生脉散，可扶助先天不足之正气，合茯苓、猪苓、白术、泽泻组成的四苓散补后天未足之脾气，以收淡渗利湿、培土制水之效。加黄

芪补脾益气，固表强肌，甘草调和诸药并缓和生脉、黄芪之峻补、四苓之渗利，因新生儿元气虽不足，但过于峻补，也有碍于脾胃生化之机。诸药相合，共奏淡渗利湿、培土制水、固表强肌之效。

【注意事项】诸药水煎频服，或分 3 次服。

【现代研究】生黄芪具有强心、降压、利尿作用；茯苓有镇静、强心、利尿作用；猪苓具有提高免疫力、利尿、保肝作用；白术有保护消化系统、利尿、提高免疫力作用；泽泻有利尿、调节免疫力、护肝作用；麦冬强心，有调节免疫力、增强缺氧能力、抗休克作用；白人参具有强心、提高机体适应性、提高人体对缺氧耐受力、抗休克、护肝、提高人体代谢能力的作用；五味子能护心、降低血压、护肝、提高机体适应性、提高代谢能力，有抗氧化作用；甘草具有类肾上腺皮质激素样作用，并有抗炎、提高人体免疫力、护肝、解毒、镇痛作用。

【用方经验】本方对新生儿硬肿症之轻度、中度者有良好疗效。

第五节　新生儿肝炎综合征

新生儿肝炎综合征是由多种原因引起的，主要病理改变为非特异性多核巨细胞形成的一种新生儿疾病。主要表现为黄疸，出现皮肤、巩膜等黄染的现象，预后较佳。当足月儿总胆红素大于 220.5 μmol/L（12.9 mg/dl），早产儿大于 256.6 μmol/L（15 mg/dl）称为病理性黄疸。绝大部分乳儿黄疸符合西医诊断新生儿肝炎综合征。多数病例为产程中或产后感染引起。少数病例与先天性代谢缺陷有关。部分病例病因不明。现在对生后数日内发生持续性黄疸或有肝脾肿大、血清胆红素增高，尤其是直接胆红素增高、谷丙转氨酶升高者，一般称为新生儿肝炎综合征。20 世纪 70 年代以感染因素为主，近年以围生期因素为主，感染因素已下降至第 5 位。少数患儿可出现胆红素脑病，导致神经损害和功能残疾，对社会和家庭造成极大危害。

金黄利胆汤（裴学义经验方）

【组成】生麦芽 9 g，茵陈 15 g，金钱草 9 g，穿肠草 6 g，通草 3 g，黄柏 3 g。

【功效】清热利湿退黄。

【主治】婴儿肝炎综合征之阳黄证，证属湿热蕴结肝胆，症见皮肤色泽鲜明如橘子色，伴烦躁口渴，哭声有力，小尿黄，大便干，舌红苔黄，指纹青。

【加减】黄疸加重或日久不愈者，考虑湿热夹杂，内郁于血分，血瘀不行则黄疸日深，可加活血化瘀之品，如丹参、血竭、广角之类；呃逆呕吐者，加竹茹、丁香；腹胀者，加大腹皮、橘核；黄疸重者，加青黛、血竭、广角；肝脾肿硬者，加柴胡、丹参、海藻、昆布。

【方解】"阳黄之作，湿从火化。瘀热在里，胆热液泄，与胃之浊气共并，上不得越，下不得泄，熏蒸遏郁，侵于肺则身目俱黄。热流膀胱，溺色为之变赤，如橘子色"，治宜清热利湿退黄，茵陈苦寒，入脾、胃、肝、胆经，其苦能燥湿，寒能清热，并善渗泄而利小便，有清热利湿，利胆退黄的功效，是临床上常用的保肝药，为方中君药。小儿属稚阴稚阳之体，脏腑娇嫩，宜注意顾护胃气，生麦芽不但可以保护胃气，同时还能疏通肝胆，兼清利肝胆之热，为治急、慢性肝炎之良药，生用尚有破血行气之功；肝胆之病，病邪多从口入，起始于脾，成于肝，有先土壅而后木塞之由，麦芽开发胃气，宣五谷味，和胃消食，"土疏泄，苍气达"（《黄帝内经素问》），故可治之。反之，木郁土壅者，大麦发芽，得生升之气，"达肝以制化脾土"，名医张锡纯认为，生麦芽具有利胆退黄之妙用，因"麦苗之性，能疏通肝胆，兼能清肝胆之热，犹能消胆管之炎，导胆汁归小肠也。"金钱草甘淡渗利，微寒清热，入肝、胆经，能清热利湿，排石退黄，清热解毒，对于湿遏热伏，肝失疏泄，胆汁溢于肌肤而发黄者，配伍麦芽能加强清热利湿退黄之功，二者共为方中臣药。穿肠草清热解毒，有祛火败毒，催吐，除湿，退黄疸等作用；通草有清热利尿、通气下乳之功效，用于湿温尿赤、淋病涩痛、水肿尿少等症；黄柏功善清热燥湿，泻火除蒸，善通利小便而退黄，三药共为方中佐药。诸药结合，共奏清热、利湿、解毒、退黄的作用，使湿热之邪从小便而解，促进黄疸消退和其他症状的解除，恢复肝脏正常功能，从而达到治愈的目的。

【注意事项】茵陈宜后下。

【现代研究】金钱草含黄酮类、苷类、鞣质等物质，用大金钱草煎剂（1∶1）给大鼠灌服每日 5 ml，连服 6 周，有明显促进胆汁分泌和排泄的作用。穿肠草种子含律草酮和蛇麻酮，该物质能抗菌消炎，抑制病毒。通草具有明显的解热、抗炎作用，其所含通草多糖对巨噬细胞吞噬功能具有一定促进作用，

此外，除对免疫功能有一定的调节作用外，还具有一定的抗过氧化氢酶的作用。生麦芽中含有大量的酚类化合物，具有很强的抗氧化活性，麦芽提取物能保护肝脏，抗癌。黄柏具有抗菌、抗真菌、镇咳、降压、抗滴虫、抗肝炎、抗溃疡、免疫抑制以及抗氧化、抗痛风、抗癌、利尿、健胃等多种药理作用。

【用方经验】裴学义认为小儿为稚阴稚阳之体，脏腑娇嫩，不耐受大苦大寒之品，治疗中，时时注意顾护后天脾胃之气，慎用大苦大寒之品。用药不选用大黄、栀子等苦寒药物，是其独特之处。曾用清化湿热、疏肝利胆与健脾化湿、和中调胃为基本治疗方法，以金黄利胆汤为基本方进行加减，治疗婴儿肝炎综合征 150 例，治愈 109 例，好转 41 例，收到较好治疗效果。随后将其制成中成药金黄利胆冲剂，主要成分为：生麦芽、茵陈、金钱草、穿肠草、通草、黄柏、滑石，用于治疗 222 例婴儿肝炎综合征患儿，痊愈 184 例，占 82.88％，好转 31 例，无效 2 例，死亡 5 例。

第六章 传染病

第一节　流行性感冒

流行性感冒（简称流感），是由流感病毒引起的一种急性呼吸道传染病，传染性强，发病率高，容易引起暴发流行或大流行。其主要通过含有病毒的飞沫进行传播，人与人之间的接触或与被污染物品的接触也可以传播。典型的临床特点是急起高热，显著乏力，全身肌肉酸痛，而鼻塞、流涕和喷嚏等上呼吸卡他症状相对较轻。冬春季节高发，大流行时则无明显季节性。本病具有自限性，但在婴幼儿、老年人和存在心肺基础疾病的患者容易并发肺炎等严重并发症而导致死亡。中医认为流感是感染时邪疫毒，侵袭肺卫所致，故称"时行感冒"。因疫毒随风邪而传播，入侵途径为肺系卫表，其病变也常局限于肺，形成单纯型流感风寒和风热两种症候。若受邪较重，高热不退、昏迷、谵妄，小儿出现抽搐、脑膜刺激征阳性者，为中毒型流感。若肺胃同病，以恶心、呕吐为主要表现者，则为胃肠型和肺炎型流感。

流感1号（张大宁经验方）

【组成】金银花30 g，连翘30 g，生石膏30 g，板蓝根30 g，大青叶20 g，柴胡15 g，绵马贯众15 g，黄芩15 g，采用煎煮机制成药液，每袋180 ml备用。每次180 ml，每日3次。儿童根据年龄酌减用量。

【功效】疏风解表，和解少阳。

【主治】流感之风热证。症见壮热、口渴、头痛、身痛、咽痛，舌红，脉浮数或洪数。

【方解】方中金银花、连翘辛凉，能疏风解表；柴胡、黄芩和解少阳；生石膏清泄气分实热，又加入清热解毒之大青叶、板蓝根、绵马贯众等以清泄毒热。诸药相合，共奏疏风解表，和解少阳之效。

【注意事项】肝肾阴虚、风寒感冒者忌服。

【现代研究】金银花水煎剂（1∶20）对流感病毒、疱疹病毒有抑制作用，能抑制病毒的复制，延缓病毒所致细胞病变的发生，还能延缓呼吸道合胞病毒的细胞病变。鸡胚体外试验证明连翘对亚洲甲型流感病毒、鼻病毒等有抑制作用。生石膏对发热兔有明显的退热作用，但对非致热兔的正常体温无降温作用。以MTr法检测50%中药板蓝根煎剂对人巨细胞病毒（HcMV）的抗毒效应，发现板蓝根煎剂在1∶200稀释度时即有显著的抗病毒效应，是一种较为理想的抗HCMV中药。大青叶对甲型流感病毒、单纯疱疹病毒、柯萨奇病毒、巨细胞病毒、乙型脑炎病毒、腮腺炎病毒等有抑制感染并有抑制增殖作用，体外实验结果发现大青叶氯仿提取物的1%溶液稀释24倍后仍有破坏内毒素作用。柴胡治疗炎症的主要成分是柴胡皂苷，其中柴胡皂苷d的抗炎作用最强，它对多种炎症过程包括炎性渗出、毛细血管通透性升高、炎症介质释放、白细胞游走、结缔组织增生和多种变态反应炎症均有显著抑制作用。贯众具有良好的抗柯萨奇B3病毒和保护心肌细胞的作用，临床上用来治疗病毒性心肌炎。黄芩提取物能通过抑制淋巴细胞功能和炎症介质产生，发挥抗炎作用。

【用方经验】张大宁经过数十年的临床观察研究，认为流感虽为感受外邪所致，但整个病程过程中却以少阳、阳明合病为主要病机。少阳阳明合病，所属脏腑功能失调，破坏了人体相对平衡状态而发病。因此治疗过程中不仅要疏风解表，更应和解少阳，清泄阳明气分实热，因此张大宁在传统处方小柴胡汤、白虎汤等经方的基础上研制出"流感1号"。研究人员采用流感1号治疗流感960例并设对照组对比，治疗组痊愈404例，显效268例，有效211例，无效77例，总有效率91.98%，愈显率76.10%。

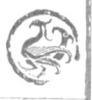

第二节 麻　疹

麻疹是由麻疹病毒感染引起的急性呼吸道传染病，其传染性很强，临床上以发热、上呼吸道炎症、结合膜炎、麻疹黏膜斑及全身斑丘疹为其临床特征。我国自 1965 年研制成麻疹疫苗后，开展了预防接种，收到明显成效，儿童麻疹发病率大幅度下降，但未能完全控制；麻疹病人的病情严重性大为降低，但急重病症仍有发生，青少年、成人麻疹则普遍增多。该病相当于中医发斑、癗疹、丹疹、赤疹等病症范畴。中医认为其发病乃因感受麻毒时邪流行传染所致。其病位在肺，涉及心、肝，病性以实证为多。

儿科国医圣手时方

解毒透疹汤（赵心波经验方）

【组成】蝉蜕 3 g，贝母 6 g，连翘 10 g，金银花 10 g，荆芥穗 3 g，天花粉 6 g，紫草 3 g，芦根 12 g，薄荷 2.4 g，麦冬 10 g，桃仁 3 g，苦杏仁 3 g。

【功效】清热解毒，宣肌透疹。

【主治】为麻疹通治方，在疹前期、出疹期、疹后期皆可使用。

【方解】方中蝉蜕、荆芥穗、芦根、薄荷宣肌透疹。金银花、连翘清热解毒。疹为阳邪，每易上蒸咽喉，故有天花粉、麦冬清肺利咽喉。本病为温邪内郁营分，故用紫草、桃仁引药入血，疏化温毒。麻疹普遍有咳嗽声重，所以有苦杏仁、贝母以利肺止咳。故本方有透疹、肃肺、清热、利咽之效。

【注意事项】若麻疹合并肺炎则不适用。

【现代研究】蝉蜕具有抗惊厥、解热镇静作用。贝母具有镇咳、祛痰和松弛气管平滑肌、抗炎和逆转细菌耐药等作用。连翘具有广谱抗病原微生物、抗炎、解热、镇吐、利尿等作用。金银花具有抗菌、抗病毒、解热、抗炎、免疫调节、抗过敏等作用。荆芥穗所含成分有抗炎、抑菌、抗病毒活性。天花粉具有终止妊娠、抗肿瘤、抗炎、抗病毒等药

理作用。紫草具有抗菌消炎、改善微循环系统功能、抗肿瘤、避孕等多种药理作用。芦根多糖具有很强的抗氧化功能，可以通过对化学毒品的拮抗起到良好的保护肝脏和增进健康的作用。薄荷油可通过兴奋中枢神经，使皮肤毛细血管扩张，促进汗腺分泌，增加散热，有发汗解热作用，并具有促透作用。麦冬有抗疲劳、抗衰老作用，麦冬多糖能拮抗乙酰胆碱和组胺混合引起的正常豚鼠和卵白蛋白引起的致敏豚鼠支气管平滑肌收缩，并具有显著拮抗小鼠耳异种被动皮肤过敏作用。苦杏仁具有镇咳、镇痛、抗凝血、抗氧化作用。桃仁具有镇咳、抗炎、抗过敏、镇痛作用。

【用方经验】一般麻疹顺症，服药二、三剂，约 3 日左右，疹毒出透；无合并症，1 周左右痊愈。

疹前期合并肺炎方（赵心波经验方）

【组成】金银花 10 g，连翘 10 g，蝉蜕 6 g，荆芥穗 3 g，黄芩 6 g，薄荷 3 g，苦杏仁 6 g，生石膏 18 g，芦根 12 g，桔梗 6 g。

【功效】辛凉透表，甘寒清里，肃肺降逆。

【主治】疹前期症见身热，喘憋，咳嗽喷嚏，重者鼻翼煽动，嗜睡，精神不振，指纹紫长或隐伏，脉象或浮或数或洪滑。

【加减】发热过高，喘憋严重，多渴唇焦、昏迷嗜睡，甚则抽搐动风者，病情危重，可加用羚羊粉 1.2 g，每次兑服 0.6 g。

【方解】方中金银花、连翘、黄芩清热解毒。蝉蜕、荆芥穗、芦根、薄荷宣肌透疹。苦杏仁、桔梗利肺止咳。重用生石膏清热泻火而不伤津。即泄阳明之热，又能保肺之化源。

【注意事项】生石膏宜先煎。

【现代研究】金银花具有抗菌、抗病毒、解热抗炎、免疫调节、抗过敏等作用。连翘

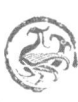

具有广谱抗病原微生物作用及抗炎、解热、镇吐、利尿等作用。蝉蜕具有抗惊厥、解热镇静作用。荆芥穗所含成分有抗炎、抑菌、抗病毒活性。黄芩中的黄酮提取液对金黄色葡萄球菌、枯草杆菌、大肠埃希杆菌、黑曲霉均有明显的抑制作用，并具有明显的抗过敏作用。薄荷油可通过兴奋中枢神经，使皮肤毛细血管扩张，促进汗腺分泌，增加散热，有发汗解热作用，并具有促透作用。苦杏仁具有镇咳、镇痛、抗凝血、抗氧化作用。芦根多糖具有很强的抗氧化功能，可以通过对化学毒品的拮抗起到良好的保护肝脏和增进健康的作用。生石膏具有解热、镇痛、解痉作用，可抑制发热时过度兴奋的体温中枢，有强而快的退热作用，亦可抑制汗腺分泌，故在退热时并无出汗现象。

【用方经验】此方可使疹前合并肺炎患儿麻疹顺利透出，神识清醒，憋喘咳嗽减轻。

出疹期合并肺炎方（赵心波经验方）

【组成】连翘 10 g，金银花 10 g，蝉蜕 3 g，贝母 10 g，生石膏 18 g，天花粉 10 g，苦杏仁 6 g，大青叶 10 g，麦冬 10 g，生甘草 3 g。

【功效】辛凉肃肺，透疹熄风，解热消炎。

【主治】疹期合并肺炎，症见咳嗽喘憋，呼吸不匀，鼻翼煽动，痰声漉漉，高烧壮热，昏迷嗜睡，经透视肺内有炎症改变者。

【加减】假使患儿疹期高烧，喘憋，引动抽风者，可于前方中加用全蝎 3 g，钩藤 6 g。另用羚羊角粉 1.2 g，分 2 次冲服。

【方解】方中金银花、连翘、大青叶清热解毒。蝉蜕宣肌透疹；苦杏仁、贝母利肺止咳。重用生石膏清热泻火而不伤津，天花粉、麦冬清肺利咽喉，即泻阳明之热，又能保肺之化源。甘草调和诸药。诸药相合，共奏清热解毒、透疹熄风、肃肺止咳之效。

【注意事项】生石膏宜先煎。

【现代研究】金银花具有抗菌抗病毒、解热抗炎、免疫调节、抗过敏等作用。连翘具有广谱抗病原微生物作用及抗炎、解热、镇吐、利尿等作用。蝉蜕具有抗惊厥、解热镇静作用。贝母具有镇咳、祛痰和松弛气管平滑肌、抗炎和逆转细菌耐药等作用。生石膏具有解热、镇痛、解痉作用，可抑制发热时过度兴奋的体温中枢，有强而快的退热作用，亦可抑制汗腺分泌，故在退热时并无出汗现象。天花粉具有终止妊娠、抗肿瘤、抗炎、抗病毒等药理作用。苦杏仁具有镇咳、镇痛、抗凝血、抗氧化作用。大青叶对甲型流感病毒、单纯疱疹病毒、柯萨奇病毒、巨细胞病毒、乙型脑炎病毒、腮腺炎病毒等有抑制感染、抑制增殖作用，并具抗内毒素活性、抗菌、增强免疫等作用。甘草具有抗炎、抗变态反应、肾上腺皮质激素作用。

【用方经验】可使疹期合并肺炎患儿疹易出透，肺部病变减轻，喘憋缓解，神识清醒，为解毒透疹消炎退烧之稳妥方剂。

周慕新经验方 1

【组成】荆芥穗 5 g，薄荷 5 g，鲜芦根 15 g，金银花 10 g，蝉蜕 6 g，大青叶 6 g，紫草 6 g，连翘 10 g；五粒回春丹 1 瓶（每服 1 粒，日服二三次）

【功效】辛凉透表，透中兼清。

【主治】麻疹前驱期，发热心烦，咳嗽流涕，眼红多泪，发热第 2 日以后，两侧颊粘膜可见白色粘膜疹，舌尖红，苔薄白。

【方解】本方系银翘散加减而成。方中以荆芥穗、薄荷、蝉蜕、芦根解表透疹，以金银花、大青叶、连翘、紫草清热解毒。回春丹具有祛寒、化痰、清热、熄风、通窍、安神之功。

【注意事项】方中薄荷宜后下。

【现代研究】荆芥穗所含成分有抗炎、抑菌、抗病毒活性。薄荷油可通过兴奋中枢神经，使皮肤毛细血管扩张，促进汗腺分泌，增加散热，有发汗解热作用，并具有促透作用。芦根多糖具有很强的抗氧化功能，可以通过对化学毒品的拮抗起到良好的保护肝脏和增进健康的作用。金银花具有抗菌、抗病毒、解热、抗炎、免疫调节、抗过敏等作用。蝉蜕具有抗惊厥、解热、镇静作用。大青叶

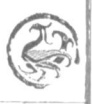

儿科国医圣手时方

对甲型流感病毒、单纯疱疹病毒、柯萨奇病毒、巨细胞病毒、乙型脑炎病毒、腮腺炎病毒等有抑制感染、抑制增殖作用，并具有抗内毒素活性、抗菌、增强免疫等作用。紫草具有抗菌消炎、改善微循环系统功能、抗肿瘤、避孕等多种药理作用。连翘具有广谱抗病原微生物作用以及抗炎、解热、镇吐、利尿等作用。

【用方经验】麻疹初起初感疫邪，疹毒尚未透发，治疗应以透中兼清，以透为主，即需避免过于升散，亦要避免凉遏。

周慕新经验方 2

【组成】金银花 10 g，连翘 10 g，鲜芦根 15 g，地黄 6 g，玄参 10 g，生石膏 12 g，牡丹皮 6 g，紫草 6 g，大青叶 6 g，天花粉 10 g。

【功效】清热解毒，清营透疹。

【主治】出疹期，症见发热三、四天出疹。出疹时高热不退，烦躁口渴，咳嗽重；疹自耳后颈部先出，3 日内遍布全身，疹红如丹，舌红或绛，苔黄。

【加减】如疹出不透，可加浮萍。疹色以红润为佳，如色暗，可加当归。毒火壅盛者，加栀子、黄芩、黄连、黄柏、知母、紫雪丹。

【方解】此方为银翘散加减。方中金银花、连翘、紫草、大青叶清热解毒，地黄、玄参、牡丹皮清营泄热；鲜芦根透疹；天花粉生津止渴，生石膏清热泻火，止渴除烦。

【注意事项】方中生石膏宜先煎。

【现代研究】金银花具有抗菌、抗病毒、解热抗炎、免疫调节、抗过敏等作用。连翘具有广谱抗病原微生物、抗炎、解热、镇吐、利尿等作用。芦根多糖具有很强的抗氧化功能，可以通过对化学毒品的拮抗起到良好的保护肝脏和增进健康的作用。地黄提取物具有降血糖、抗肿瘤、抗衰老、调节免疫功能等生理药理活性。玄参提取物具有抗菌、消炎、利尿、降血压和降血糖等作用。蝉蜕具有抗惊厥、解热镇静作用。牡丹皮的主要活性成分丹皮酚具有抗炎、抗变态反应及增强免疫的作用。紫草具有抗菌消炎、改善微循环系统功能、抗肿瘤、避孕等多种药理作用。大青叶对甲型流感病毒、单纯疱疹病毒、柯萨奇病毒、巨细胞病毒、乙型脑炎病毒、腮腺炎病毒等有抑制感染、抑制增殖作用，并具抗内毒素活性、抗菌、增强免疫等作用。天花粉具有终止妊娠、抗肿瘤、抗炎、抗病毒等药理作用。

【用方经验】皮疹出现，表示营分有热，故此期治疗应以清热解毒为主，还须清营泄热，稍加透疹。1 周内仍以银翘散加减进行治疗。

第三节　水　痘

水痘是小儿常见的一种传染性极强的出疹性急性传染病。病原体为水痘—带状疱疹病毒，即人类疱疹病毒 3 型。水痘病毒经口、鼻进入人体，首先在上呼吸道增殖，然后进入血液产生病毒血症，引起皮肤及黏膜损害而发病。以发热，皮肤分批出现瘙痒性红色斑丘疹、水疱并形成痂盖为主要表现。该病相当于中医水痘、水疱、水疮等病症范畴。中医认为其发病乃因外感时邪风毒，由口鼻而入，蕴于肺脾，内蕴湿热，发于肤表所致。其病位在肺脾，病性以实证为多。

清热解毒渗湿法（孙谨臣经验方）

【组成】金银花 9 g，连翘 9 g，大青叶 6 g，白鲜皮 6 g，蝉蜕 3 g，桔梗 3 g，生甘草 3 g，天花粉 9 g，贝母 9 g，生薏苡仁 9 g，淡竹叶 6 g。

【功效】清热解毒，渗湿去风。

【主治】证属时行痘毒郁肺蕴脾，伤于肌肤。症见发热、鼻塞流涕、咳嗽、咽痛，头面、躯干丘疹、疱疹，疹周红晕，疱疹饱满，晶莹有水，瘙痒，咽红，口干，苔薄微黄，脉浮数。

【加减】若药后身热已退，咳止，新疹未见再现，疱疹已收靥、结痂，可去桔梗、贝母，加牡丹皮、地骨皮各 6 g 再服。

【方解】本方以清热解毒为主，以金银花、连翘、大青叶清热解毒；蝉蜕、白鲜皮去风止痒；桔梗、甘草清咽利喉；天花粉、贝母解热生津；生薏苡仁、淡竹叶渗湿利尿清热；后佐以牡丹皮、地骨皮凉血败毒。

【注意事项】饮食宜清淡。

【现代研究】金银花有抗菌、抗病毒、解热、抗炎、免疫调节、抗过敏等作用。连翘有明显的解热、抗炎、抗病毒、中和内毒素的作用。大青叶有抗病毒、抗炎抑菌、抗内毒素活性、增强免疫等作用。白鲜皮具有解热、抗炎、抗菌、提高免疫力、止血、抗过敏等作用。甘草具有抗炎、抗变态反应、肾上腺皮质激素作用。天花粉蛋白（TCS）抗病毒，对免疫系统具有增强和抑制两方面作用。蝉蜕具有抗惊厥、镇静、解热等作用。桔梗具有显著的抗炎、抗氧化、祛痰、镇咳、扩张血管及增强人体免疫力等诸多药理作用。贝母具有镇咳、祛痰、松弛平滑肌、镇痛、抗炎、抗菌、活血化瘀等作用。薏苡仁有镇痛、抗炎、免疫调节等作用。天花粉具有终止妊娠、抗肿瘤、抗炎、抗病毒等药理作用。

【用方经验】水痘是由疱疹病毒感染的急性发疹性传染病。《医宗金鉴·痘疹心法要诀》谓："水痘皆因湿热成。"其病因病理属于风、热、湿三气淫于肺脾，发于肌肤。水痘之风热湿集中表现在出疹上，是水痘症（状）因、机的综合反映，其中热（毒）是发病之本。故对本病的治疗，无论是在出疹期和疹后期，都主张以清热解毒为主。

清气凉营解毒法（孙谨臣经验方）

【组成】金银花 15 g，黄芩 6 g，生石膏 30 g，知母 6 g，碧玉散 15 g，玄参 9 g，麦冬 9 g，生地黄 9 g，牡丹皮 9 g，赤芍 6 g，生麦芽 15 g。

【功效】清气凉营，凉血解毒。

【主治】痘毒已入气窜营，症见发热，面红目赤，唇干口渴，烦躁欠安，面、颈、躯干疹出较密、较大，疹晕深红，疱浆浑浊，抚之炙手，口内亦见疱疹。尿黄便干，舌红苔黄，脉数。

【加减】若药后身热已退，咳止，新疹未见再现，疱疹已收靥、结痂，上方加地骨皮 6 g 再服。

【方解】水痘密集而疹晕深红，疱浆浑浊，并见发热，面红目赤，唇干口渴，烦躁便干，舌红苔黄，脉数者，为痘毒入气窜营之征，当以清气凉营解毒为法。白虎汤合清营汤加减之本方，即为本证而设。方中"白虎"（生石膏、知母、甘草）清气，"清营"（金银花、黄芩、玄参、麦冬、生地黄）凉营，伍牡丹皮、赤芍、碧玉散等药凉血活血解毒。诸药并进，共奏清气凉营，凉血解毒之功。

【注意事项】方中生石膏宜先煎，碧玉散宜包煎。

【现代研究】金银花具有抗菌、抗病毒、解热抗炎、免疫调节、抗过敏等作用。黄芩中的黄酮提取液对金色葡萄球菌、枯草杆菌、大肠埃希菌、黑曲霉、青霉均有明显的抑制作用，还有明显的抗过敏、抗炎作用。石膏不仅以清热见长，而且能调节由于病变所致的微量元素代谢失常和增强机体杀菌免疫，并有抗病毒作用。知母具有解热、抗菌、抗血小板聚集的作用。玄参具有抗炎、抗菌、镇痛、免疫增强活性，能升高白细胞数和胸腺指数。麦冬具有抗疲劳、抗衰老、免疫调节的作用。地黄提取物具有降血糖、抗肿瘤、抗衰老、调节免疫功能等生理药理活性。牡丹皮具有抗菌、抗变态反应及免疫作用。滑石、青黛、甘草组成的碧玉散具有消肿、利尿的作用，甘草具有抗炎、抗变态反应、肾上腺皮质激素作用。

【用方经验】若服用本方药后壮热已平，面红目赤亦退，痘已结痂者，可用养阴败毒药收功。孙谨臣临证多年，尚未见有痘内出血、皮疹化脓溃烂及继发其他险症者，自认与其及早投入清热解毒药及患儿在发疹前未用过激素类药物，或其他免疫抑制剂有关。

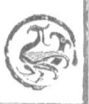

赵氏水痘方（赵心波经验方）

【组成】蒲公英 6 g，金银花 10 g，紫花地丁 6 g，连翘 10 g，黄芩 5 g，芦根 10 g，炒栀子皮 3 g，薄荷 2.4 g，蝉蜕 3 g，木通 3 g，滑石 10 g，甘草 3 g。

【功效】散风清热，解毒利湿。

【主治】小儿内蕴湿毒外泄，与风温之邪郁结肌表而致水痘。症见出痘期先有红色斑、丘疹，伴瘙痒，烦躁不安，夜寐不宁，纳谷不香，倦怠，便溏或干，尿黄，舌质尖边赤，苔白或黄多腻，脉滑数。

【加减】重症水痘，全身症状明显，甚至有口腔、鼻、肠道出血症状者，加清热解毒药，或用清瘟败毒饮加减，同时可服用紫雪散。

【方解】本方所治，乃湿毒内蕴、风温郁结肌表之证。方中蒲公英、金银花、紫花地丁、连翘解毒清热；黄芩、栀子清热之力强，芦根、滑石、木通利湿之中加重清热之力；蝉蜕、薄荷解表散风，甘草调和诸药。诸药相合，共奏散风清热，解毒利湿之功。

【注意事项】重症水痘应加强清热解毒，以防湿热毒邪深陷，变生险症。

【现代研究】蒲公英具有抑菌、抗炎、抗氧化、抗肿瘤、降血糖、降血脂的作用，并有增强机体免疫功能、抗毛囊蠕形螨活性、抗疲劳等药理作用。金银花具有抗菌、抗病毒、解热、抗炎、免疫调节、抗过敏等作用。紫花地丁具有抑菌、调节免疫力的作用。连翘有明显的解热、抗炎、抗病毒、中和内毒素的作用。黄芩有解热、抗炎、抗菌、调节免疫等作用。芦根含有 51% 的糖类，5% 蛋白质，多种有机酸（阿魏酸等），以及钙、铝、铜、锌和硼等元素以及较多的维生素 B_1，维生素 B_2，维生素 C，其具有很强的抗氧化功能，可以通过对化学毒品的拮抗起到良好的保护肝脏和增进健康的作用。栀子有解热、镇静、抗菌等作用。薄荷水煎剂对表皮葡萄球菌、金黄色葡萄球菌、变形杆菌、支气管包特菌、黄细球菌、铜绿假单胞菌、蜡样芽孢杆菌、藤黄八叠球菌、大肠埃希菌、枯草杆菌、肺炎链球菌等均有较强抗菌作用。蝉蜕具有抗惊厥、镇静、解热等作用。木通具有利尿、消炎及抗肿瘤作用。甘草具有抗炎、抗变态反应及肾上腺皮质激素作用。

【用方经验】赵心波认为，本证病因是湿毒内蕴，挟有外邪，重于一般。采用散风清热，解毒利湿之法，可促使内潜湿毒，多从汗下排解。在体温逐渐下降，痘粒回靥，水痘已结痂而大便尚未成形者，可给予清热调味之剂调理。

王烈经验方

【组成】黄芩 20 g，白芍 20 g，木通 5 g，大青叶 10 g，当归 5 g，苍术 5 g，泽泻 10 g，蝉蜕 20 g。水煎服，2 日 1 剂。

【功效】解毒利湿，佐以护脏。

【主治】小儿水痘之毒犯五脏者。症见出痘期先有红色斑、丘疹，疹大如豆，内含水浆，痘型椭圆，向心性分布，斑疹、丘疹、疱疹和结痂同时存在。伴瘙痒，舌质红、舌苔薄白，脉数。

【方解】本方所治，乃水痘之毒犯五脏之证。方中黄芩、大青叶清热解毒，黄芩又能保护肝脏；木通、苍术、泽泻清热利湿，苍术可保护消化系统；蝉蜕解表散风；白芍入肝脾，养血敛阴；当归养血补血，强心护肝。诸药相合，共奏解毒利湿护脏之功。

【注意事项】忌食辛辣、煎榨、油腻食物。

【现代研究】黄芩有抗菌、抗炎、解热、保护肝脏、利胆、解痉作用；白芍有抗炎、提高免疫力、耐缺氧作用；木通有利尿、强心、提高细胞免疫及调节平滑肌作用；大青叶有抗炎、抗病原微生物作用；当归有生血、促进血红蛋白及红细胞的生成、抗氧化和清除自由基、抗炎、镇痛及抗损伤、提高免疫力作用；苍术有保护消化系统、抗菌、镇静、调节免疫、调节胃肠运动的作用；蝉蜕有抗惊厥、镇静、解热等作用；泽泻有利尿、抗炎、调节免疫功能作用。

【用方经验】水痘临证以疹大如豆，内含水浆，痘型椭圆，向心性分布，斑疹、丘疹、疱疹和结痂"四世同堂"为特点。水痘与天花同为痘，痘发五脏。天花者为剧毒，五脏受害重，而水痘素称为天花之副，其毒轻，五脏为害少，故致痘小而症缓。所以王烈治用解毒利湿为主，佐用护脏以防变证发生。

本病是一种良性传染病，及早诊治，多可获愈，但其素体不足者，亦有毒邪四泛而变他病者，故治疗亦当细慎。再以抗炎散（连翘、柴胡、蝉蜕、重楼等）以巩固防变，一般治疗不及数日而愈，且不留瘢痕。

第四节　手足口病

小儿手足口病是一种以口腔黏膜出现散在疱疹，手、足和臀部出现斑丘疹、疱疹为主要特征的小儿常见的病毒性发疹性传染病。其发病系由多种肠道病毒引起，其中以柯萨奇病毒A组（5、9、10、16型）为主，亦可由B组（2、5型）以及EV－71型引起。重症患者病情进展迅速，在发病1～5日出现脑膜炎、脑炎、脑脊髓炎、肺水肿、循环障碍等，极少数病例病情危重，可致死亡，存活病例可留有后遗症。本病属于中医"温病""疫疹"范畴。中医认为其发病乃因湿热内蕴，复受温热疫毒侵袭所致。其病位主要涉及肺、心、脾、胃，病性以实证为多。

清解利湿汤（张士卿经验方）

【组成】金银花、连翘、牛蒡子、淡竹叶各10 g，板蓝根、蒲公英、生薏苡仁各15 g，桔梗、蝉蜕、薄荷、青黛、儿茶各6 g，木通、生甘草各3 g。

【功效】清热利湿，泻火解毒。

【主治】手足口病普通型。症见发热或无热，咳嗽，流涕，咽痛，口腔内疱疹，或有小溃疡，手足心有米粒至豆大斑丘疹或疱疹，分布稀疏，疹色红润，疱液清亮，根盘红晕不明显，舌红、苔薄黄微腻，脉浮数。

【加减】疹色红而多者，加紫草10 g、牡丹皮10 g；大便干结不通者，加制大黄3～6 g；高热不退者，加生石膏30 g、知母10 g。

【方解】金银花、连翘、板蓝根、蒲公英、青黛清热解毒；牛蒡子、桔梗宣肺、祛痰、利咽；薏苡仁利水消肿、健脾去湿；蝉

蜕、薄荷宣散透发，疏散风热，透疹止痒；木通利尿、清热；儿茶清热生津。配以甘草调和诸药。清热之中寓于透发、利湿，共奏解毒之效。

【注意事项】方中薄荷宜后下，青黛宜布包煎。脾胃虚寒，大便溏泻者慎用本方。

【现代研究】金银花具有抗菌、抗病毒、解热抗炎、免疫调节、抗过敏等作用。连翘具有广谱抗病原微生物作用及抗炎、解热、镇吐、利尿等作用。板蓝根具有抗病毒、抗菌、抗内毒素、解毒等作用。桔梗能调节免疫、抗炎、祛痰、保肝、降血脂、抗氧化等。牛蒡子有抗炎、抗病毒作用。蝉蜕具有抗惊厥、解热镇静作用。淡竹叶能解热、抗菌、利尿。蒲公英有抗菌、抗真菌、抗病毒作用。木通有抗菌、抗肿瘤、利尿作用。甘草具有抗炎、抗变态反应、肾上腺皮质激素作用。青黛有提高机体免疫力、抗菌作用。儿茶具有抗菌、抗病毒、调节免疫、抑制血小板聚集、较强的自由基清除作用。

【用方经验】张士卿指出，中医治疗疫疹，一忌初起即用寒凉，二忌妄用辛热，三忌妄用汗下，四忌误用补涩。特别是在早期强调辛凉宣透，使疹毒能顺利透发，若疫疹初起即用寒药退热，会使热毒遏伏，影响疱疹外透，甚至还可能因之导致疫毒内陷而发生变证。故认为本病治疗应以清、疏、利、透为要，本方组方即体现了这一原则。

黎炳南经验方

【组成】升麻6 g，葛根、广藿香各10 g，薏苡仁、滑石各15 g，茯苓、火炭母各12 g，

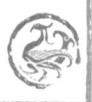

佩兰、金银花、连翘各 8 g，甘草 5 g。

【功效】清热利湿，佐以解毒。

【主治】手足口病之湿毒内蕴，湿重于热证。症见手、足、口先出现斑丘疹，后转为疱疹，疹色淡红，疱疹周围红晕不著，口病较轻，纳呆，可无发热，舌淡红苔白。

【加减】若口腔溃疡色赤者，去滑石，加赤芍 8 g，并以喉风散喷口腔患处。待疱疹基本消失，口腔溃疡明显缩小后，可去升麻、葛根，加牡丹皮 6 g，麦冬 10 g。

【方解】手足口病之疹色淡红，疱疹周围红晕不著，口病较轻，纳呆，舌淡红苔白，为水痘湿毒内蕴，湿重于热之明证。故治疗亦应以清热利湿为主，佐以解毒。本方中升麻、葛根辛凉解热，兼能升举阳气，透疹外出；金银花、连翘亦清热而兼透表。广藿香、佩兰化湿，性平或微温而不温燥；薏苡仁、茯苓、滑石利湿，化、利并施，其效更佳。金银花、连翘清热解毒、透表达邪；火炭母清热解毒，利湿消滞，凉血止痒，明目退翳；甘草调和诸药。诸药相合，共奏清热利湿解毒之效。故适宜于水痘湿毒内蕴，湿重于热者。

【注意事项】滑石宜布包煎。

【现代研究】升麻有抗菌作用，对乙型溶血性链球菌、伤寒沙门菌、铜绿假单胞菌、大肠埃希菌、志贺菌属亦有不同程度的抑制作用，并有镇静、抗惊厥、解热降温作用，还能抑制离体肠管，对增强消化道的腺体分泌有作用。葛根有解热作用。广藿香能促进胃液分泌，增强消化能力，对胃肠有解痉、收敛止泻作用。薏苡仁有镇静、镇痛及解热作用，薏苡仁油低浓度时对家兔离体肠管呈兴奋作用，薏苡素对家兔肠管的运动有抑制作用。滑石内服时可以保护胃肠黏膜而发挥镇吐、止泻作用，尚可阻止毒物在胃肠道的吸收，且对伤寒沙门菌、副伤寒沙门菌、脑膜炎奈瑟球菌有抑制作用。茯苓有利尿、增强免疫、镇静、抑菌、松弛肠管作用。佩兰能抑菌。金银花具有抗菌、抗病毒、解热抗炎、免疫调节、抗过敏等作用。连翘具有广谱抗病原微生物作用及抗炎、解热、镇吐、利尿等作用。甘草具有抗炎、抗变态反应、

肾上腺皮质激素作用。

【用方经验】本方组方有如下特点，一是所选药物均入脾、胃经，以期能直达病所。二是用升麻、葛根辛凉解热，升阳透疹之品及清热透表之金银花、连翘，从而在清解湿热的同时，使病邪有外透之机。三是选药清而不寒，慎用黄连、黄芩、石膏等苦寒沉降之品，以免冰伏湿毒之邪。四是化湿利湿同用，其效更佳。

若患儿为热重于湿者，黎炳南相应治以解毒利湿为主，则以上方去广藿香、茯苓，加毛冬青、板蓝根以加强清热之功，常获良效。

王烈经验方

【组成】黄芩 10 g，栀子 5 g，石膏 10 g，地黄 10 g，木通 3 g，黄连 2 g，白鲜皮 10 g，淡竹叶 10 g，紫草 5 g，蝉蜕 5 g，水煎服。

【功效】解毒化湿。

【主治】手足口病之湿毒内蕴证。症见烦躁，食少，流涎，手、足、口出现红色丘疹和疱疹，形状多样，以长圆形为主，口腔黏膜、舌边及咽峡有疱疹，周围红晕，颈部淋巴结肿大，伴触痛，舌质红，苔薄黄，脉数。

【方解】手、足、口病之丘疹色红，疱疹周围红晕，舌红苔薄黄，脉数，为水痘湿毒内蕴之明证，故治宜解毒化湿。方中黄芩、栀子、石膏、生地黄、黄连泻火解毒；木通、淡竹叶清热利湿；紫草解毒化斑；白鲜皮祛湿止痒；蝉蜕宣散透发，疏散风热，透疹止痒。诸药相合，共奏解毒化湿之效，适宜于水痘湿毒内蕴者。

【注意事项】如疱疹破溃，可于局部破溃处涂 1% 龙胆紫药水；口舌疱疹形成溃疡者，可用吴茱萸研为细粉，醋调，敷双侧涌泉穴。

【用方经验】本病虽然一年四季均可发生，但发病最多的为夏秋之季，故湿热疫毒为本病的主要因素。临证初起邪浅，以肺脾失和为病理特点，毒热蒸腾则病进，若热犯脏腑则引起发热、烦躁、食少、便干等症状；毒伤气血而透达肌肤多可导致斑疹、疱疹等改变。根据本病病因病机以及临床表现等特

点，王烈以温病的湿热疫毒致病理论为指导，以斑疹论治，应用清热解毒、化湿之法治疗，均收奇效，后期以滋阴养血善其后，一般治疗7～10日而痊愈。

第五节　急性传染性肝炎

急性传染性肝炎是一种由于肝炎病毒引起的一种常见的消化道急性传染病，其主要症状有食欲减退、恶心、乏力、右胁下痛，可以出现黄疸（属急性黄疸型肝炎）和发热，肝脏多数肿大、有压痛，伴有肝功能损害。小儿形气未充，脏腑娇嫩，极易罹患此病。本病全年均可发生，但以夏秋季为多见。本病相当于中医"瘟黄"（黄疸型）、"胁痛"等病症范畴，其病位在肝，与脾胃相关，其病以实为主。

胆郁通（何世英经验方）

【组成】茵陈 150 g，郁金 75 g，甘草 15 g。

【功效】清利湿热，利胆消黄。

【主治】急性传染性肝炎（包括黄疸型与非黄疸型）、溶血性黄疸、慢性间歇性幼儿黄疸等辨证属于阳黄者。

【方解】胆郁通方中茵陈清利湿热，消黄；郁金属血中气药，能行气、解郁、消瘀；甘草解毒和中。诸药相合，共奏清利湿热、利胆消黄、止痛化瘀之功。

肝肿大是血郁，肝区痛是气郁。郁金既能行气解郁，又能活血消坚。故一般治疗无黄疸型肝炎、慢性肝炎、肝硬化的处方中多有本药。胆郁通中也具有郁金一药，其作用是不容忽视的。

郁金性味辛苦寒，入气行气解郁、入血凉血散郁，为行气活血开郁要药。对气血凝滞诸证，均可选用。

茵陈由于具有利胆清热作用，故能消除病原使邪有出路。郁金能理气活血化郁，甘草能和中。

【注意事项】本方剂型为丸剂。制法：上药共研细末，制成蜜丸，每丸重 1.5 g。服法：1 日总量，1 岁 2 丸，2～3 岁 4 丸，4～6 岁 6 丸，分 2～3 次服。

【现代研究】茵陈由于具有抑制病毒等作用，故能消除病原使邪有出路。郁金能改善肝脏微循环，增进肝细胞功能。甘草具有肾上腺皮质激素样作用，有利于细胞溶酶体膜的稳定，从而增强了对缺氧的耐受性，防止了细胞溶解坏死，阻止其向不可逆阶段发展，有利于肝功能的恢复。

【用方经验】"胆郁通"为何世英经验效方，是天津市儿童医院自制中成药之一，写在 1965 年第 10 期《北京中医杂志》发表的《胆郁通治疗小儿传染性肝炎的经验介绍》一文。十多年来一向把胆郁通列为肝炎门诊及病房的常规用药。对治疗小儿急性传染性肝炎（包括黄疸型及无黄疸型），经过十余年临床实践，观察到服用本药后，一般在 1 周内黄疸及肤痒消失，精神食欲好转。2 周至 3 周内临床症状及体征消失。1 个月左右肝功能恢复正常。

"胆郁通"不仅可治疗急性肝炎，且有预防肝炎的效果。何世英所在单位中医科于 1974 年对 4 个单位的托儿所进行了"胆郁通"预防急性传染性肝炎的调查，结果这 4 个托儿所在 1973 年以前，每年均有散在发病。1974 年到 1977 年经有计划地投药后，4 年间凡服药者，无一例发病，而临近托儿所历年均有发病，甚至有的单位发病率较高。

第六节　病毒性脑炎

病毒性脑炎是一种因各种病毒直接感染引起脑实质炎症，从而出现以发热、头痛、呕吐、嗜睡或惊厥昏迷及脑膜刺激征等为主要症状的中枢神经系统感染性疾病。多发于夏秋季，常见于2岁以下幼儿。一般患儿经过治疗即痊愈，但严重病例可留后遗症甚至死亡。该病属于中医暑温、暴痉、暑风范畴，乃由外感湿热之邪，耗气伤津，动风生痰，内陷营血所致。其病位涉及卫气营血、肺、心、肝、胃，病性以实证为多。

治流行性乙型脑炎方
（董廷瑶经验方）

【组成】大青叶30 g，板蓝根30 g，金银花15 g，连翘15 g，黄芩9 g，活芦根60 g，生石膏60 g，生甘草2 g，每日1～2剂。

【加减】如卫分表证，加薄荷3 g，杭菊花6 g；汗少者，可加香薷4.5 g，鲜荷叶9 g；偏湿者，加鲜广藿香9 g，鲜佩兰12 g，滑石15 g，薏苡仁12 g；偏热盛者，加黄连3 g；气分热重者，加重石膏至120 g，知母9 g。

气营两燔，去金银花、连翘、黄芩、芦根，加入牡丹皮9 g，鲜生地黄30 g，玄参12 g，紫草9 g，或另用紫雪丹1.5～3 g，化服。

痰热盛者，加竹沥30 g，胆南星3 g，天竺黄6 g；大便秘结者，加生大黄9 g，玄明粉（冲）6 g；昏迷者，加鲜石菖蒲4.5 g，郁金9 g，至宝丹1粒或神犀丹1粒另化服；抽搐者，加地龙6 g，钩藤9 g，或抱龙丸1粒另化服。

湿浊痰阻，或呕吐者，用紫金锭0.6～0.9 g，分次化服。

【方解】本病在发病上的特点，以暑温邪毒，症属疫病，其性暴戾，传变瞬息，势如奔马，急若掣电。故其发骤疾，邪势枭张，

病毒深入，即成燎原。其病机集中在热盛化火，生风炼痰，盖热炽化火，因而壮热不退；火热伤阴，因而肝风内动；风火相煽，因而熬液成痰；风火痰热，交相鼓动，因而旋陷营血，深犯心包，故高热、神昏、惊搐、痉厥诸症叠见矣。且邪毒亢盛，精气易夺，暑温热毒易伤心营，又耗真气，故常可见心阳衰竭之脱证；或虚实并见，内闭外脱，构成急剧危重之症。因此，临床之抢救治疗，必须把好高热、抽搐、痰涎壅塞、呼吸衰竭、亡阴亡阳这五个关键，而不可忽视。

【注意事项】方中生石膏宜先煎。

【现代研究】大青叶有解热、镇痛、抗炎、抗菌的作用；板蓝根可抑菌、抗病毒；金银花对多种致病菌如伤寒沙门菌、副伤寒沙门菌、大肠埃希菌、志贺菌属、铜绿假单胞菌、百日咳杆菌、人型结核分枝杆菌、霍乱弧菌、金黄色葡萄球菌、溶血性链球菌、肺炎链球菌、脑膜炎奈瑟菌等均有一定程度的抑制作用，并有抗炎及解热作用，能促进白细胞的吞噬功能，对细胞免疫有抑制作用，能增加胃肠蠕动，促进唾液及胆汁分泌；连翘有抗病原微生物、抗炎、解热、强心、降压、保肝、镇吐、利尿等作用；黄芩有抑菌、解热、镇静、利胆作用；活芦根可解热、镇痛、镇静；生石膏有解热、抗病毒作用，可增强巨噬细胞吞噬功能；生甘草有抗炎、解痉、抗病原微生物、解毒、解热、镇痛、抗惊厥、调节免疫功能的作用。

【用方经验】流行性乙型脑炎（简称乙脑）为急性暑温热毒，病势急骤，传变迅速。因之必须迎头截击，及时救治。故临床之际，用辛凉透邪，自是正法；然更重要的是使毒邪早有出路，泄其内在邪热，从而杀其猖獗之势。

针对暑温邪毒急暴剧变之性，董氏强调以攻逐邪毒为主的先发制病的问题。前贤常谓：温病下不嫌早。喻嘉言指出《金匮》"治

痉为病，胸满口噤，卧不着席，脚挛急，必齘齿，可与大承气汤"，为"死里求生之法也"，并加以发挥："此证入里之热，极深极重……故取用大下之方，以承倾其一线之阴气"。这些经验要诀启发后人，根据本病的特点，治疗上必须采取先发制病的措施，防其传变；且用药应重，泄内在热邪，使温毒有其出路，而杀其猖獗之势，争取症情之转机。上述之经验方药，即包含着承气、凉膈、羚羊白虎之类，是我们临床所常用者。故前哲所谓"温疫下不嫌早"，确系经验之谈。

实践经验证明，对本病重在治发机先，给邪毒以出路，至于石膏、羚羊之用于偏热，芳香化浊用于偏湿，豁痰开窍熄风诸法，根据天时、地理、人体，灵活运用，不拘泥成方，不胶执于舌脉，而触类旁通之。

偏热 1 号（何世英经验方）

【组成】金银花 9 g，连翘 9 g，薄荷 4.5 g，芦根 15 g，杭菊花 9 g，板蓝根 9 g，荷梗 9 g，生石膏 15 g，生栀子 9 g，竹茹 9 g。

【功效】辛凉透邪。

【主治】乙型脑炎轻型及部分普通型的偏热证。症见壮热、烦渴、头痛、面赤、多汗、脉洪大。

【方解】偏热 1 号方中薄荷、菊花辛凉透邪，竹茹、生石膏、荷梗、芦根、栀子清气分热，板蓝根、金银花、连翘清热解毒。诸药相合，共奏辛凉透邪，清热解毒之效，故可用于乙脑轻型及部分普通型的偏热证。

【注意事项】本方剂型为水煎剂，每剂煎 100 ml，煎好备用。服法：5 岁以下每次 25 ml，5 岁以上每次 50 ml，均日服 2～3 次。服至病情稳定 3 日后停药。

【现代研究】金银花有抗病原微生物、抗炎、解热、调节免疫力作用；连翘有抗病原微生物、抗炎、解热作用；朱砂有镇静、催眠、抗惊厥、杀菌作用；薄荷有镇静、抗病原微生物作用；芦根有较强的杀菌、抗炎作用；菊花有抑菌、解热作用；板蓝根有抗病原微生物、解毒作用；荷梗有镇静、抑菌作用；生石膏有解热、抑菌作用；栀子能降低血清胆红素含量，亦能减轻四氯化碳引起的肝损害，还具有抑菌作用；竹茹有较强的抗菌作用。

【用方经验】临证选方时，除参照症状外，还应参照发病的气候环境。如缺雨干旱，气候燥热，临床类型大多偏热。使用本方时，以暑温偏热而无昏迷者为指征。对于本病轻型发热、惊厥的偏热证，除给以偏热 1 号外，并可辅以紫雪散。

偏热 2 号（何世英经验方）

【组成】生石膏 24 g，肥知母 9 g，金银花 9 g，大生地黄 9 g，玄参 9 g，牡丹皮 9 g，淡竹叶 4.5 g，钩藤 9 g，蜈蚣 4.5 g，石菖蒲 9 g，郁金 6 g，黄连 4.5 g，全蝎 4.5 g。

【功效】清热解毒，熄风止痉。

【主治】乙脑重型、极重型及部分普通型的偏热证。

【方解】偏热 2 号方中地黄、玄参、牡丹皮清营解毒；生石膏、知母清热生津；石菖蒲、郁金、淡竹叶清心开窍；金银花、黄连清热解毒，钩藤、蜈蚣、全蝎熄风止痉。诸药相合，共奏清热解毒，熄风止痉之效。

【注意事项】本方剂型为水煎剂，每剂煎 100 ml，煎好备用。服法：5 岁以下每次 25 ml，5 岁以上每次 50 ml，均日服 2～3 次。服至病情稳定 3 日后停药。

【现代研究】生石膏有解热、抑菌作用；知母有抗病原微生物、解热作用；金银花有抗病原微生物、抗炎、解热、调节免疫力作用；生地黄有镇静、抗炎、抗过敏、调节内分泌作用；玄参有提高免疫力、提高机体耐氧能力及镇静作用；牡丹皮有镇静、抗炎、抗病原微生物、利尿作用；淡竹叶有解热、利尿、抑菌作用；薄荷有镇静、抑菌作用；钩藤有镇静、抗惊厥作用；蜈蚣有止痉作用；石菖蒲有抑菌、镇静作用，对神经系统疾患有较好疗效；郁金有镇静、抗真菌作用；黄连有镇静、抗炎作用；全蝎有抗癫痫、抗惊厥、镇痛作用。

【用方经验】临证选方时，除参照症状

外，还应参照发病的气候环境。如缺雨干旱，气候燥热，临床类型大多偏热。使用本方时，以暑温偏热而有昏迷者为指征。对于本病重型发热、惊厥的偏热证，除给以偏热 2 号外，并可加用安宫牛黄丸。重型偏热证兼有阳明腑实甚至热结旁流者，应急下存阴，通下撤热，以减轻脑水肿，降低颅内压，控制痉挛，并可预防呼吸衰竭。

偏湿 1 号（何世英经验方）

【组成】广藿香 4.5 g，香薷 4.5 g，扁豆衣 6 g，杭菊花 9 g，荷梗 15 g，淡竹叶 4.5 g，薄荷 4.5 g，连翘 12 g，益元散 18 g，清半夏 6 g。

【功效】清暑解表。

【主治】乙脑轻型及普通型的偏湿证。症见身热不扬、不渴、头痛、身重、恶寒、面色淡黄或发白、胸闷不饥、舌苔白滑厚腻、脉濡细者。

【方解】偏湿 1 号方中广藿香、菊花、香薷、薄荷清暑解表，荷梗、扁豆衣、淡竹叶、连翘、益元散清暑利湿，半夏降逆、燥湿、和胃。诸药相合，共奏清暑解表，利湿和胃之效，故可用于乙脑轻型及普通型脑炎的偏湿证。

【注意事项】本方剂型为水煎剂，每剂煎 100 ml，煎好备用。服法：5 岁以下每次 25 ml，5 岁以上每次 50 ml，均日服 2~3 次。服至病情稳定 3 日后停药。

【现代研究】广藿香有抗真菌、抗钩端螺旋体、抗病毒作用；香薷对机体非特异性和特异性免疫功能均有显著增强作用，还具有较强的抗病原微生物作用；扁豆衣具有抗病毒作用；菊花有抑菌、解热作用；荷梗有镇静、抑菌作用；淡竹叶有解热、利尿、抑菌作用；薄荷有镇静、抑菌作用；连翘有抗病原微生物、抗炎、解热作用；朱砂有镇静、催眠、抗惊厥、杀菌作用；滑石内服时可以镇静、解热、保护胃肠黏膜而发挥镇吐、止泻作用，尚可阻止毒物在胃肠道的吸收，并有抗炎作用；甘草具有调节消化系统功能、消炎、解毒作用；半夏具有止呕作用。

【用方经验】临证选方时，除参照症状外，还应参照发病的气候环境。如溽暑季节，淫雨连绵，大气湿蒸，临床类型大多偏湿。使用本方时，以暑温偏湿而无昏迷者为指征。对于本病轻型发热、惊厥的偏湿证，除给以偏湿 1 号外，并可加用紫雪散。

何世英曾以此方治疗一 4 岁男患。患儿因发热 4 日不退而入院，当时伴有头痛头晕、嗜睡、纳呆、呕吐、不喜饮水。颈抗不明显增加，舌质湿润，脉濡缓。脑脊液检查符合乙型脑炎。辨证为湿温轻症。与偏湿 1 号，每次服 25 ml，1 日 3 次。5 日后复诊，已不发热，精神可，不嗜睡，进食不吐，颈软。心肺未闻异常。腹部（－），克氏征（±）。舌苔已退，脉转沉缓。续服前药 3 日，一般情况好，各种病理反射（－）。

偏湿 2 号（何世英经验方）

【组成】佩兰 9 g，石菖蒲 9 g，广郁金 4.5 g，淡竹叶 4.5 g，通草 4.5 g，全蝎 4.5 g，茵陈 15 g，益元散 12 g，杭菊花 9 g，钩藤 12 g。

【功效】芳香化浊，泄湿透热。

【主治】乙脑重型、极重型及部分普通型的偏湿证。

【方解】偏湿 2 号方中佩兰、菊花、石菖蒲、郁金芳香化浊开窍；淡竹叶、通草清心火，利小便；钩藤、全蝎熄风止痉；茵陈、益元散清暑利湿。诸药相合，共奏芳香化浊，泄湿透热，熄风止痉之效。故可用于乙脑重型、极重型及部分普通型的偏湿证。

【注意事项】本方剂型为水煎剂，每剂煎 100 ml，煎好备用。服法：5 岁以下每次 25 ml，5 岁以上每次 50 ml，均日服 2~3 次。服至病情稳定 3 日后停药。

【现代研究】佩兰有抗病毒、抗炎作用；石菖蒲有抑菌、镇静作用，对神经系统疾患有较好疗效；郁金有调节血脂、抑菌作用；淡竹叶有解热、利尿、抑菌作用；通草有抑菌、利尿作用；全蝎有抗癫痫、抗惊厥、镇痛作用；茵陈有利胆、护肝、解热、镇痛、消炎、抑菌作用；朱砂有镇静、催眠、抗惊厥、杀菌作用；滑石内服时可以镇静、解热、保护胃肠黏膜而发挥镇吐、止泻作用，尚可阻止毒物在胃肠道的吸收，并有抗炎作用；甘草具有调节消化系统功能、消炎、解毒作用；菊花有抑菌、解热作用；钩藤有镇静、抗惊厥作用。

【用方经验】临证选方时，除参照症状外，还应参照发病的气候环境。如溽暑季节，淫雨连绵，大气湿蒸，临床类型大多偏湿。使用本方时，以暑温偏湿而有昏迷者为指征。对于本病重型发热、惊厥的偏湿证，除给以偏湿2号外，并可加用局方至宝丹。

三甲散（张梦侬经验方）

【组成】土鳖虫3个，制鳖甲15 g，土炒穿山甲、桃仁泥、银柴胡、僵蚕、带心连翘、鲜石菖蒲根、青蒿、竹茹各10 g。共研粗末，加水用急火煎三沸，代茶频频灌服。

另用炼雄丹10 g（分做10包）。

取陈雨水10碗，只用1碗煮通草、木通各10 g，再兑入9碗陈雨水中，每药水1碗加炼雄丹1 g搅匀，继续与服，日以继夜，3日服完。

炼雄丹制法：净芒硝180 g，水飞雄黄30 g。2药放入铜勺内，微火熔化，用柳枝不停搅匀如水，离火，待冷定，研细，瓷瓶收贮。

【功效】清营凉血，通络醒神，透表散邪。

【主治】流行性乙型脑炎邪入厥阴心包络，以昏睡不醒为主症者。

【方解】昏睡不醒为邪热深入厥阴心包络之征。陈平伯云："昏愦不知人，不语如尸厥，脉数者，此热邪内蕴，走窜心包络。"薛生白亦云："湿热证，七八日，口不渴，声不出，与饮食亦不却，默默无语，神识昏迷，进辛凉香泄，芳香逐秽，俱不效，此邪入厥阴。"治宜清营凉血，通络醒神，透表散邪。本方以能去五脏积热咸寒纯阴之芒硝与能杀恶邪蛊毒，辛温纯阳之雄黄二味，火上熔化，俟冷研细，以陈雨水化服，更用异类灵物之鳖甲入厥阴经，引以银柴胡；用土鳖虫入血

分，引以桃仁；以穿山甲入络脉，引以僵蚕为剂。更加带心连翘、鲜石菖蒲、青蒿、竹茹等，使深入厥阴之邪，由里达表而散，方意寓深。

【现代研究】制鳖甲可增强免疫功能，促进造血，提高血红蛋白；土炒穿山甲有降低血液黏度、明显延长小白鼠凝血时间的作用，并有抗炎及提高小白鼠常压缺氧的耐受能力的作用；桃仁能增加脑血流量，有镇静、镇痛作用；银柴胡有解热作用；僵蚕有催眠、抗惊厥作用；连翘有抗病原微生物、抗炎、解热、强心、降压、保肝、镇吐、利尿等作用；鲜石菖蒲有抑菌、镇静作用，对神经系统疾患有较好疗效；青蒿具有抗菌及促进免疫等作用；竹茹有止呕作用。

【用方经验】张梦侬指出，本病临床表现，变化多端。本方应用，乃以昏睡不醒为主症。

1951年，张氏之第三女曾患此病，历时8日，用针灸刺激则立发抽搐，用白虎汤、紫雪丹、至宝丹、安宫牛黄丸等均不效，后改用加味三甲散（即上方）并炼雄丹轮流灌服，经3日而愈。

治疱疹病毒性脑炎极期方（裴学义经验方）

【组成】生石膏18 g，知母6 g，广藿香10 g，佩兰10 g，石菖蒲10 g，郁金10 g，僵蚕10 g，钩藤10 g，全蝎3 g，鲜芦根30 g，薄荷6 g，局方至宝丹1丸。

【功效】辛凉透邪、芳香开窍，镇肝熄风。

【主治】疱疹病毒性脑炎极期之湿毒蒙窍，引动肝风证。症见高热、头痛、喷射性呕吐、神志昏迷、牙关紧闭、痰声漉漉、四肢强直、频频抽搐，舌质红、舌苔白厚腻，脉滑数。

【加减】本病三期治疗药物均以生石膏为主，但配伍及用量有异：初期用生石膏配金银花、连翘、薄荷以清热达表为主，用量不宜过重，一般15 g～18 g；极期用生石膏配知母，旨在辛凉清解毒热，用量15 g～30 g，热

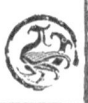

盛体壮者可用至 45 g～60 g；恢复期以生石膏配淡竹叶清解余热，用量 15 g～18 g。

【方解】本方所治之证乃疱疹病毒性脑炎极期因湿毒蕴郁，上犯清窍，神明被困，引动肝风。治宜清化湿毒，化浊开窍，镇肝熄风。方中生石膏配知母，加鲜芦根辛凉清解毒热；广藿香、佩兰、石菖蒲、郁金利湿化浊，芳香开窍；薄荷祛邪达表，僵蚕、钩藤、全蝎、局方至宝丹清热平肝，熄风止搐。诸药相合，共奏辛凉透邪、芳香开窍、镇肝熄风之功，故可用于病毒性脑炎极期之湿毒蒙窍，引动肝风证。

【注意事项】生石膏宜先煎，薄荷宜后下；局方至宝丹 1 丸分 2 次服。

【现代研究】生石膏有解热、抑菌作用；知母有抗病原微生物、解热作用；广藿香有抗真菌、抗病毒作用，其挥发油有刺激胃黏膜、促进胃液分泌、帮助消化的作用；佩兰有抑菌作用；石菖蒲有抑菌、镇静作用，对神经系统疾患有较好疗效；郁金有镇静、抗真菌作用；僵蚕有抑菌作用；钩藤有镇静、抗惊厥作用；蜈蚣有止痉作用；全蝎有抗癫痫、抗惊厥、镇痛作用；鲜芦根可解热、镇痛、镇静；薄荷有镇静、抗病原微生物作用。

【用方经验】裴学义治疗病毒性脑炎发热时多用辛凉药，慎用苦寒药，尤其对重症患儿更是注意保护阴液。无论是初期、极期还是恢复期，均以辛凉透邪、芳香开窍为主，所选方药均以生石膏为主。初期用生石膏配金银花、连翘、薄荷以清热达表为主，用量不宜过重，因此时邪在卫分，石膏用量过重，恐抑制邪气透发，使邪内陷而加重病情。在极期用生石膏配知母，用量 15 g～60 g。恢复期体温虽已正常，但脉仍微数，舌苔仍白，此为"炉烟虽熄灰中有火"，以生石膏配竹叶清解余热，清热时更注意护阴，用药以甘寒或咸寒为主。

第七节　白　喉

白喉是一种由白喉棒状杆菌引起的急性传染病。其临床特征是咽、喉、鼻等处假膜形成和全身中毒症状如发热、乏力、恶心、呕吐、头痛等，严重者可并发心肌炎和神经瘫痪。随着小儿接种"百白破"疫苗的普及，本病发病已属少见。但未接种白喉疫苗的小儿仍有可能传染发病。本病一年四季均可发病，秋冬季节发病较多，好发于 8 岁以下小儿。患儿大多未接受过白喉预防接种，有与白喉患者接触史，临床表现有假膜，且不易和黏膜下组织分离。鼻、咽假膜涂片发现状似白喉棒状杆菌者可作临床诊断，假膜培养找到白喉棒状杆菌则可确诊。本病中医又称"白缠喉"，其发病乃因素体阴虚，肺有伏燥，胃有积热，外部疫毒时邪从口鼻而入，引动伏热，内外合邪而发病。其病位在肺、胃、鼻、咽，可累及心，其病性以实为主。

吹喉药（何世英经验方）

【组成】吹喉药 1 号：硼砂 30 g，朱砂 6 g，玄明粉 6 g，冰片 3 g。

吹喉药 2 号：煅龙骨 9 g，硼砂 9 g，珍珠 4.5 g，冰片 3 g，青黛 6 g。

吹喉药 3 号：儿茶 3 g，没药 3 g，黄芩 3 g，冰片 3 g，硼砂 3 g，五倍子 15 g。

【功效】养阴救燥。

【主治】吹喉药 1 号主治轻型白喉；吹喉药 2 号主治重型咽白喉及皮肤白喉；吹喉药 3 号主治极重型白喉及皮肤白喉。

【方解】祖国医学认为：白喉的病理是阴分不足，肺胃热蒸，故养阴救燥为治疗白喉的准则。

【注意事项】以上 3 方剂型为散剂。制法：各方分别研为极细末，装瓶密封。用时以药鼓或竹管将药少许吹入咽部，1 日数次。

治疗皮肤白喉，可将本药直接撒布创面，每日换药1次。

【现代研究】以上3种吹喉药分别做了抑菌实验。根据实验室报告，白喉棒状杆菌对于1号吹喉药呈耐药性；对2号与3号吹喉药均有中度敏感现象。1号吹喉药可用于轻型白喉，重型或极重型白喉可给2号及3号。硼砂具有抑制白喉棒状杆菌、保护皮肤黏膜、防腐作用；朱砂具有抑菌、防腐作用；玄明粉外用可加快局部淋巴生成，有消肿和止痛的作用；冰片具有抗炎、止痛、防腐作用；珍珠、煅龙骨、没药有收敛作用，可促进白喉创面愈合；青黛、儿茶、黄芩均可抑制白喉杆菌；五倍子含有鞣酸，有沉淀蛋白质的作用，皮肤溃疡面、黏膜与其接触后，组织蛋白质即被凝固，形成一层保护膜，起收敛作用，同时小血管也被压迫收缩，血液凝结而呈止血作用，并可抑制白喉棒状杆菌。

【用方经验】白喉病按侵犯部位的不同，现代医学分为咽白喉、喉白喉、鼻白喉、皮肤白喉以及其他部位的白喉，临床比较多见的是咽白喉。咽白喉有局限性的轻型和弥散性及中毒性的重型。中医认为白喉属伏邪温病，发病机制主要是阴虚肺燥，自然条件是构成发病的诱因，合并感染以及中毒症状严重者，则属毒热的阳盛证，因此在中医辨证上，基本概括为阴虚证与毒热证。较常见的白喉阴虚证，治宜养阴清肺汤，属毒热的阳盛证，先服清热解毒之剂，好转后仍宜养阴清沛汤收全功。由此说明白喉发生发展的病理变化过程，不外阴虚－毒热－阴虚。但轻型者常局限于阴虚证。

何世英曾作了大量病例临床观查，认为中药治疗白喉，不但能代替白喉血清，而且无副作用。何世英治疗白喉，一般都是局部疗法和全身疗法相结合，汤药与吹喉药并用。

第八节　化脓性脑膜炎

化脓性脑膜炎是一种由脑膜炎奈瑟菌、肺炎链球菌、流感嗜血杆菌、葡萄球菌、链球菌和大肠埃希菌等化脓性细菌感染引起脑膜炎症，从而出现以发热、头痛、呕吐、烦躁不安、惊厥、昏迷、颈项强直与脑脊液改变为主要症状的小儿中枢神经系统感染性疾病。该病属于中医急惊风、温病、头痛、痉病等范畴，中医认为其发病乃由感受风热时邪疫毒，内伤营血，蒙蔽心窍所致。其病位涉及卫气营血、肺、心、肝、胃，病性以实证为多。

清化丸（何世英经验方）

【组成】穿山甲18 g，皂角刺18 g，天花粉18 g，青连翘18 g，金银花30 g，黄柏18 g，紫花地丁18 g，蒲公英18 g，润玄参18 g，条黄芩18 g，黄连18 g，赤芍药18 g，白芷9 g，乳香9 g，没药9 g，山慈菇9 g，贝母9 g，牡丹皮9 g。

【功效】清热解毒，消肿排脓。

【主治】疮疖、急性淋巴腺炎、化脓性脑膜炎。

【加减】高热神昏者，宜据症伍用安宫牛黄丸、局方至宝丹、紫雪散等。

【方解】清化丸处方，系由仙方活命饮、黄连解毒汤化裁而来。方中蒲公英、紫花地丁、山慈菇、天花粉、贝母、青连翘、金银花、润玄参、条黄芩、黄连、黄柏、香白芷清热解毒，散结排脓；乳香、没药、赤芍、牡丹皮活血止痛；穿山甲、皂角刺消肿溃坚，引诸药直达病所。各药协同，共奏消肿、解毒、排脓之功。

【注意事项】共为细末，制成蜜丸。每丸1.5 g。服法：1日总量，1岁2丸，2～3岁4丸，4～6岁6丸。分2～3次服。

【现代研究】穿山甲具有抗炎、提高机体耐缺氧能力的作用；皂角刺能促进呼吸道黏液分泌而祛痰；天花粉具有抑制乙型溶血性链球菌、肺炎链球菌作用，刺激机体体液免

儿科国医圣手时方

疫及细胞免疫；连翘对多种革兰氏阳性及阴性细菌均有抑制作用，并具有抗炎、解热作用；金银花具有抗乙型溶血性链球菌、金黄色葡萄球菌、抗炎、解热作用，促进白细胞吞噬功能；黄柏对金黄色葡萄球菌、白色葡萄球菌、柠檬色葡萄球菌、肺炎链球菌、脑膜炎奈瑟球菌、草绿色链球菌等有抑制作用；紫花地丁有清热、消肿、消炎等作用；蒲公英对金黄色葡萄球菌耐药菌株、乙型溶血性链球菌、肺炎链球菌、脑膜炎奈瑟菌等有抑制作用，并能增强细胞免疫；玄参具有抗金黄色葡萄球菌作用；黄芩有较广的抗菌谱，对流感病毒 PR8 株与亚洲甲型流感病毒有抑制作用，并有解热、抗炎作用；黄连有广谱抗菌作用，对各型流感病毒有明显的抑制作用；赤芍具有抗葡萄球菌 α 及 β 乙型溶血性链球菌、肺炎链球菌、疱疹病毒作用，有抗惊厥、抗炎、提高免疫力、调节血液凝固和纤维蛋白溶解系统作用；白芷有抗菌、平喘、抗炎作用；乳香具有镇痛作用；没药有抑菌作用；山慈菇可抗炎止痛；贝母能镇咳、祛痰；牡丹皮有镇静、降温、镇痛、解痉、抗炎作用，对葡萄球菌、乙型溶血性链球菌、肺炎链球菌等均有抑制作用，并有一定程度的抗流感病毒作用。

天津儿童医院实验室研究了清化丸与常用抗生素的抑菌情况，结果表明，13 株金黄色葡萄球菌对清化丸的敏感情况为 1∶10（药物稀释度）的敏感度，2 株铜绿假单胞菌对清化丸的敏感情况分别为 1∶10 及 1∶20 的敏感度；13 株金黄色葡萄球菌对青霉素、土霉素均耐药，对四环素、新霉素各仅 1 株敏感，其余 12 株均耐药；2 株铜绿假单胞菌除 1 株对新霉素呈敏感现象外，对链霉素及多粘菌素均呈耐药现象。说明清化丸对 13 株金黄色葡萄球菌、2 株铜绿假单胞菌均有抑制作用，青霉素、土霉素、四环素、新霉素、链霉素及多粘菌素等则有耐药或敏感度低。

【用方经验】何世英对化脓性脑膜炎的治疗，主要是采取周身与局部相结合的整体疗法。治疗周身是清热开窍，常用安宫牛黄丸、局方至宝丹、紫雪散等。治疗局部是消脓解毒，适用清化丸。根据何世英的经验，化脓性脑膜炎患儿通过治疗，临床症状虽然消失，也不等于病灶消除，故清化丸一直要用到脑脊液正常为止。

清化丸能解毒排脓，用于化脓性疾患，可促使脓量吸收，用于未化脓的病灶，能防止化脓。因此，何世英不仅将清化丸用于化脓性脑膜炎，也用于急性淋巴结炎、疮疖、化脓性皮肤感染等，均有较好的疗效。

第九节　细菌性痢疾

细菌性痢疾是由志贺菌属引起的肠道传染病。以腹痛、里急后重、下痢赤白脓血为主要症状。其中急性细菌性痢疾的危重型为中毒型细菌性痢疾，起病急骤，临床以高热、嗜睡、惊厥、迅速发生休克及昏迷为特征。本病多发于夏秋季节，其危重型多发于 3～5 岁体格健康的儿童，病死率高；其轻证一般预后良好，处理及时，可很快痊愈。失治或误治则可致病情迁延，反复发作，影响儿童健康。本病属于中医"肠澼""大瘕泻""下痢""疫痢""时疫痢"等范畴。中医认为本病是由外感时疫邪毒或内伤饮食所致，二者常常互相影响，往往内外交感而发病。邪毒积滞肠胃，壅阻气机，凝滞津液，蒸腐气血而发病。本病病位在肠胃，其病性以实为主。

熊胆灌肠剂（董廷瑶经验方）

【组成】熊胆 0.6 g，马齿苋 15 g，黄柏 12 g，椿根白皮 15 g。

【功效】清热解毒、凉血止痢。

【主治】疫毒痢，症见便下黏液，红白脓血，里急后重，腹痛次频，高热惊厥，来势急骤。

【加减】下血多者加苦参9g。用水200 ml煎至30 ml，保留灌肠，每日1~2次。

【方解】熊胆苦寒无毒，入心肺肝胃四经，苦泻火，寒胜热，功能清热凉血、解毒开结；黄柏清泻肠道之湿火；马齿苋为治痢要药。其性酸寒，入心肝脾三经，既具有清热解毒之功，又有凉血利肠之力；椿根皮苦寒而涩，入胃、大肠，功能燥湿清热、涩肠固下。诸药相合，共奏泻火解毒，凉血止痢之效。

【注意事项】泻痢初起及脾胃虚寒者忌服。

前人尝谓治痢有四忌。一忌温补，二忌大下，三忌发汗，四忌分利。

小儿疫毒痢，每有未见下痢而热极惊搐者，此时之诊断易与乙脑混淆。故须灌肠查粪以作鉴别。否则误诊，贻害非浅。此即西医所称之中毒性菌痢。因其发病急骤，高热昏厥，抽风痉挛，故可出现闭脱之危证。临床上可分为二种类型。一为实热内闭型。由于热毒炽盛，化风化火，故见壮热烦躁，面红目赤，谵妄抽搐，下痢脓血，小溲短赤，其舌红，苔黄腻。救急之法，以紫雪丹鼻饲泄热制惊，熊胆灌肠剂泻火解毒。如得热降惊定，然后亟进马齿苋、生大黄、槟榔、枳实、金银花炭、黄连、炒黄芩、山楂炭、白头翁等，清热导滞，解毒止痢；继予葛根芩连和白头翁汤清其湿热余毒。二为内闭外脱型。多为体质素弱的病儿，在热闭抽搐的同时，突然出现面色苍白或灰白，脉象沉细，舌质转淡、苔腻，四肢厥冷等。此为正不胜邪，气血凝滞，内闭外脱的危象。

【现代研究】熊胆有解痉、抗惊厥、利胆作用。马齿苋对大肠埃希菌、变形杆菌、志贺菌属、伤寒、副伤寒沙门菌有高度的抑制作用；对金黄色葡萄球菌、真菌、结核分枝杆菌也有不同程度的抑制作用，对铜绿假单胞菌有轻度抑制作用。黄柏具有抗菌、显著抑制乙醇性、阿司匹林、约束水浸应激溃疡作用，并具有促进胰腺分泌、促进胆汁分泌和排泄的作用，还有降低血中胆红素及解热的作用。椿根白皮能止泻痢。

荡痢平（何世英经验方）

【组成】黄连6g，广木香4.5g，白头翁9g，秦皮6g，山楂炭9g，厚朴4.5g，血余炭9g，广藿香4.5g，车前子9g，谷芽炭9g，麦芽炭9g。

【功效】清湿热，止泻痢。

【主治】急性菌痢。症见泻脓血便或深绿色黏液便、腹痛下坠、大便次数多而量少、身热或不热、食欲不振或呕吐者。

【方解】本方剂系由白头翁汤、香连丸化裁而成。方中白头翁、黄连、秦皮、车前子、血余炭清湿热，止热痢；焦山楂、谷芽炭、麦芽炭消导化积；木香、厚朴、广藿香理气疏滞。诸药相合，共奏清湿热，止泻痢之效。

【注意事项】本方剂型为片剂。每片重0.3g。服法：1日总量，1岁4片，2岁8片，3岁9片，4岁12片，分2~3次服。脾虚胃弱者忌用。

【现代研究】黄连对志贺菌属、霍乱弧菌等细菌有拮抗作用；广木香可增强肠蠕动；白头翁能拮抗志贺菌属等细菌；秦皮对大肠埃希菌、福氏痢疾杆菌、宋氏痢疾杆菌均有抑制作用；山楂炭能增加胃中酶类，促进消化；厚朴可刺激味觉，反射性地引起唾液、胃液分泌、胃肠蠕动加快，而有健胃助消化作用；血余炭对伤寒沙门菌、甲型副伤寒沙门菌及福氏痢疾杆菌有较强抑制作用；广藿香有刺激胃黏膜、促进胃液分泌、帮助消化的作用；车前子具有缓泻作用；谷芽炭、麦芽炭能助消化。

【用方经验】荡痢平为何世英用治小儿急性痢疾常规用药，为天津市儿童医院自制中成药之一，对一般菌痢可不用抗生素，单服本药疗效也显著，且无副作用。

何世英于1964年在门诊对4岁以下41例痢疾患儿单服荡痢平，平均疗程5日，结果：症状完全消失，大便化验正常者，占86%。

何世英对痢疾的治疗，概括为："新痢宜通，久痢宜止，热盛宜清，正虚宜补，要把保存胃气贯彻治疗的始终。"另外还指出，治疗痢疾应防止几个偏向：

（1）忌补涩：初痢宜清热导滞，肠中胶结自去。如非久痢转虚而行补涩，必使热毒留滞，垢秽益盛，变成坏证。

（2）忌峻下：邪热胶结，宜磨凿疏通，若徒事攻下，不但热邪不能清除，反使胃气受损，易转噤口痢。但中毒性痢疾大便不下者除外。

（3）忌发汗：痢疾发热，除确兼外感表邪之外，一般都是内毒熏蒸，由里达表，并作真正表证，故不能用汗解的方法。否则，能使内热益炽，伤津夺液，转为坏证。

（4）忌分利：分利具有利水和促进肠内容物吸收的作用，适用于一般泄泻，而不适于痢疾。治痢稍微分利尚可。如过度分利，湿邪虽去，毒热仍盛，以致津液受伤，病势缠绵。

第七章 寄生虫病

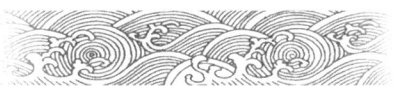

第一节　蛔虫病

蛔虫病是一种由于食入感染期虫卵而被感染引起的小儿常见的肠道寄生虫病，轻者多无明显症状；重者可出现相应的症状。一是幼虫移行引起的症状：蛔虫卵移行至肺可引起咳嗽、胸闷、血丝痰或哮喘样症状，血嗜酸性细胞增多，严重感染时，幼虫可侵入脑、肝、脾、肾、甲状腺和眼，引起相应的临床表现，如脑膜炎、癫痫、肝大、肝功能异常、视网膜炎、眼睑水肿及尿的改变等；二是成虫引起的症状：大量蛔虫感染可引起食欲不振或多食易饥、异嗜癖；常脐周腹痛，喜按揉，不剧烈；或烦躁易惊、萎靡、磨牙；或引起荨麻疹、哮喘等过敏症状。感染严重者可造成营养不良，影响生长发育。三是可导致胆道蛔虫病、肠梗阻、肠穿孔及腹膜炎等严重并发症，严重者可危及生命。本病是国内感染率最高、分布最广的寄生虫，在温暖、潮湿和卫生条件差的地区感染较普遍。感染率农村高于城市，儿童特别是学龄前儿童感染率高。中医将蛔虫又称为"蛕虫"、"长虫""蛕虫"，认为蛔虫病以食欲异常、面色苍黄、脐周腹痛、时作时止、大便下虫或粪便镜检有蛔虫卵为临床特征。望诊则以面部白斑、指甲白斑、巩膜蓝斑、下唇黏膜颗粒、舌面密布突出的乳头状红点，以舌尖部最多，状如杨梅等为特征。蛔虫寄生体内，阻滞气机，蕴生湿热，损伤脾胃，耗伤气血，影响小儿生长发育，重者易出现蛔疳证及多种并发症，甚则危及生命。

驱蛔汤（何世英经验方）

【组成】驱蛔1号：槟榔15 g，芜荑9 g，使君子9 g，川楝子9 g，延胡索9 g，木香4.5 g，乌梅3枚。适用于6～10岁的儿童。

驱蛔2号：槟榔18 g，川楝子12 g，使君子12 g，雷丸1 g，木香6 g，乌梅5枚。适用于10岁以上的儿童。

【功效】驱虫止痛。

【主治】肠蛔虫病。

【方解】方中槟榔、芜荑、使君子、川楝子、乌梅均有驱蛔作用，乌梅有安蛔作用，川楝子与延胡索组成金铃子散，与木香3药有理气止痛之功。诸药相合，共奏安蛔驱虫、理气止痛之效。

【注意事项】本方每日1剂，两煎合一，每日晨起空腹顿服或晚睡前顿服，连续3日。

【现代研究】槟榔具有较强杀虫作用，其含槟榔碱是有效的驱虫成分，对猪蛔虫有杀虫效力；芜荑含芜荑醇，其浸提取物在体外对猪蛔虫、蚯蚓、蚂蟥均有显著的杀虫效力；使君子有较强的抗寄生虫作用，有实验证明使君子酸钾对整体猪蛔有较强的抑制作用；川楝子亦有松弛奥狄括约肌、收缩胆囊、促进胆汁排泄的作用，亦有较强的驱蛔虫作用；延胡索有较强的止痛、保护胃黏膜作用；木香对消化系统有解痉止痛作用；乌梅有驱虫、抗过敏、利胆作用。

【用方经验】驱蛔汤之驱蛔1号和2号，药味相同，但剂量不同。驱蛔2号的剂量较大，方中槟榔、川楝子、使君子都比驱蛔1号增加3 g，木香增加1.5 g，乌梅增加2枚。故何世英将驱蛔1号用于10岁以下的儿童，驱蛔2号用于10岁以上的儿童。

张士卿经验方

【组成】乌梅10 g，花椒3 g，细辛3 g，使君子10 g，槟榔6 g，党参6 g，当归6 g，川楝子10 g，胡黄连3 g，黄柏6 g，白芍15 g，鸡内金10 g，炙甘草6 g，焦山楂10 g，焦神曲10 g，焦麦芽10 g。

【功效】温脏安蛔，健脾化虫。

【主治】肠蛔虫病。

【加减】有不思饮食者，加太子参、茯苓、白术、陈皮、法半夏以健运脾胃；咳喘

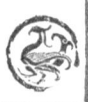

日久不愈者，加百部、苦杏仁以润肺止咳；体虚多汗者，加煅龙骨、煅牡蛎、浮小麦以敛汗止汗；大便干燥者，加瓜蒌以润肠通便；易干呕者，加砂仁以行气止呕；口疮、咽痛者，加牛蒡子、桔梗清热利咽；多梦者，加石菖蒲、郁金。

【方解】本方系由张仲景《伤寒论·辨厥阴病脉证并治》篇治疗因上热下寒、蛔虫内扰所致的蛔厥症方乌梅丸（醋浸乌梅、细辛、干姜、黄连、当归、附子、蜀椒、桂枝、人参、黄柏）原方基础上改丸为汤化裁而来，取原方安蛔之功，并适当加用健运脾胃之药，做到标本兼治。方中乌梅、白芍之酸能柔肝缓急，酸能安蛔，使蛔静而痛止，与川楝子相助以定痛；蛔动因于胃热肠寒，蜀椒、细辛味辛性温，辛可伏蛔，温能温脏驱寒；胡黄连、黄柏味苦性寒，苦能下蛔，寒能清胃热；使君子、槟榔助乌梅化虫之功；党参、当归益气健脾；鸡内金、焦山楂、焦神曲、焦麦芽和胃运脾；甘草调和诸药。全方共奏寒热并用，虚实并治；酸辛苦甘，刚柔相济；辛开苦降，土木双调之功用。

【注意事项】蛔虫症预防是关键。要教育小儿爱清洁、讲卫生，养成良好的卫生习惯，做到饭前便后洗手。

【现代研究】乌梅有驱虫、抗过敏、利胆作用；花椒有杀蛲虫、蛔虫作用；细辛抑菌、解热、抗惊厥；使君子有较强抗寄生虫作用，有实验证明使君子酸钾对整体猪蛔有较强的抑制作用；槟榔具有较强杀虫作用，其含槟榔碱是有效的驱虫成分，对猪蛔虫有杀虫效力；党参有调节胃肠运动、增强免疫、增强抵抗力作用；当归有抗溃疡、利尿、促进胃液、胰液分泌的作用；川楝子有松弛奥狄括约肌、收缩胆囊、促进胆汁排泄的作用，亦有较强的驱蛔虫作用；胡黄连有解热作用；黄柏有解热、利尿作用；白芍能增加心肌血流量，调节免疫；鸡内金含有胃液素、淀粉酶、少量蛋白酶、角蛋白及许多氨基酸，能

使胃液分泌量增加，胃运动增强；炙甘草抗炎；焦山楂有促消化、增强免疫作用；焦神曲有促进消化作用；麦芽主要物质淀粉酶具有促消化作用。

【用方经验】张士卿常强调小儿脏腑娇嫩，形气未充，尤以脾常不足为生理特点，故在化虫之中及化虫之后，皆宜调补脾胃，于症状减轻后予异功散加减继服之，以杜虫之复生。

胆蛔汤（邓铁涛经验方）

【组成】炒榧子、鲜苦楝根白皮、使君子、槟榔、乌梅。每日1剂，水煎服。

【功效】安蛔杀虫。

【主治】胆道蛔虫病。

【方解】方中乌梅味酸能柔肝缓急，酸能安蛔，使蛔静而痛止，与苦楝根白皮相助以定痛；榧子、使君子、槟榔助乌梅化虫之功。全方共奏安蛔杀虫之功用。

【注意事项】服胆蛔汤前，宜先用健脾药1周，驱虫后须用健脾药善后。

【现代研究】槟榔具有较强杀虫作用，其含槟榔碱是有效的驱虫成分，对猪蛔虫有杀虫效力；使君子有较强的抗寄生虫作用，有实验证明使君子酸钾对整体猪蛔有较强的抑制作用；乌梅有驱虫、抗过敏、利胆作用。

【用方经验】邓铁涛认为，小儿患蛔虫病，外因是一个方面，内因脾虚也是一个方面。治疗除了驱虫外，健旺脾胃是十分重要的一环。宜先用健脾药1周，然后驱虫药与健脾药同用，便能收效。邓铁涛凡遇胆道蛔虫病，一方面静滴等渗葡萄糖，腹痛即逐渐缓解，同时予胆蛔汤，服药后阵发之痛乃止，多数于12个小时前后即排虫。驱虫之后须用四君子汤或参苓白术散之类善后，亦可于健脾中药中加服1~2味驱虫药，1~2周方可收功。常用剂量：炒榧子10 g，鲜苦楝根白皮10 g，使君子10 g，槟榔6 g，乌梅10 g。

第二节 蛲虫病

蛲虫病是一种由于蛲虫寄生于人体小肠末端、盲肠和结肠所引起的一种常见寄生虫病，临床上以夜间会阴部和肛门附近瘙痒为主要特征。蛲虫感染可引起局部和全身症状，最常见的症状是肛门和会阴皮肤强烈瘙痒和睡眠不安。局部皮肤可因搔损而发生皮炎和继发感染。全身症状有胃肠激惹现象，如恶心、呕吐、腹痛、腹泻、食欲不振，还可见焦虑不安、失眠、夜惊、易激动、注意力不集中等精神症状。偶可见异位寄生其他器官和侵入临近器官引起阑尾炎、阴道炎、盆腔炎和腹膜炎等。外周血见嗜酸性粒细胞增多。本病主要依靠临床症状，同时检出虫卵或成虫以确定诊断。因蛲虫一般不在肠内产卵，故粪便直接涂片法不易检出虫卵，必须从肛门周围皮肤皱襞处直接采集标本。可于患儿入睡后1～3小时观察肛周皮肤皱襞处有无白色小线虫；或凌晨用透明胶纸紧压肛周部位粘取虫卵，然后在显微镜下观察虫卵，需多次检查可提高阳性率。蛲虫患者是唯一的传染源，感染率一般城市高于农村，常在集体儿童机构和家庭中传播流行，尤其集体生活的幼儿感染率更高。中医将蛲虫又称为"线虫"，蛲虫寄生体内，致使脾受损，运化失常，湿热内生，而出现恶心、腹痛、纳差、尿频尿急、遗尿、肛门瘙痒，甚则糜烂、面黄肌瘦，神疲乏力等症。

蛲矸膏（何世英经验方）

【组成】生百部细末30 g，雷丸粉9 g，麝香0.15 g。共研为极细面，和匀，加凡士林等量搅拌成膏。

【功效】杀灭蛲虫。

【主治】肠蛲虫病。

【方解】蛲虫寄生体内，致使脾受损，运化失常，湿热内生，而出现恶心、腹痛、纳差等症；湿热上扰，则夜寐不安；湿热下注，则尿频尿急、遗尿、肛门瘙痒，甚则糜烂、虫多积久，吸取精微，气血不足，食欲不振，故面黄肌瘦，神疲乏力。蛲矸膏中生百部、雷丸粉的作用是针对雌蛲虫夜间爬出肛门外产卵的特点，局部涂抹予以杀死。麝香的作用是将雄虫引诱出来一同杀灭。

【注意事项】应强调预防为主，培养良好的卫生习惯，饭前便后洗手，纠正吮手指习惯，勤剪指甲，婴幼儿尽早穿满裆裤，玩具、用具、被褥要常清洗和消毒。

【现代研究】百部与其他品种百部的水浸液及乙醇浸液，对蚊蝇幼虫、头虱、衣虱及臭虫等均有杀灭作用，醇浸剂较水浸剂的效力为大。百部乙醇浸出物的50%蒸馏水混悬液接触阴虱数分钟即可将其杀死，水浸液则无效。用70%的乙醇浸出液杀头虱和阴虱的效力比DDT和除虫菊强。高浓度百部在体外有杀死鼠蛲虫的作用。雷丸有驱虫作用，该作用不是麻痹虫体，而是由于雷丸中的蛋白酶对蛋白质的分解，致虫体破坏所致。

【用方经验】用法：每睡前以棉签蘸药膏，涂抹肛门周围，并涂入肛门少许。

驱虫丹（何世英经验方）

【组成】鹤虱30 g，苦楝根皮30 g，花槟榔30 g，芜荑15 g，使君子15 g，花椒15 g，枯矾7.5 g，大黄9 g。

【功效】驱蛲、驱蛔。

【主治】肠蛲虫病、肠蛔虫病。

【方解】驱虫丹即局方化虫丸去槟榔加大黄而成。方中鹤虱、苦楝根皮、使君子、芜荑、花椒、枯矾均为驱虫药，配以大黄通下，以收排虫之功。

【注意事项】本方剂型为丸制。制法：共为细末，制成蜜丸，每丸重1.5 g。服法：1日总量，1岁2丸，2～3岁4丸，4～6岁6丸。晚睡前1次服下或早晚分2次服，连服

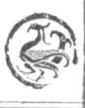

儿科国医圣手时方

3 日。

【现代研究】鹤虱有驱虫作用；苦楝的根皮或干皮中所含的苦楝素有驱蛔作用；槟榔碱是有效的驱虫成分，槟榔煎剂对鼠蛲虫也有麻痹作用。口服 48.5 mg 槟榔碱铋碘化合物对猫带形绦虫与犬复殖孔绦虫也有驱虫作用。槟榔煎剂在小鼠驱出短小膜壳绦虫时，曾见驱出绦虫；芜荑醇浸提取物在体外对猪蛔虫、蚯蚓、蚂蟥均有显著的杀虫效力；使君子酸钾对整体猪蛔有较强的抑制作用，亦有报告指出使君子固定油与蓖麻油混合剂对动物与人排虫率高，且无显著副作用；花椒、枯矾有杀蛲虫、蛔虫作用；大黄含有大黄泻素，能刺激肠壁，使肠蠕动及分泌增加，促进肠内容物排出。

【用方经验】本方驱蛲虫效果尤为明显；驱蛔力量，仅次于驱蛔汤。

第三节　绦虫病

绦虫病是一种由绦虫寄生在人体肠道引起的疾病。常见的有猪肉绦虫病和牛肉绦虫病，系因进食含有活囊尾蚴的猪（米猪肉）或牛肉而感染。本病成虫及其囊尾蚴寄生体内均可引起相应的症状。成虫引起的症状为腹部隐痛，腹痛常见于中上腹和脐部，以进食后腹痛缓解为其特征。部分患儿有恶心、呕吐、腹泻、食欲不振或亢进、体重减轻等，大便中常发现白色虫体节片，单节脱落后可由肛门排出。囊尾蚴寄生的症状因囊虫寄生的部位和数量不同而异。其中脑囊虫病可致癫痫发作、颅内压增高和精神症状。肌肉与皮下组织囊虫病可在局部形成圆形或卵圆形结节，微隆起或不隆起于皮肤表面，如黄豆或蚕豆，硬而有压痛，1～2 个至数百、数千个不等，头和躯干较多，蚴虫死后发生钙化。眼囊虫病可发生在眼的任何部位，以玻璃体和视网膜多见，轻者视力障得，重者失明，以单眼多见。眼底检查在玻璃体内可见大小不等的圆形或椭圆形的浅灰色包囊，周围有红晕光环。绦虫病我国各地都有发生，呈局限性流行或散在发生。在绦虫严重流行区，居民有爱吃生的或未煮熟的猪、牛肉的习惯，生熟砧板不分，易造成交叉污染，而致感染。患者农村多于城市，以青壮年为主，儿童受感染者也不少。

驱绦汤（何世英经验方）

【组成】槟榔 60 个，雷丸 15 个。

【功效】驱绦。

【主治】肠绦虫病。

【方解】槟榔、雷丸单用，均有驱虫作用，2 药相配，驱虫效果显著，故可用于肠绦虫病。

【注意事项】诸药水煎，两煎合一，不少于 100 ml。清晨空腹顿服。

【现代研究】槟榔具有较强杀虫作用，其含槟榔碱是有效的驱虫成分，对猪肉绦虫有较强的瘫痪作用，能使全虫各部都瘫痪，对牛肉绦虫则能使头部未成熟节片完全瘫痪；雷丸对人感染有钩及无钩绦虫、犬绦虫均有驱虫作用。雷丸驱绦虫作用不是麻痹虫体，而是由于雷丸中的蛋白酶对蛋白质的分解，致虫体破坏所致。

【用方经验】本方剂适用于 6 岁以上至 10 岁以下儿童；一般于服药 2 小时后排虫。

何世英曾将方中雷丸制成粉剂，每次 20 g，以凉开水加糖少许调服。每日 3 次，连服 3 日。第 4 日服硫酸镁 15～20 g（不服亦可）。治疗 20 例，虫体多在第 2～3 日全部或分段排下，治疗后复查未见虫体，全部症状消失。

第八章 营养性疾病

第一节 营养不良

营养不良是一种由于各种原因所致的能量和/或蛋白质缺乏，以致体重不增或减轻，生长发育停滞，脂肪逐渐减少或水肿，常伴有各器官系统的功能紊乱及免疫力低下，从而出现以形体消瘦，饮食不调，甚则皮肤干燥松弛，精神烦躁或萎靡不振，动作、智能发育迟缓为特征的一种营养缺乏症。急性发病者常伴有水、电解质紊乱，慢性者常有多种营养素缺乏。营养不良的非医学原因是贫穷、食物短缺、缺乏营养知识、家长忽视科学喂养方法。在许多第三世界国家，营养不良是儿童死亡的主要原因。在营养不良、社会习惯、环境和急、慢性感染之间存在着复杂的交互影响，以至治疗非常困难，并不是单单提供适当的食物即可解决。该病属于中医疳证范畴，其发病乃因喂养不当，禀赋不足，疾病、药物影响，感染诸虫，影响脾胃的运化功能，导致水谷精微不足，化血无源所致。其病位在脾胃，涉及心、肝、肾，病性以虚证为多。

小儿健脾散（赵心波经验方）

【组成】党参 60 g，神曲 30 g，胡黄连 30 g，炒鸡内金 90 g，三棱 60 g，莪术 30 g，青皮 30 g，使君子 60 g，牵牛子 60 g，枳壳 60 g，厚朴 30 g，青蒿 60 g，苍术 60 g，槟榔 60 g，炒麦芽 90 g，大黄 90 g，草果 60 g，五灵脂 60 g，以上诸药共轧细面，每 300 g 兑冰片 1.5 g，每包重 0.6 g。

【功效】化积消虫，健脾和胃。

【主治】小儿疳积，面黄身瘦，不思纳食，颈细腹大，喜食异物，兼有蛔虫。

【方解】小儿脾胃功能本不健全，如不注意饮食等卫生，可使脾胃功能受损，运化失司，气血津液生化不足，而出现疳证。治疗疳积当以驱虫健脾为首要。方中神曲辟积消食，槟榔、使君子能驱虫，炒麦芽、槟榔、

草果利湿化积；枳壳具有理气宽中，行滞消胀的作用，用于胸胁气滞、胀满疼痛、食积不化、痰饮内停。三棱、莪术二药，味苦无毒，入肝脾二经，功能行气消积，破血止痛。对食滞、疳积等症见口秽苔腻，腹满胀痛，大便臭秽者，选三棱、莪术配合消疳导滞的胡黄连、青皮、神曲、鸡内金、麦芽等，再配合党参扶正之品，常能切中病机，立竿见影。

【注意事项】1 岁内小儿可每次服半包，每日 2 次，3 岁内小儿每次 1 包，每日 2 次，5 岁上下之小儿可每次服 2 包，每日 2 次。

【现代研究】鸡内金含有胃激素，能促进胃腺分泌，使胃液分泌量及酸度增加，从而起到促进消化的作用，还有滋养中脏的作用。酵母菌为中药神曲中的主要有益菌，神曲具有对脾虚小鼠肠道菌群调整作用，并可促进损伤肠组织的恢复，脾虚小鼠给予神曲水煎剂治疗后，肠杆菌、肠球菌、双歧杆菌、类杆菌和乳酸杆菌数量逐渐恢复正常，肠壁肌层厚度增加，杯状细胞数量增多，肠黏膜微绒毛排列紊乱、线粒体肿胀显著改善，可见神曲有明显改善肠功能的作用。青蒿素用有机溶剂提取后，浓缩母液里十分丰富的叶绿素、青蒿醇、香豆素、黄酮、豆甾醇、香甾醇等，其中的多种成分具有抗菌、抗虫及促进免疫等作用。草果油精含量较高，它具有驱风、镇静、抗菌、抗病毒、杀灭寄生虫及发汗作用。五灵脂治疗十二指肠溃疡，有较好的疗效，且用药安全，无毒副作用；五灵脂提取物对胃酸分泌有抑制作用，五灵脂对 Shay 模型大白鼠胃黏膜有保护作用，可能机制是抑制胃液胃酸分泌，以及调节改善胃黏膜血流，增加胃黏膜的防御功能。麦芽主要物质淀粉酶具有促消化作用。大黄对胰脂肪酶活性有明显抑制作用。苍术中的水溶性多糖具有肠免疫调节作用，苍术挥发油中的成分具有降血压、利尿、促进胃排空和抗炎等

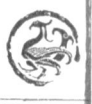
儿科国医圣手时方

作用。

【用方经验】此是赵心波治疗疳积的主要经验方-自己配制的小儿健脾散,现在改称为健脾片。此方赵心波于1958年献出,沿用至今。

董氏苏脾饮(董廷瑶经验方)

【组成】柴胡6 g,山楂6 g,鸡内金6 g,枳壳6 g,炒五谷虫9 g。

【功效】理气疏肝,运脾消食。

【主治】小儿疳证疳气型,症见面色少华,毛发疏黄,胃纳不振,挑食偏食,嗜食零食冷饮,时有呕恶及胃脘不适,大便干稀不调,夜寐欠安,虚汗盗汗,精神不振,烦躁易怒,多病易感。舌苔腻,脉细滑。体重低于正常平均值的15%~40%。

【加减】随症加减:飧泄清谷者,加炮姜、诃子;疳热不清者,加黄连、青蒿;阴虚液亏者,加麦冬、石斛。

【方解】儿童营养不良,主要是由于不良的饮食习惯引起胃肠消化、吸收功能紊乱,导致大分子营养物质缺乏,甚至产生蛋白质-能量营养缺乏。目前小儿疳证(疳气型)患儿虽可见面色萎黄、纳呆厌食、形体消瘦等脾虚的表象,但其大便干结、精力旺盛、脾气暴躁、舌红苔腻、脉数滑带弦等临床表现为机体的亢奋性反应,即"邪气盛而精气未夺",是实证的表现,而"虚证"只是表象,此阶段厌食症患儿,以伤于饮食而致受纳运化失职者居多,故治疗时不应大补脾胃,而应以消食导滞、运脾和胃为主,待其纳食增加,脾胃消化机能逐渐恢复之后,才予健脾养胃之品。若不适当的施以补益之剂,则有"实其实"之虑。即使对于那些已属脾胃虚弱的病证,也应采用消补兼施的方法,否则易造成"补而不受"。

董氏苏脾饮为董廷瑶结合患儿成疳的原因,以消补兼施之法,恢复其脾胃化机。方中柴胡、枳壳理气疏肝,山楂、鸡内金、炒五谷虫等运脾消食,合奏理气疏肝、运脾消食之功。

【注意事项】临床结合针刺四缝穴可提高疗效。针刺四缝穴操作方法:操作者双手清洁,用酒精棉球消毒针刺部位,以一次性消毒采血针刺穴位四缝穴:两手除拇指外其余四指的掌面,第二、第三指骨横纹中央,深1.15~3 mm,局部挤压。挤出白色或黄色液滴。每5~7日针刺1次,5岁以下需3~4次,5岁(含)以上需4~8次。患儿针刺前应清洁消毒局部,针刺后用酒精棉球压迫5分钟,并嘱其12小时内不得用手掌掌面接触拿握脏物,以防创面感染。

上海地区儿童疳证、营养不良的发生,主要是由于不良的饮食习惯和不合理的营养结构导致了本病的发生。因此在临床诊治时,向家长进行科学的育儿宣教,纠正他们错误的喂养方法,对本病的治疗将起到事半功倍的效果。从治疗后的随访中也可以看出,如不注意平时饮食习惯和营养结构,在治愈一段时间后仍有复发的可能。

【现代研究】柴胡有抗菌、抗病毒、抗惊厥、解热、抗炎、增强免疫功能作用。山楂能助消化,其内服后能增加胃中酶类,促进消化;其中所含脂肪酶亦能促进脂肪食积的消化,还有抗菌、保肝、解痉、镇静作用,温和、缓慢而持久的利尿作用,并有显著增强体液免疫及细胞免疫功能的作用。鸡内金含有胃激素,能促进胃腺分泌,使胃液分泌量及酸度增加,从而起到促进消化的作用,还有滋养中脏的作用。枳壳能促使胃肠收缩节律增强。炒五谷虫有平喘、解痉、健脾消积、清热除疳作用,主治疳积发热。

【用方经验】董氏苏脾饮用药疗程为4周。疗程结束,待患儿疳化以后,则用参苓白术散加减调理。另董廷瑶在临床应用中体会到,患儿有虚寒表现者,合用桂枝汤加减亦可取得令人满意的疗效,此亦是用其调和营卫,促醒胃气,以助脾运。

疳积饼(何世英经验方)

【组成】焦鸡内金15 g,焦黑芝麻15 g。

【功效】消积化疳。

【主治】小儿体弱、脾运欠佳、消化力弱等消化不良及营养不良之病。

【方解】疳积饼方中焦鸡内金消导健胃，黑芝麻养肝益肾。二药一消一补，补消兼施，适用于小儿消化不良及营养不良。

【注意事项】本方剂型为锭剂。制法：共为细末，制成饼状。服法：婴幼儿每次服3 g，温开水送服。

【现代研究】鸡内金能增加胃液分泌量、酸度及消化力，促进胃排空；黑芝麻能抗炎、降血糖、防治动脉粥样硬化。

【用方经验】本方对小儿体弱、脾运欠佳、消化力弱等消化不良及营养不良之病可长期服用。

术甘汤（周炳文经验方）

【组成】白术 6～9 g，甘草 5 g，槟榔 5 g，枳壳 5 g，厚朴 5 g，神曲 5 g，酒大黄 5 g，黄芩 5 g，胡黄连 5 g，青蒿 6 g。

【功效】扶脾清热、消食化积。

【主治】小儿疳积常证。症见腹大硬满，青筋暴露，能食而肢体消瘦，大便异臭，或结或溏，或米泔色小便；毛发焦稀，龅牙咬指，午后低热，夜吵烦哭，口渴多汗，指纹粗滞淡黄，苔腻积，舌淡粗。

【加减】若虫阻便燥者，加芦荟；久泻完谷不化，腹平软者，去大黄、枳壳、厚朴，加党参、茯苓；积清脾虚者，改用参苓白术散之类；积久伤津，口渴多汗，精神萎靡者，改用玉泉丸。

【方解】方中白术、甘草扶脾守中；槟榔、枳壳、厚朴杀虫化积；神曲醒脾消食；黄芩、青蒿、胡黄连清火凉肝而解五脏之郁热；酒大黄推积导滞，以助诸药清涤积热。诸药相伍，共奏扶脾清热、消食化积之功，故可用于食积脾困，纳运不健的虚实夹杂之脾疳证。

【注意事项】方中神曲宜布包煎。

【现代研究】白术对肠管有双向调节作用，并有保肝、利胆、利尿及强壮作用。甘草具有皮质激素样抗炎作用。槟榔能减慢心率。枳壳使胃肠收缩节律增强。厚朴可抑菌，其味苦能刺激味觉，反射性地引起唾液、胃液分泌、胃肠蠕动加快，有健胃助消化作用。

酵母菌为中药神曲中的主要有益菌，神曲具有对脾虚小鼠肠道菌群调整作用，并可促进损伤肠组织的恢复，脾虚小鼠给予神曲水煎剂治疗后，肠杆菌、肠球菌、双歧杆菌、类杆菌和乳酸杆菌数量逐渐恢复正常，肠壁肌层厚度增加，杯状细胞数量增多，肠黏膜微绒毛排列紊乱、线粒体肿胀显著改善，表明神曲有明显改善肠功能的作用。大黄对胰脂肪酶活性有明显抑制作用。黄芩有抑菌、解热、镇静、利胆作用。胡黄连有解热作用。青蒿素用有机溶剂提取后，浓缩母液里十分丰富的叶绿素、青蒿醇、香豆素、黄酮、豆甾醇、香甾醇等，其中的多种成分具有抗菌、抗虫及促进免疫等作用。草果果实精油中1，8－桉油精含量较高，它具有驱风、镇静、抗菌、抗病毒、杀灭寄生虫及发汗作用。

【用方经验】周炳文此方用治饮食所伤，或感染诸虫所致脾疳之证，每获良效。

周炳文曾治疗一 3 岁男患，于 1991 年 9 月 5 日初诊。患儿起病 3 个月，腹膨如鼓，青筋攀露，滞泻臭秽扑鼻，日行三四次，微热口渴，烦躁，小便长，食尚健，面黄肌瘦，哭声不扬，舌红粗苔浊，指纹粗滞淡紫。此属食伤脾胃，蓄积化热，灼津成疳之证，治宜扶脾清热、消食化积，用术甘汤原方 3 剂后，日排恶浊大便数次，腹膨大消，热清渴止。复诊守方续服 5 剂，腹转平软，青筋隐没，大便日行 1 次，颜色正常，继以参苓白术散调理，神色恢复，嬉戏如常。

疳证基本方（黎炳南经验方）

【组成】党参、太子参、麦冬、枳壳、陈皮、白芍、茯苓、鸡内金、神曲、甘草。

【功效】健脾助运。

【主治】小儿疳证脾虚不运证。症见形体消瘦，甚则瘦削，发枯，面色萎黄，精神不振，或虚烦不安，食欲不佳，便溏或便秘，腹不胀，舌淡，脉弱。

【加减】脾虚明显者，加白术、山药；多汗、易感冒者，加黄芪及少量防风；便溏者，加枳实、莲子，其中兼见尿频或遗尿者，加益智仁；大便干结者，加天花粉、郁李仁。

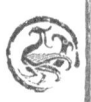

【方解】疳证病机主要在于脾胃受损，气阴耗伤，甚至五脏失养。治疗的主要目的，在于健脾养胃，使气复津生，皆赖脾气之恢复与健运，故治宜益气助运为主，助以生津。若食积已成者则气机壅滞，水谷不能化为精微，故有积者，必兼以消积。此外，小儿脾常不足、肝常有余，脾虚者肝木常乘之，故治方多可佐用平肝之品。据此，健脾助运、消积平肝之法则为治疗之基本大法。疳证基本方中党参、太子参、麦冬、白芍、茯苓健脾益气养阴；鸡内金、神曲、枳壳、陈皮运脾助化；甘草调和诸药。共奏健脾助运之效，适用于小儿疳证脾虚不运证。

【注意事项】方中神曲宜布包煎。

【用方经验】除干疳者外，其余诸疳亦可据此方加减调治。常用剂量：党参6 g，太子参6 g，麦冬9 g，枳壳3 g，陈皮3 g，白芍6 g，茯苓9 g，鸡内金3 g，神曲6 g，甘草3 g。

第二节　维生素 A 缺乏病

维生素 A 缺乏病，又称干眼症、角膜软化症，中医称为"夜盲症"、"雀盲症"、"眼疳"，"鸡雀眼"，系体内维生素 A 缺乏引起的全身性疾病，主要表现为暗光下视力差，结膜、角膜干燥，甚至角膜软化、穿孔，皮肤干燥、易脱屑，生长发育障碍，消化道和呼吸道感染性疾病发生率增高，且易迁延不愈。儿童中维生素 A 缺乏病的发生率已明显下降，但在边远农村地区仍有群体流行，亚临床状态缺乏现象还相当普遍。长期动物性食物摄入不足，有各种消化道疾病或慢性消耗性疾病史及急性传染病史的儿童易罹患本病。自从维生素 A 问世以来，大多药到病除，但亦有禀赋不足、素体虚弱、劳倦无度、肝肾亏损之病例，服之罔效者。

小儿疳积重症方（欧阳履钦经验方）

【组成】煅石燕、煅石决明、煅牡蛎、使君子各30 g，胡黄连、厚朴、鸡内金各15 g。研末。每日6～12 g入猪肝中，用线扎好，米泔水煮服或蒸服。

【功效】理脾杀虫，涵肝软坚。

【主治】腹胀如鼓，青筋暴露，饮食不进，头发焦稀，甚至夜盲，或两目生翳（眼疳），或牙龈腐烂，穿腮脱齿（牙疳）。

【加减】眼疳加密蒙花、杭菊花各24 g，夜明砂30 g；牙疳加紫草、赤芍、生地黄各15 g，外点《金匮》小儿疳积蚀齿散。

【方解】小儿积滞日久，脾胃受损，气血生化之源不足，渐见肌肉消瘦、毛发焦稀、腹大青筋、大便泄泻腥臭、尿着地如米泔、烦热不宁、揉鼻挖耳、斗牙咬甲、酷嗜瓜果咸酸等症，俗称"疳证"，在疳积中属于"疳"之重症。疳之为义，亦即脾胃虚弱，津液干涸之谓。盖小儿脾胃娇弱，如恣食肥甘，或用药剋伐太过，或有虫患，致脾胃受损，气血虚耗，日积月累，遂成此证。方中石燕能除湿热，利小便，退目翳，利小肠，疗眼目障翳，为治疗眼疳的主药。石决明可用来治疗目赤翳障、青盲雀目、怕光羞明、视物昏花等各种虚实眼科疾患，为眼科要药，2药共奏明目退翳之效。煅牡蛎味咸、涩，微寒，归肝、胆、肾经，功善补阴潜阳，收敛固涩，软坚散结，镇惊安神。使君子驱虫、消疳积，对蛔虫、蛲虫有良好的驱杀作用。胡黄连可退虚热，除疳热，善治疳积所致的低热，兼能增进食欲，改善消化功能，是针对牙疳的主药。鸡内金有健胃消食，涩精止遗的作用，是治疗小儿疳积的常用药。厚朴燥湿消痰，下气除满，用于湿滞伤中、脘痞吐泻、食积气滞、腹胀便秘等症。诸药合用，共奏健脾、疏肝、杀虫、明目之功效。

【注意事项】用于治疗重症疳积。用药期间，忌食荤腥生冷。

【现代研究】现代药理研究认为石燕中除

含大量碳酸钙及少量磷和二氧化硅外，尚含有少量的铝、铁、锰、钛、镁、钾、钠等微量元素。石决明补充了人体中缺乏而又很难补充的各种微量元素，提高晶状体内酶系活性，对抗膜过氧化作用，增强透明质酸、硫酸软骨素等的合成，从而保护眼睛晶状体、玻璃体、角膜。煅牡蛎中含钙、磷酸钙及硫酸钙，并含镁、铝、硅、氧化铁及有机成分，所含碳酸钙具有收敛、制酸、止痛等作用。使君子主要含使君子酸、精氨酸、葫芦巴碱等多种氨基酸，并含有亚麻酸甲酯，而亚麻酸及其酯类在前列腺素及其衍生物的合成中，占有特殊的地位，有疏通血管，抗动脉硬化，

促进儿童智力发育等重要作用。胡黄连中环烯醚萜类成分具有抗过敏、降血脂、抗炎及利胆作用。鸡内金作为一种药食同源的物质，主要含有胃泌素等，具有促进胃液分泌，刺激肠胃蠕动排空的功能。厚朴含有丰富的矿质元素、维生素和多种营养成分，至少含有17种氨基酸，其中7种为人体必需的氨基酸。

【用方经验】欧阳履钦认为，疳积病至重症，辛燥健脾固属不宜，消导亦不免劫伤胃气，故参考多家治疗疳积的经验，采用理脾杀虫、涵肝软坚之品，制订小儿疳积重症方，临证用之，颇有效验。此方经加减治疗眼疳疗效颇佳。

第三节 维生素 D 缺乏性佝偻病

维生素 D 缺乏性佝偻病是由于儿童体内维生素 D 不足，使钙、磷代谢紊乱产生的一种以骨骼病变为特征的小儿全身慢性营养性疾病。典型的表现是生长着的长骨干骺端和骨组织矿化不全，维生素 D 不足使成熟骨矿化不全，则表现为骨质软化症，最终发生骨骼畸形。早期表现为易惊烦啼，或神志淡漠、多汗厌食，腹大背凸，晚期以骨骼系统病变为特征。佝偻病虽然很少直接危及生命，但因发病缓慢，易被忽视，常导致机体的抵抗力低下，易并发肺炎、腹泻、贫血等其他疾病。本病属于中医"疳证""五迟证""五软证""鸡胸""龟背""解颅"等。婴幼儿特别是小婴儿是高危人群，北方佝偻病患病率高于南方。

抗佝方（朱瑞群经验方）

【组成】黄芪 20 g，菟丝子 20 g，煅龙骨 10 g（先煎），炒谷芽 10 g，炒麦芽 10 g。

【功效】益气补肾、健脾壮骨。

【主治】小儿佝偻病。

【加减】脾虚便溏者加党参 10 g，炒白术 10 g，茯苓 10 g；纳呆腹胀者加陈皮 10 g，鸡内金 10 g，焦山楂 10 g；湿困苔腻者加苍术

10 g。

【方解】肾为先天之本，肾主骨，骨生髓；脾为后天生化之源，主运化，主肌腠。骨质不坚，肌肉松软，脾肾两虚乃本病主要证候及机理。故健脾益肾乃此病治疗之主要方法。然治病必求其本，因始于肾，终于脾，故当以补肾为先，补脾为后，只要后天调养得宜，脾气得健，佝偻病即可治愈。本方重用黄芪、菟丝子，以黄芪健脾益气，固表止汗，菟丝子入肝肾两经，补肾固精，助脾止泻，共奏脾肾双补，精气互生之效；龙骨性甘、涩、平，主入心、肝、肾经，具有镇静安神、平肝潜阳、收敛固涩之效。谷麦芽能消食和中。《医学衷中参西录》述："大麦芽，能入脾胃，消化一切饮食积聚，为补助脾胃之辅佐品，若与参术芪并用，能运化其补益之功，不至作胀满，为其性善消化兼能通利二便，虽为脾胃之药，而实善舒肝气。夫肝主疏泄，为肾行气，为其力能舒肝，善助肝木疏泄以行肾气。"由此可见，诸药合用，能奏益气补肾，健脾壮骨之效。

【注意事项】阳亢者慎用。

【现代研究】黄芪含有多种皂苷、黄酮、多糖，以及氨基酸、亚油酸、生物碱、胆碱等复杂的化学成分，能提高免疫球蛋白，促

进抗体产生，对 B 淋巴细胞免疫功能具有明显增强作用，对 T 淋巴细胞功能也有增强作用，并具有保护肝脏，降低血清转氨酶，提高抗御自由基攻击的能力。菟丝子主要含黄酮类、糖苷、氨基酸及微量元素，还有胆甾醇、芸苔甾醇、谷甾醇、豆甾醇及三萜酸类、生物碱等化学成分，具有保肝、明目、增强免疫、抗衰老等功能，动物实验表明，菟丝子可以改善肾阳虚小鼠整体活力。龙骨水煎液能够延长自由活动大鼠的总睡眠时间或是缩短戊巴比妥小鼠入睡时间并延长睡眠时间，具有镇静安神作用，可抑制小鼠惊厥反应。麦芽中有富含谷胺酰胺的蛋白质和富含半纤

维素的纤维，这些物质对溃疡性结肠炎有治疗作用；麦芽、谷芽均含有淀粉酶及 B 族维生素等，此外还含有维生素 E 及锌、镁、铜、铁、钾等元素，具有促消化作用。

【用方经验】朱瑞群所在医院曙光医院用此方自制成药佝偻糖浆，治疗佝偻病患儿 55 例，55 例症状治疗前后观察，多汗改善最为明显，其次为烦躁、尿臭，再次为夜惊，至于体征亦有不同程度的改善。血清碱性磷酸酶（二乙醇胺法）检验，55 例中 22 例治前均值为 180 ± 40 单位，治后有 6 例恢复至正常值范围。

第四节　婴儿手足搐搦

婴儿手足搐搦又称"维生素 D 缺乏性手足搐搦"，本病系因维生素 D 缺乏，以致血清钙低落，神经肌肉兴奋性增高，出现惊厥，手足搐搦或喉痉挛等表现，多见于婴儿期。目前因预防维生素 D 缺乏工作的普遍开展，维生素 D 缺乏性手足搐搦已较少发生。中医属于"慢惊风""痫证"范畴。多认为因先天不足，后天失调，脾肾不足，木虚土贼，肝亢成风所致。

平慢汤（李斯炽经验方）

【组成】太子参 9 g，地黄 9 g，山药 12 g，泽泻 9 g，牡丹皮 9 g，菟丝子 12 g，茯苓 9 g，玉竹 9 g，钩藤 9 g，僵蚕 9 g，全蝎 3 g，甘草 3 g。

【功效】滋肾平肝，健脾熄风。

【主治】慢惊风。症见初起手足抽搐不已，以后间断发作，愈发愈频，1 日 2～3 次，发作时颈强目斜，抽搐时轻时重，目睛微赤，每发作一二十分钟后恢复常态，疲惫乏力，睡后眼睛不能闭合，白睛外露，饮食减少，面色㿠白，身体瘦弱，喜喝水，但饮亦不多，脉浮而细弱，舌干而红净。

【加减】后期予以山楂、莲子、石斛等补

脾益胃、养阴熄风以善其后。

【方解】痫症，总由小儿先天气阴不足，再受惊恐而发。肾阴已属不足，恐怖再伤肾精，使肾阴更加虚乏。肝肾同源，肾阴虚则肝阴亦虚，惊再伤肝，使肝阴愈虚而肝阳愈亢，终必导致筋失濡养，阳亢生风，故见颈强目斜、手足抽搐、睾丸上收、目睛微赤等症。其口渴不多饮，舌干而红净，亦属阴亏见症。又因脾中阳气不足，故见饮食减少，面色㿠白，身体瘦弱等症。眼胞属脾，脾虚故睡后眼胞不能闭合。脉浮而细弱，亦符合气阴不足之证。此方乃仿六味地黄丸之意，补五藏之阴以纳于肾也。以地黄大滋肾阴，壮水之主以为君。山药味甘入脾者，具健脾除湿、补气益肺、固肾益精之功效。又以泽泻清膀胱，而后肾精不为相火所摇；再以牡丹皮清血分中热，则主血之心、藏血之肝，俱不为火所烁矣。又以茯苓清气分之热，则饮食之精，由脾输肺以下降者，亦不为火所烁矣。再用玉竹以养肝，钩藤以平肝；僵蚕、全蝎以熄风，佐以太子参、甘草合茯苓、山药补脾益气而不至过火。诸药相合，共奏滋肾阴、平肝阳、健脾胃、熄肝风之效。

【注意事项】病初发作频繁时去太子参。

【现代研究】太子参可明显延长小鼠负重

游泳时间，能明显延长小鼠常压缺氧情况下的存活时间，太子参75%醇提物能明显对抗环磷酰胺所致的胸腺、脾脏的重量减轻，能降低小鼠脾虚阳性发生率，升高脾虚小鼠体重、肛温、胸腺指数及脾脏指数，增加胸腺DNA、RNA和脾脏DNA的含量；太子参磷酯成分有提高机体免疫功能，保护细胞完整，降低血脂，延缓衰老，健脑强精和防止脑血管疾病等作用。山药可延长免疫机能低下小鼠的缺氧耐受时间，提高脾指数、胸腺指数，改善胸腺、脾脏的组织结构；山药中的尿囊素具有抗刺激、麻醉镇痛、消炎抑菌等作用。泽泻煎剂能对抗乙酰胆碱所致离体兔肌的痉挛。丹皮酚可减轻脑缺血再灌注后迟发性脑损害的严重程度，降低脑缺血再灌注后增加的周围血白细胞数，亦能使脑实质中的小胶质细胞和白细胞数明显减少。菟丝子总黄酮亦经证明具有改善实验性心肌缺血、调节机体免疫、刺激内分泌等多种功能。玉竹煎剂有扩张血管、抗急性心肌缺血、抗衰老、抗菌和降压作用；注射液有降血糖、降血脂、抗动脉粥样硬化及抗肿瘤作用。钩藤具有抗癫痫、抗惊厥作用。

【用方经验】李斯认为，肝肾阴亏、脾阳不旺之小儿慢惊风证，如治不得法，迁延日久，势必使阴液愈亏而风阳愈炽，肾精愈伤而发作愈频。治法当先以滋肾涵木熄风为主，佐以扶脾益气。平慢汤以六味地黄丸加健脾益气、平肝熄风之品，治疗慢惊风之婴儿手足搐搦症，疗效颇佳。

周慕新经验方

【组成】党参6 g，茯苓12 g，白术6 g，山药30 g，莲子15 g，扁豆15 g，薏苡仁15 g，肉豆蔻9 g，干姜3 g，炮附子3 g，全蝎3 g，钩藤15 g，生龙骨15 g，生牡蛎15 g，牡丹皮6 g，炒酸枣仁6 g，远志3 g，僵蚕4.5 g，炙甘草3 g。

【功效】温补脾胃，安神镇惊。

【主治】慢惊风之脾胃虚寒型。症见泄泻频繁，面白肢冷，乳食量少，嗜卧乏神，睡则露睛，手如数物，时而惊恐，两手颤动，颈项强直，抽搐无力，时作时止，眼皮颤动，两目斜视上视，舌淡无苔，脉细迟无力，指纹隐约浅淡。

【加减】若为肝阴亏损，虚热内恋，去莲子、扁豆、肉豆蔻、干姜、炮附子，加人参、白芍、蜈蚣、琥珀，合泻青丸；若为脾虚夹痰，去莲子、扁豆、肉豆蔻、干姜、炮附子、牡丹皮，加橘红、京半夏、胆南星，合牛黄抱龙丸、人工牛黄等。

【方解】本方由四君子汤化裁而成，四君子汤是健脾补气的基本方，能甘温益气，健脾养胃。莲子补脾止泻，补脾和胃而不腻，芳香化湿而不燥。白术健脾燥湿，助运化以制水。扁豆甘温，归脾胃二经，为扶脾胃正气之药，并能和中止泻，补而不腻，温能化湿而不燥。山药能补中益肺，固肾止泻，其煎汁浓稠，不寒不燥，补而不滞，双补气阴。干姜、肉豆蔻、炮附子共奏温中健脾、涩肠止泻之效。牡丹皮入心肝二经，清热凉血。茯苓补益脾胃，渗利水湿，宁心安神。钩藤入肝、心包二经，平肝熄风、清热镇惊。全蝎入肝经，能镇惊熄风，用于较重之抽搐。生牡蛎能滋阴潜阳，龙骨能镇心安神，可用于心神浮越，烦躁惊狂之症。远志能安神益智，交通心肾。酸枣仁味甘，性平，有宁心安神、敛汗、养肝功能。僵蚕咸辛，性平，归肝、肺、胃三经，具有祛风定惊、化痰散结等功效。诸药合用，共奏补脾健胃，镇惊安神之效。

【注意事项】凡慢惊风之见吐泻者，需兼治其吐泻；若慢脾风，当以补为先，使液不外泄，精不外越。

【现代研究】茯苓具有肿瘤抑制、免疫增强、抗炎等多方面的药理作用。远志乙酸乙酯提取部位对中枢有显著抑制作用。白术有效成分白术内酯Ⅰ具有较强的增强唾液淀粉酶活性、促进肠管吸收、调节肠道功能的作用。山药中的尿囊素具有抗刺激、麻醉镇痛、消炎抑菌等作用。肉豆蔻能明显抑制小鼠体内小肠推进功能，对新斯的明所致的小鼠推进功能亢进有明显抑制作用，并有涩肠止泻作用。全蝎对多种急、慢性疼痛均有较强抑制作用，且具有较好的修复受损神经的功效。

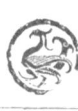

儿科国医圣手时方

钩藤对中枢神经系统的突触传递过程有明显的抑制效应，具有抗癫痫和神经保护作用。龙骨和牡蛎都具有镇静、抗惊厥作用。酸枣仁总黄酮 10～40 mg/kg 可明显减少小鼠的自发活动，协同戊巴比妥纳的中枢抑制作用，拮抗苯丙胺的中枢兴奋作用。牡丹皮的主要成分丹皮酚可减轻脑缺血再灌注后迟发性脑损害的严重程度，降低脑缺血再灌注后增加的周围血白细胞数，亦能使脑实质中的小胶质细胞和白细胞数明显减少。远志乙酸乙酯提取部位对中枢有显著抑制作用。僵蚕煎剂灌服能降低士的宁所致惊厥小鼠的死亡数，其止惊的主要成分为僵蚕及蚕蛹所含的大量草酸铵。

【用方经验】周慕新认为，"速培元气，温补脾肾，乃治慢惊之大法也，临床上慢惊夹痰夹虚热者，亦屡见不鲜。因此，重本兼标，标本兼理，尤为治疗之善法"。慢惊无论何型，首先必培后天，以抑木贼。木不生火，则心火不炎，神明不乱。古人谓："心不热不起惊，肝不热不起风。"培土抑木，实为治惊风之大法也，周慕新临床应用，疗效颇佳。

第九章 小儿呼吸系统疾病

第一节　急性上呼吸道感染

小儿急性上呼吸道感染（简称上感）是鼻腔、咽或喉部急性炎症的概称，是呼吸道最常见的一种感染性疾病。常见病因为病毒，少数由细菌引起。一年四季均可发生，以冬春季节发病率最高，常可侵及口腔、中耳、眼部、颈淋巴结等邻近器官，根据主要感染部位不同，可诊断为急性鼻炎、急性咽炎和急性扁桃体炎等，如炎症向下蔓延则可引起气管炎、支气管炎或肺炎。婴儿表现为起病急，进食减少、腹泻、呕吐、发热。高热时可引起高热惊厥，而咳嗽症状不明显，儿童表现为咳嗽、鼻塞、流涕等局部症状为主，如为链球菌感染，可引起急性肾炎、风湿热等疾病。该病相当于中医感冒、伤风等病症范畴。中医认为其发病乃因小儿脏腑娇嫩，卫外不固，感受外邪所致。其病位在肺，病性以实证为多。

银翘散合生石膏加减方
（裴学义经验方）

【组成】生石膏 15 g（先煎），金银花10 g，连翘10 g，地骨皮10 g，板蓝根10 g，薄荷4 g（后下），鲜芦根30 g，滑石10 g，浙贝母10 g，焦山楂10 g，炒莱菔子4 g，瓜蒌10 g。

【功效】清热解表、化湿导滞。

【主治】反复呼吸道感染之湿热蕴结，复感风热证。症见高热、咳嗽有痰、咽痛、欲冷饮，大便干燥数日不行，咽部充血，扁桃体肿大，舌质偏红，舌苔白厚腻，脉浮数。

【方解】治疗因反复呼吸道感染引起的发热，当以辛凉清热、透邪外达为法，辛可散可行、凉（寒）可退热，选方用药以银翘散合生石膏加减为主。方中生石膏辛凉而微寒，咸而微涩，其体重能清胃火，气清能解肌表，生津液，除烦渴，是一味清凉退热、解肌透表的专药，将其用于温热病初期，既

可清透热邪而不伤津液，又能清胃火，防止内热与外邪相引入里而成阳明病，是为方中主药；金银花、连翘、板蓝根、薄荷、鲜芦根清热解表，透邪外达；滑石清利湿热，使之从小便而出，浙贝母、瓜蒌止咳化痰，焦山楂、炒莱菔子消积导滞，瓜蒌、炒莱菔子并能理气通便。诸药相合，共奏清热解表、化湿导滞之功，适用于反复呼吸道感染之湿热蕴结，复感风热证。

【注意事项】辛凉法治疗小儿发热用药禁忌：①祛邪不要伤其胃气，要把握好辛凉药用的时机、剂量和方法；②发散不要太过，以免轻则津液受伤，重则大汗亡阳；③育阴不要过早：育阴也是退热的方法之一。但必须用于热邪入里、阴液耗伤之际，若表证未解，阴液未亏，滥用养阴之剂，则易生弊病；④不要过用寒凉之品，用时要根据病之轻重、热之高低来定剂量大小，若不问一切而过用寒凉，则犯寒凉遏抑之弊；⑤不要滥用峻泻之品：通下本是退热的方法之一，把握峻泻时机及用药剂量是关键，滥用则恐洞泻不止伤其正气；⑥不要妄用温补之品：发热疾患多属阳邪，温补之剂能烁阴助热，留恋病邪，危害甚大，如确有其虚当慎重用之。

【现代研究】石膏有解热、抗病毒作用，可增强巨噬细胞吞噬功能。金银花具有抗炎、解热作用，能增强白细胞吞噬功能。连翘有广谱抗菌作用。地骨皮有抑菌、解热作用。板蓝根有抑菌、抗病毒作用。薄荷具有消炎和抗菌的作用，薄荷产品对蚊虫叮咬皮肤有脱敏、消炎和抗菌的作用，对上呼吸道感染亦有明显的止咳、消炎和抑菌作用。鲜芦根有解热、镇痛、抑菌作用。滑石有吸附及收敛作用，可保护胃肠黏膜、止泻而不引起结肠。浙贝母有祛痰、镇咳、抑菌作用。焦山楂能提高免疫、抑菌、增加胃消化酶分泌、促消化。炒莱菔子能使离体兔肠的收缩幅度增高，使胃肌条的收缩幅度增高，胃幽门部

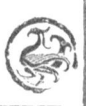

环行肌紧张性和收缩幅度增高，对小鼠小肠有明显的推进作用。瓜蒌有抑菌、祛痰作用。

【用方经验】裴学义在治疗热性病时善用生石膏，用量一般为 15～18 g。但并非一见发热就用，指出生石膏的应用指征为确有热证，外感发热见到发热重而恶寒轻、口微渴而喜冷饮、舌边尖红或舌质红则可大胆使用。抓住其辛凉透表这一特性，来治疗外感发热则是裴学义用药的独到之处。

辛凉清热法为退热的主要方法，但在临床中裴学义还要根据患儿具体情况加减，如：佐以辛温之品助发表透热，佐以甘润之品清热而生津，佐以补益之品以扶正祛邪，散清而不伤正。

清降丸（何世英经验方）

【组成】大皂角 18 g，板蓝根 18 g，玄参 18 g，赤芍 18 g，晚蚕砂 18 g，麦冬 18 g，生川军 18 g，白茅根 18 g，金银花 18 g，青连翘 18 g，大生地黄 18 g，牡丹皮 12 g，青黛 9 g，薄荷 9 g，贝母 9 g，粉甘草 6 g。

【功效】清热凉营，解毒消肿。

【主治】急性咽炎、扁桃腺炎、腮腺炎、猩红热、疱疹性口腔炎等伴有大便干燥者。

【方解】清降丸方中生地黄、玄参、麦冬、牡丹皮、赤芍、白茅根凉营护阴；连翘、板蓝根、金银花、青黛清热解毒；大黄苦寒通下并配合生地、玄参、麦冬增水行舟，加

强通润；贝母、晚蚕砂、皂角子清利咽喉，化痰散结，消肿排脓；薄荷宣散风热；甘草解毒并调和诸药。以上诸药协同，共奏清热和营、解毒消肿之效。

【注意事项】剂型为丸剂。制法：共为细末，蜜丸。每丸 1.5 g 重。服法：1 日总量，1 岁 2 丸，2～3 岁 4 丸，4～6 岁 6 丸，9 岁 8 丸。分 2～3 次服。

【现代研究】现代药理研究证实，板蓝根、赤芍、金银花、牡丹皮、青黛、薄荷均有抗金黄色葡萄球菌、乙型溶血性链球菌作用；玄参、贝母、甘草均有抗金黄色葡萄球菌作用，大黄、连翘对革兰氏阳性细菌和某些革兰氏阴性细菌均有抗菌作用；赤芍、薄荷有抗疱疹病毒作用，牡丹皮有一定程度的抗流感病毒作用；大黄、金银花、连翘、牡丹皮、薄荷、甘草均有抗炎解热作用；赤芍、麦冬有提高免疫功能作用；贝母、甘草尚有镇咳、祛痰作用；生地黄有强心、降血糖、利尿、抗炎作用；皂角子促进呼吸道黏液分泌而祛痰；蚕砂有缓解支气管痉挛作用；大黄尚有泻下、解痉作用。

本药经过细菌培养证明：对咽部金黄色葡萄球菌、乙型溶血性链球菌的敏感度，超过青霉素、土霉素、四环素。

【用方经验】本方除用于治疗上感所致急性咽炎、扁桃腺炎、腮腺炎、疱疹性口腔炎外，还可用于猩红热、腮腺炎等伴有大便干燥者。

第二节　急性支气管炎

小儿急性支气管炎是一种因支气管黏膜感染多种病毒、肺炎支原体或细菌引起的，以咳嗽、咯痰为主要表现的下呼吸道感染性疾病。由于气管常同时受累，又称急性气管-支气管炎。主要症状是咳嗽，病初，为短、干性痛咳。3～4 日后，随着渗出物的增加，则变为湿、长咳，痛感减轻。咳后常伴呕吐。流黏性或黏液脓性鼻液。胸部听诊，病初肺泡音增强，2～3 日后可听到干性啰音，或听

到湿性啰音，以大、中水泡音较多。体温正常或升高 0.5～1 ℃，呼吸增粗。病发于传染病的支气管炎常发高热，且有重剧的全身症状。不及时治疗，可并发肺炎等疾病。多发于 1～6 个月婴幼儿。本病属于中医外感咳嗽范畴。中医认为其发病乃因外感六淫，肺失肃降或肺脾功能失调，内生痰浊，阻塞气道所致。其病位在肺，病性以实证为多。

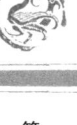

清肺丸（何世英经验方）

【组成】前胡6g，桔梗6g，苦杏仁6g，炒枳壳6g，紫菀6g，旋覆花6g，天竺黄6g，浙贝母9g，枯黄芩9g，化橘红12g，建神曲12g，海浮石12g，紫苏子6g，紫苏叶3g，薄荷3g，粉甘草3g。

【功效】宣肺解表，清热化痰止嗽。

【主治】急性气管炎、感冒所致之风热犯肺证，症见咳嗽，吐白黏痰或黄稠痰者。

【方解】清肺丸方中紫苏叶、薄荷散风解表；苦杏仁、前胡、桔梗、紫菀、旋覆花、紫苏子、橘红、浙贝母化痰止嗽；黄芩清肺热，配天竺黄、海浮石清化痰热；枳壳、建神曲理气健脾；甘草和中。诸药协同，共奏宣肺解表、清热化痰止嗽之功。

【注意事项】清肺丸剂型为蜜丸，每丸重1.5g。服法：1日总量，1岁2丸，2～3岁4丸，4～6岁6丸。分2～3次服。每丸相当片剂2片。禁用于干咳无痰，肺虚久咳者。

【现代研究】现代研究表明：前胡有祛痰、抑制流感病毒、抗菌、抗真菌作用；桔梗有祛痰、镇咳、抗炎作用；苦杏仁中含有苦杏仁苷，苦杏仁苷在体内能被肠道微生物酶或苦杏仁本身所含的苦杏仁酶水解，产生微量的氢氰酸与苯甲醛，对呼吸中枢有抑制作用，达到镇咳、平喘作用；炒枳壳能抑制肠管收缩；紫菀有祛痰、镇咳作用；旋覆花有平喘、镇咳、抗溶血性链球菌作用；天竺黄有抗炎、镇痛作用；浙贝母可镇咳、祛痰；黄芩主要含黄芩苷、黄芩素、汉黄芩素、汉黄芩苷、黄芩新素、β-谷甾醇等成分，能抑制多种细菌、皮肤真菌、钩端螺旋体，并有抗流感病毒、解热、抗炎作用；化橘红具有祛痰、平喘作用；建神曲能促进人体对食物中蛋白质的消化、吸收和利用；紫苏子抑菌，紫苏叶有解热、抑菌作用；薄荷兴奋中枢神经系统而能发汗解热，并有抗菌、抗病毒作用；粉甘草有抗炎、镇咳、祛痰、调节免疫作用。

【用方经验】何世英认为，小儿气管炎，临床上以风热咳嗽为多见。本方即是针对小儿急性气管炎风热症而设，临床用之，每获良效。小儿风热咳嗽，最易向两个方面转化，一是转为肺热，再由肺热引起大便燥结，进而出现阳明腑热证；一是转为肺阴虚，进而出现剧咳不止。腑热证治疗当釜底抽薪，肺阴虚当滋阴润肺，可用咳而安（方见上篇第三章第一节）。

化痰散（何世英经验方）

【组成】贝母9g，猴枣0.3g。

【功效】清热、化痰（稀释痰液，抑制分泌）。

【主治】急性支气管炎、哮喘性支气管炎的迁延状态、慢性支气管炎、肺炎出现肺热证的痰涎壅盛以及喉头疾患的分泌物壅塞等。

【方解】化痰散方中猴枣清热豁痰，川贝母清化热痰，润肺止嗽。两药配合，适用于痰热阻塞气道而致咳喘憋气之证。

【注意事项】本方剂型为散剂。制法：上药混合研匀，每包1g重。服法：1日总量，1岁1包，2～3岁2包，4～6岁3包。分2～3次服。急性呼吸道炎症初起，需要促进排痰者禁用。

【现代研究】贝母有镇咳、祛痰作用；猴枣有解热、抗惊厥、祛痰作用。

【用方经验】何世英认为，化痰散对哮喘性支气管炎的迁延状态，配合喘逐平，能稀释痰液，减少呼吸道分泌。对无喘性喉中痰鸣，单服本药，一般在2至3日内可使痰鸣消失。惟药源稀少，药价昂贵，常于一般治疗无效时应用。

止嗽化痰定喘丸（周慕新经验方）

【组成】麻黄1.2g，苦杏仁10g，生石膏18g，黄芩3g，知母6g，生甘草3g，桑白皮6g，紫苏子6g，葶苈子6g，胆南星3g，瓜蒌5g，莱菔子6g。共研细面，炼蜜为丸，每丸重3g。每次1丸，每日2～3次。

【功效】清热解表，化痰止咳平喘。

【主治】上感、气管炎或支气管炎初起，既有表证又有里热，症见咳嗽痰鸣，微有喘

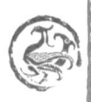
促，微微发热，鼻塞流涕，口渴尿赤，大便干燥，舌质红，苔薄白。

【加减】若发热较高者，可加救急散或牛黄清热散；痰多者，加人工牛黄。

【方解】本方系用麻杏石甘汤、苏葶丸及加味泻白散加减化裁而成。方中麻杏石甘汤（由麻黄、苦杏仁、生石膏、甘草组成）能解表清热，泻肺平喘；苏葶丸（由紫苏子、葶苈子组成）可降气泻肺平喘；加味泻白散中的桑白皮、黄芩、知母可清泄肺热，止咳平喘；加用莱菔子化食定喘，瓜蒌、胆南星清热化痰。诸药合用，共奏解表清热，止咳化痰平喘之效，适用于急性气管－支气管炎表里俱热证。

【注意事项】急性支气管炎病邪在表而无里热者忌用，阴虚证禁用。

【现代研究】麻黄所含麻黄碱有明显发汗作用，伪麻黄碱有显著的利尿作用；苦杏仁中所含苦杏仁苷在体内能被肠道微生物酶或苦杏仁本身所含的苦杏仁酶水解，产生微量的氢氰酸与苯甲醛，对呼吸中枢有抑制作用，从而起到镇咳、平喘作用；生石膏有解热、抗病毒作用，可增强巨噬细胞吞噬功能；黄芩能抑制多种细菌、皮肤真菌、钩端螺旋体，并有抗流感病毒、解热、抗炎作用；知母具有解热作用；生甘草有调节免疫、抗炎作用；桑白皮有镇静、降温作用；紫苏子有抑菌作用；葶苈子有广谱抗菌、利尿作用；胆南星有祛痰、镇静作用；瓜蒌有抑菌、祛痰作用；莱菔子对小鼠小肠有明显的推进作用。

【用方经验】本方是周慕新多年在临床上使用最广、行之有效的组方之一，对于急支外感里热，以此方表里同治，既能解表清热，又能止咳化痰平喘，制成丸剂，服用也很方便，临床用之，每获佳效。

周氏清里热方（周慕新经验方）

【组成】苦杏仁 6 g，桑白皮 6 g，地骨皮 6 g，黄芩 3 g，知母 3 g，白茅根 10 g，紫苏子 6 g，葶苈子 6 g，莱菔子 3 g，瓜蒌 3 g，前胡 10 g，生甘草 1.5 g，人工牛黄 4.3 g（分 2 次冲服）。

【功效】泻肺胃热，止咳平喘。

【主治】用于上感、支气管炎或肺炎之里热证，症见外感咳嗽，热已退或不发热，心烦急躁，去衣揭被，手扬足掷，口渴尿赤，大便干，舌质红，苔黄者。

【方解】本方系用加味泻白散、苏葶丸及茅根汤加减化裁而成。方中苏葶丸（由紫苏子、葶苈子组成）可降气泻肺平喘；加味泻白散中的桑白皮、地骨皮、黄芩、知母可清泻肺热，止咳平喘；白茅根清热利尿，使热从小便而出；苦杏仁、前胡止咳化痰；莱菔子化食定喘；瓜蒌、人工牛黄清热化痰。诸药合用，共奏泻肺胃热，止咳平喘之效，适用于急性气管-支气管炎之里热证。

【注意事项】急性支气管炎病邪在表而无里热者忌用，阴虚证禁用。

【现代研究】苦杏仁能抑制呼吸中枢而起到镇咳、平喘作用，桑白皮具有抗菌作用；地骨皮有解热作用，对金黄色葡萄球菌、伤寒沙门菌有抑制作用；黄芩能抑制多种细菌、皮肤真菌，并有抗流感病毒、解热、抗炎作用；知母具有解热作用；白茅根有利尿、抑菌作用；紫苏子有抑菌作用；葶苈子有广谱抗菌、利尿作用；莱菔子对小鼠小肠有明显的推进作用；瓜蒌有抑菌、祛痰作用；前胡有祛痰、抑制流感病毒、抗菌、抗真菌作用；生甘草有调节免疫、抗炎作用。

【用方经验】周氏认为，小儿生长发育快，新陈代谢旺盛，平日肺胃常有蕴热，感受外邪后又极易化热，因此里热型咳嗽是婴幼儿常见疾患。因此本方亦是周慕新多年在治疗小儿咳嗽中最常使用并行之有效的方剂之一。

1977 年，北京市鼓楼中医医院曾用此方治疗 100 例小儿支气管炎和气管炎，服药 6 日，临床治愈率为 95％，好转率为 5％，其中服药 3 剂治愈者占 81％，临床试验结果表明，本方在消炎、镇咳、化痰止喘方面具有显著疗效。

第三节　支气管肺炎

支气管肺炎又称小叶肺炎，是由细菌和/或病毒引起的，以发热、咳嗽、气喘、呼吸困难以及肺部湿啰音为主要表现为小儿最常见的肺炎。其发热常无定型，呼吸快而表浅，病重者可有鼻翼煽动，甚至出现三凹征，口唇指（趾）端发绀。和其他发展中国家相似，小儿肺炎是威胁我国儿童健康的严重疾病，无论是发病率还是病死率均居首位。多发生于冬春季节及气候骤变时，有些华南地区反而在夏天发病较多。该病属于中医肺炎喘嗽范畴，乃由素体虚弱、感受外邪，或由其他疾病转化所致。其病位在肺，病性以实证多见。

肺炎痰喘汤加减（马莲湘经验方）

【组成】生麻黄 1.5 g，生石膏 15 g，苦杏仁 6 g，葶苈子 6 g，紫苏子 6 g，生甘草 3 g，桑白皮 5 g，黄芩 4 g，瓜蒌皮 6 g，射干 6 g。

【功效】泻肺解毒，化痰平喘。

【主治】急性支气管肺炎痰热闭肺证。症见咳嗽，咳痰黄稠或咳铁锈色痰，呼吸气促，高热不退，胸膈痞满，按之疼痛，口渴烦躁，小便黄赤，大便干燥，舌红苔黄，脉洪数或滑数。

【加减】发热者，加柴胡 6 g；火盛者，加寒水石 6 g；低热者，加地骨皮 6 g；痰湿重者，加半夏 8 g；喘剧者，加地龙 8 g；胸闷者，加青皮 5 g；惊惕者，加蝉蜕 6 g；烦躁者，加白芍 6 g；抽搐者，加羚羊角 1 g；食少者，加石斛 6 g；呕吐者，加竹茹 6 g；腹胀者，加枳壳 6 g；脘满者，加麦芽 6 g；大便干者，加番泻叶 5 g；大便稀者，加白术 8 g；尿赤者，加淡竹叶 6 g。

【方解】肺炎属中医肺炎喘嗽，因风热犯表，热郁肌腠，卫表失和，表邪不解而入里，邪热郁肺，肺卫郁闭，而见高热不退，汗出不解；邪热壅阻肺气，肺失清肃，故咳嗽气急、鼻煽气粗，痰黄或铁锈色；热伤肺络则胸痛；热伤津液而见口渴，小便黄赤，大便干燥；舌红苔黄，脉滑数或洪数均为邪热壅肺之征。方中麻黄宣肃肺气，化痰平喘，为治咳要药；苦杏仁宣肺降气，协调麻黄以制喘；甘草和中缓急，调和诸药；黄芩清上焦实火，清肺凉血，消痰利气；桑白皮、葶苈子苦寒滑利，泻肺平喘；黄芩配石膏加强解毒清热之力，黄芩配桑白皮清肺中明火，葶苈子、射干、黄芩共下肺火热痰，紫苏子、苦杏仁开宣肺气；紫苏子、麻黄、射干、黄芩配伍清疏肺滞。全方共呈泻肺解毒，化痰平喘之功。

【注意事项】风寒、虚寒者忌用本方，脾胃虚寒者忌用。本方运用时当掌握麻黄用量为石膏的 1/10，因为温病不宜过汗伤津。

【现代研究】现代药理研究表明，麻黄主要含麻黄碱，其次为伪麻黄碱，它们具有发汗、利尿、平喘、镇咳、抗过敏、升血压、兴奋中枢神经系统、抗菌、抗病毒及影响神经肌肉传递作用，近年又发现麻黄具有对抗急性血瘀症形成，促进脂肪合成，清除氧自由基的作用。苦杏仁具有舒张支气管平滑肌、止咳、平喘、抗肿瘤、抗溃疡、调节免疫功能、抗脑缺血、促进组织细胞代谢及功能恢复和组织修复的作用。生石膏对支气管的神经、肌肉有抑制与镇静作用，加上钙质降低支气管黏膜的通透性而有解除支气管痉挛的作用。甘草有抗炎，抗过敏及抑制平滑肌活动而有解痉作用。黄芩等具有抗菌、抗病毒的作用，且能增加白细胞的吞噬功能，提高机体免疫力，黄芩还具有明显的解热作用。

【用方经验】马莲湘指出，小儿肺炎之病机以邪犯肺卫，导致肺气闭郁为主，肺司呼吸，主宣降，肺闭则出现咳逆、气促、鼻煽、痰鸣等症状，故辨证须牢牢抓住"肺闭"这一病机，治疗上处处顾及"开闭"这一措施。

儿科国医圣手时方

外邪闭肺，炼液为痰，痰是肺炎的主要病理产物，痰阻气道，可使肺闭加剧，故在宣肺开闭的同时，必须及时祛痰，故用葶苈子、天竺黄清肺豁痰。外邪祛，痰热除，肺闭即开。因而麻黄、石膏与葶苈子、天竺黄之配伍，一宣一降，促使肺气通畅，为本方组成的关键所在，其他均为增强此功能而配合用之，如金银花、连翘轻清入肺经以宣解肺卫之邪热，瓜蒌皮、玄参清润化痰以利咽开肺。肺炎痰喘汤即是针对痰热闭肺这一病机，开闭以治肺炎，豁痰以治痰喘。

本方应用时还要辨别痰重还是热重，痰重者，可加猴枣散1.5 g，分2次吞服；热重将入或已入心包者，加万氏牛黄清心丸1粒研吞，每日2次。若服药后出现腹泻，乃为肺热下泄大肠，痰热下泻，病情缓解，停药后腹泻自止，不必急用止泻剂。

解痉散（何世英经验方）

【组成】天竺黄7.5 g，贝母7.5 g，麝香0.3 g。

【功效】通窍化痰。

【主治】痰浊阻滞、气机不畅所致之痉挛性咳嗽或痉挛性支气管肺炎的咳嗽。

【方解】解痉散方中贝母化痰，天竺黄清痰解痉，麝香通窍利气，共奏缓解痰塞气阻之功。适用于痰热胶结、阻塞气道之痉挛性咳嗽或痉挛性支气管肺炎的咳嗽。

【注意事项】本方剂型为散剂。制法：上药混合研匀，装瓶密封备用。服法：每次服0.6 g，温开水送服。

【现代研究】天竺黄有抗炎镇痛作用；贝母有镇咳、祛痰作用；麝香有兴奋中枢、强心作用。

【用方经验】何世英在临证中，以本方配合化痰散服用，可使痰液变稀，防止呼吸道梗阻，效果更好。

肺闭宁（何世英经验方）

【组成】生麻黄3 g，生石膏9 g，贝母9 g，苦杏仁4.5 g，紫苏子4.5 g，桔梗4.5 g，西洋参4.5 g，旋覆花4.5 g，前胡4.5 g，葶苈子1.5 g，细辛1.5 g，五味子1.5 g，橘红6 g，海浮石9 g，黄芩6 g，麦冬6 g，大枣5个，甘草4.5 g。

【功效】宣肺解热，化痰定喘。

【主治】哮喘性支气管炎、毛细支气管炎、支气管肺炎之痰热闭肺证，症见发热、咳嗽、喘促、呼吸困难、喉中痰鸣等。

【加减】如伴有高热，可加服小儿解热丸（至圣保元丹）。

【方解】肺闭宁方中麻黄、生石膏辛凉疏泄，宣肺平喘；配以黄芩，又清肺热；葶苈子泻肺定喘；人参、麦冬、五味子益气敛肺，生津止嗽；麻黄、细辛配五味子一开一合，宣降肺气；加橘红、紫苏子、苦杏仁、旋覆花、桔梗、贝母、前胡、海浮石化痰止嗽；大枣、甘草调和诸药。本药适用于小儿急性咳喘证。对哮喘性支气管炎、肺炎等，有明显的定喘化痰效果。

【注意事项】本方剂型为糖颗粒散剂，每包1.35 g。服法：1日总量，1岁1包，2～3岁2包，4～6岁4包。分2～3次服。禁用于不出现喘咳有痰的肺炎及疹后阴虚证的肺炎。

【现代研究】生麻黄扩张支气管，能抑菌、抗流感病毒；生石膏有解热作用；贝母镇咳、祛痰；苦杏仁镇咳、平喘；紫苏子抑菌；桔梗祛痰、镇咳、抗炎；西洋参镇静、抗心律失常、抗缺氧；旋覆花有平喘、镇咳、抗菌作用；前胡有祛痰、止咳作用；葶苈子强心，能增加心输出量；细辛有解热、抑菌、抗炎、舒张支气管作用；五味子有抑菌、强心作用；橘红有祛痰、平喘、抑菌、抗病毒作用；黄芩有较广的抗菌谱，对流感病毒PR8株与亚洲甲型流感病毒有抑制作用，并有解热、抗炎作用；麦冬具有抗菌、抗心律失常、改善心肌缺血、增强心肌收缩力和减慢心率、增强耐缺氧能力、提高免疫功能的作用；粉甘草有抗炎、镇咳、祛痰、抗金黄色葡萄球菌作用。

【用方经验】肺闭宁是专治小儿急性喘嗽证的有效方药，系由麻杏石甘汤、葶苈大枣泻肺汤、生脉散、五味子汤等加减组成，药物有泻有补，故能泻中寓补，补中寓泻，既能扶正，又能祛邪，可以防治肺炎患儿的心衰或心肌炎的合并症。故本方对体质较弱，特别是有先天性心脏病、营养不良、佝偻病等患儿所患肺炎，尤为适宜。但何世英指出，在上述肺炎患儿应用此方时，必须具有痰喘的临床主征。如果肺炎而无痰喘证（如早期普通型支气管肺炎、部分病毒性肺炎、新生儿肺炎等），就不宜应用。

小儿肺炎 1 号方（黎炳南经验方）

【组成】麻黄、苦杏仁、葶苈子、桔梗、大青叶、重楼、毛冬青、薏苡仁、甘草。

【功效】清肺、豁痰、开肺、祛瘀。

【主治】小儿肺炎急性期所致热邪壅肺证。症见发热，咳嗽气喘，甚则鼻翼煽动，口渴，有汗或无汗，脉浮滑而数。

【加减】根据小儿肺炎急性期的四个类型加减：风热闭肺证，去葶苈子，加防风；毒热闭肺证，去葶苈子，加石膏、天花粉；痰热闭肺证，去桔梗、大青叶，加紫苏子、桃仁、天竺黄；痰浊闭肺证，去桔梗、大青叶、重楼，加紫苏子、法半夏、陈皮。

若见高热烦渴者，加生石膏；痰盛者，加紫苏子、葶苈子，另加猴枣散冲服。

【方解】本方系三拗汤加味而成。方中三拗汤（麻黄、杏仁、甘草）宣肺平喘；葶苈子辛、苦、寒，能降气祛痰，泻肺行水，与桔梗、甘草均为清化热痰之药，大青叶、重楼、毛冬青清泻肺火，其中毛冬青兼能祛瘀通络、止咳化痰，重楼尚可止咳平喘、熄风定惊；用薏苡仁利湿而健脾护正，控制生痰之源。诸药相合，共奏清热宣肺、化痰通络之功。

【注意事项】肺炎后期气阴两虚者忌用。

【现代研究】研究表明：麻黄有发汗、利尿、平喘、镇咳、抗过敏、升血压、兴奋中枢神经系统、抗菌、抗病毒及影响神经肌肉传递作用；苦杏仁具有舒张支气管平滑肌、止咳、平喘、抗肿瘤、抗溃疡、调节免疫功能等作用；毛冬青能在增加冠脉流量的同时增强心收缩力，但不影响心率，初步抑菌试验表明，金黄色葡萄球菌对毛冬青极度敏感，

变形、痢疾（弗氏）、铜绿假单胞菌亦属敏感，并有镇咳、祛痰作用；甘草有抑菌、抗炎、增强免疫力的作用。

【用方经验】黎炳南认为，小儿外感风寒或风热之邪，治之不当，可以迅速入里，形成痰热闭肺之候，症见发热喘咳、鼻煽唇青等，其病机为痰热瘀闭。由于抗生素的运用，肺炎所致的闭脱之证明显减少，治疗重点应在痰热方面。针对这个特点，黎炳南自拟"肺炎基本 I 号"。方中葶苈子有苦、甜之分，小儿宜选甜者，该药对于肺炎实证小儿，痰鸣漉漉、肺部听诊湿啰音较多者，效果甚佳；大青叶、重楼、毛冬青清肺效佳，而其味无黄连、黄芩之苦，小儿易于接受，其中毛冬青兼祛瘀通络，早用、重用之，可防肺络瘀阻之变，一物而多用，诚为治肺炎之良药；毛冬青兼能祛瘀通络、止咳化痰，重楼兼能止咳平喘、熄风定惊，对预防闭厥之变有一定作用。常用剂量：麻黄 3 g，苦杏仁 3 g，葶苈子 6 g，桔梗 9 g，大青叶 6 g，重楼 6 g，毛冬青 6 g，薏苡仁 9 g，甘草 3 g。

小儿肺炎 2 号方（黎炳南经验方）

【组成】党参、麦冬、五味子、白术、茯苓、陈皮、龙骨、毛冬青、炙甘草。

【功效】益气养阴，化痰清热。

【主治】小儿肺炎后期，发热气喘渐除，但咳嗽未已，痰鸣、低热，甚至肺部可闻及啰音。并见神疲、面白、多汗。

【加减】肺脾气虚为主者，小儿肺炎 2 号方去毛冬青，加法半夏；阴虚肺热者，小儿肺炎 2 号方去白术、龙骨，加青黛、海蛤粉。

【方解】此方实由生脉饮合异功散加龙骨、毛冬青构成。

方中生脉饮（党参、麦冬、五味子）滋养肺阴；异功散（党参、白术、茯苓、陈皮、炙甘草）健脾益气，以杜生痰之源；龙骨敛汗，毛冬青祛瘀通络、止咳化痰。诸药相合，共奏益气养阴，化痰清热之效。故适用于小儿肺炎后期气阴两虚者。

【注意事项】小儿肺炎初期邪实者忌用。

【现代研究】党参有抗溃疡、抗胃黏膜损

儿科国医圣手时方

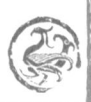

儿科国医圣手时方

伤作用，党参的皂苷成分对肠道运动有调节作用所致；麦冬有一定的抗心律失常、改善心肌缺血、增强心肌收缩力和减慢心率的作用，能增强耐缺氧能力，对白色葡萄球菌、枯草杆菌、大肠埃希菌及伤寒沙门菌等，有较强的抑制作用，尚有免疫促进、改善左心室功能与抗休克作用；五味子有调节免疫、增强机体抗病能力的作用；白术对肠管运动有双向调节作用，亦可增强免疫力；茯苓可增强免疫力；龙骨有镇静、催眠、抗惊厥作用；毛冬青能在增加冠脉流量的同时增强心收缩力，但不影响心率，其初步抑菌试验表明，金黄色葡萄球菌对毛冬青极度敏感，变形、痢疾（弗氏）、铜绿假单胞菌亦属敏感，并有镇咳、祛痰作用；甘草有抗炎、解痉、保肝、镇咳、祛痰、抗癌、抗病原微生物、解毒、解热、镇痛、抗惊厥、调节免疫功能、明显抑制溃疡和抑制胃液分泌的作用。

【用方经验】黎炳南认为，小儿肺炎后期，气息平顺无喘，但仍可有咳嗽、痰鸣、低热。此即转入恢复期，其病机重在气阴耗伤，余热留恋，或痰浊未清，其治疗重点在于补脾肺，益气阴，化痰浊，清余热。应用小儿肺炎2号方，常能获得良好疗效。常用剂量：党参6 g，麦冬6 g，五味子3 g，白术6 g，茯苓6 g，陈皮3 g，龙骨10 g，毛冬青6 g，炙甘草3 g。

王氏肺炎方（王烈经验方）

【组成】紫苏子5 g，黄芩5 g，葶苈子5 g，前胡5 g，马兜铃5 g，桑白皮5 g，苦杏仁2 g，贝母2 g，生石膏5 g，射干5 g，麻黄1.5 g，柴胡5 g，白屈菜5 g。

【功效】止咳、平喘、清热、泻肺。

【主治】小儿支气管肺炎痰闭肺证。症见发热、咳嗽、喘促，时有鼻煽，舌质红，舌苔黄厚，指纹紫滞。

【加减】本方是治疗肺炎喘嗽的代表方剂，临床可随症加减用药：患儿大便干，难以便出可加枳实、莱菔子、番泻叶或生大黄。

【方解】小儿脏腑娇嫩，正气不足，其中"肺脏尤娇"，最易遭到伤害，加上调护不当，

外感风寒邪气，入里化热，上犯于肺，导致肺气失于宣发肃降，热邪煎津成痰，阻塞气道，其气郁闭，呼吸不利则发为肺炎喘嗽。治宜泻肺定喘，解毒化痰。方中苦杏仁、紫苏子、马兜铃、桑白皮、葶苈子、白屈菜止咳平喘；前胡、贝母清热化痰；麻黄、柴胡开宣肺气，解表退热；清热药有黄芩、石膏、射干清热泻火退热。诸药合用，共同起到止咳、平喘、清热、泻肺的作用。

【注意事项】肺炎后期正虚不足者忌用。马兜铃有毒，宜慎用。

【现代研究】本方中白屈菜为罂粟科白屈菜属植物白屈菜的带花全草，现代药理研究表明本药有抑制平滑肌痉挛和镇静、镇痛、催眠、祛痰、平喘、降低血压、抗菌、抗癌、抗炎作用，止咳作用强。

【用方经验】王烈指出，小儿患肺炎喘嗽应注意以下问题，一是保持大便通畅，"腑气通畅，肺气自宣"；二是小儿脾胃素虚，苦寒之药不可应用过久，以免伤脾败胃；三是热病之后多伤阴津，所以后期注意养阴生津，养阴生津常用沙参麦冬汤；患病后若出现气虚证或气阴两虚证，可以合用人参五味子汤加减，人参可以用党参或太子参代替，以免过于滋补而生内热。

痰鸣方（周慕新经验方）

【组成】白前6 g，黄芩3 g，瓜蒌6 g，葶苈子6 g，天花粉10 g，白矾1.5 g，人工牛黄0.3 g。

【功效】清热化痰，止嗽泻肺。

【主治】用于肺炎后痰热未净，症见肺炎恢复期，痰鸣呼噜，日久不消者。

【加减】痰涎壅盛者，加法半夏、天竺黄、前胡、皂角、竹沥水；喘重者，加白果、紫菀、紫苏子、莱菔子；咳嗽重者，加桑白皮、苦杏仁；低热者，加青蒿、地骨皮、白芍、生牡蛎、滑石；呕吐者，加橘皮、枇杷叶；腹泻者，加扁豆、山药；纳差者，加焦山楂、石斛。

【方解】方中白前宣肺降气，化痰止嗽，常用于气喘痰多或咳喘痰鸣；黄芩泻肺火，

瓜蒌清热化痰，润燥止咳；天花粉清热生津，治肺热咳嗽；白矾能祛风热痰涎；牛黄能清热解毒，开窍化痰；葶苈子能逐饮行水，泻肺平喘。诸药相合，共奏清热化痰，止嗽泻肺之效。

【注意事项】方中葶苈子宜布包煎；人工牛黄宜分 2 次冲服；白矾有毒，宜慎用。

【现代研究】白矾有抗菌、收敛、固脱作用，可吐利风热之痰涎。

【用方经验】周慕新用此方宣肺泻肺，清热化痰，痰热去则呼噜自止，临床应用疗效颇佳。

第四节　肺炎支原体肺炎

肺炎支原体肺炎是由肺炎支原体引起的呼吸道和肺部的急性炎症改变，出现以咳嗽、咯痰为主要表现的呼吸道疾病。临床表现为乏力、咽痛、头痛、咳嗽、发热、食欲不振、腹泻、肌痛、耳痛等。咳嗽多为阵发刺激性呛咳，咳少量黏液。发热可持续 2～3 周，体温恢复正常后可能仍有咳嗽。偶伴有胸骨后疼痛。肺炎支原体补体结合试验阳性或双份血清效价呈 4 倍增长；X 线胸片为肺纹理增多，肺实质呈斑点状、斑片状或均匀模糊阴影；痰、鼻和喉拭子培养检查肺炎支原体阳性。多发于 5 岁以上的儿童，近年来婴幼儿发病有增多趋势，婴儿间质性肺炎亦应考虑本病的可能。本病属于中医痉咳、喘咳、风温肺热、喘咳上气等病症范畴。中医认为其发病乃因正气亏虚，外感六淫时邪所致。其病位在肺，病性以实证多见，后期以虚为主，或虚实夹杂。

支原体肺炎基础方（汪受传经验方）

【组成】桑白皮、黄芩、苦杏仁、贝母、鱼腥草、桔梗、瓜蒌皮、桃仁、百部各 10 g。水煎服。

【功效】清热肃肺。

【主治】支原体肺炎。

【加减】胸闷气短者，加黄芪 10 g，丹参 10 g，桂枝 3 g；热重者，生石膏可用至 30 g。

【方解】该证中医辨证多属邪热犯肺，聚液成痰，痰阻气道，肺失宣降。治疗重在清热肃肺止咳。方中桑白皮、鱼腥草、黄芩清泄肺热；桃仁、苦杏仁活血化瘀，止咳化痰，润肠通便；百部润肺止咳；瓜蒌皮、贝母清热化痰；生甘草调和诸药。诸药合用，清、宣、降并行，使邪热得除，恢复肺之宣降功能。

【注意事项】剂量可根据患儿年龄大小增减。

【用方经验】此病西医治疗采用大环内脂类抗生素，红霉素为首选，临床应用有一定疗效，但有部分患者不敏感，同时临床应用消化道反应较多。汪受传主张采用中西医结合治疗，可明显提高治愈率，缩短疗程，减少副作用。曾用此方合并红霉素治疗小儿支原体肺炎 36 例，用药 8～12 日，治愈 33 例，治愈率 91.7%，明显优于单用红霉素的对照组。

第五节　急性毛细支气管炎

急性毛细支气管炎是一种主要由呼吸道合胞病毒引起的婴幼儿较常见的下呼吸道感染，以喘憋、三凹征和气促为主要临床特点，仅见于 2 岁以下的婴幼儿，特别是 1～6 个月的小婴儿。病变主要发生在细小支气管，但肺泡也可受累，因此它属于特殊类型的肺炎。

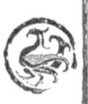
儿科国医圣手时方

北方多数病例发生在冬春季，南方地区夏秋季也有发病。毛细支气管炎常常在上呼吸道感染2～3日后出现持续性干咳和发作性喘憋，常伴中、低度发热。病情以咳喘发生后的2～3日为最重。严重的患儿可出现口周、口唇及指甲发绀，可合并心力衰竭、脱水、代谢性酸中毒及呼吸性酸中毒等酸碱平衡紊乱。该病属于中医喘咳、顿咳、哮喘范畴，乃素体虚弱、感受风热邪气急性发病，邪壅肺络，肺失宣降，上逆则为咳喘，其病位在肺，病理产物是痰，其病性为虚实夹杂，早期以实为主，晚期以虚为重。

苏地止哮汤加减（王烈经验方）

【组成】紫苏子5g，地龙5g，紫草3g，苦参3g，前胡5g，射干5g，黄芩3g，降香3g，北刘寄奴5g，麻黄2g，重楼5g。

【功效】降气活血，止哮平喘。

【主治】毛细支气管炎痰热闭肺证。症见咳嗽、喘吼、气促、气喘、声高息涌、喉间哮鸣、痰黏、色黄、难咯、胸闷、呼吸困难、鼻塞、流涕黄稠、身热、面红唇干、夜卧不安、烦躁不宁、口渴、小便黄赤、大便干、咽红、舌质红、苔薄黄或黄腻、脉浮数或滑数，指纹紫。面红，呼吸急，鼻翼煽动，唇干，心音钝而快，双肺可闻及哮鸣音和小水泡音，腹满，X线胸透示双肺纹理增粗。

【加减】夹惊者，加僵蚕、蝉蜕；夹食滞者，加焦神曲、陈皮；风寒夹热者，加生石膏；兼喉中痰鸣者，加款冬花；咳嗽重者，加百部、枇杷叶；痰多者，加半夏、桔梗、贝母、白芥子；喘重者，加地龙、厚朴、罂粟壳；咽肿痛者，加生地黄、玄参、麦冬；热重者，加牡丹皮、栀子、羚羊角；肺阴已伤，痰热未清者，加西洋参、北沙参、知母；大便干结不下者，加火麻仁、郁李仁、枣仁。

【方解】本病中医称"暴喘""马脾风"。婴幼儿肺脏娇嫩，脾常不足，肌肤柔弱，卫外不固，当冷热失调，正气受损，可为风邪所袭，风邪从口鼻而入，或皮毛而受，肺卫受邪，邪滞肺络，肺气壅遏不宣，邪郁肺经，化热烁津，炼液成痰，加上内有心火上乘于

肺，风邪与痰火互结，阻塞气道，肺气失于宣肃，导致肺胀喘憋。气为血帅，气行则血行，气滞则血瘀，肺气痹阻可影响心血运行，甚者因正不胜邪，心血瘀阻加重，心失所养，造成心气不足则可导致心阳虚衰。方中紫苏子、射干、麻黄、前胡有通宣开肺、降气平喘之功；地龙有开肺解痉之力；苦参、黄芩有宣肺清热之效；北刘寄奴、地龙有活血通络之用。全方一宣一降，一清一活，配伍甚妙。

【注意事项】肺虚咳喘，脾虚滑泄者禁服。脾胃虚寒者忌用。

【现代研究】现代药理学研究证明，麻黄主要成分为麻黄碱，有拟肾上腺素样作用，还能阻止过敏介质的释放，缓解支气管黏膜充血、肿胀；麻黄总碱及麻黄碱对支气管有扩张及抗组胺作用；麻黄有抗病原体的作用，其挥发油对数十种细菌及流感病毒素有抑制作用，加强排痰，而发挥强力祛痰作用。紫苏子具有降气消痰、平喘、润肠的功能；最新研究发现紫苏子具有抗氧化性、抗病毒活性、抗炎、抗血栓、抗血小板聚集及抗菌等作用。地龙具有平喘、抑制被动皮肤过敏反应、显著扩张支气管作用，并能对抗组胺和毛果芸香碱引起的支气管收缩。前胡对流感病毒有抑制作用，并有抗菌、抗真菌作用。黄芩的抗菌谱较广，对多种细菌、皮肤真菌、钩端螺旋体等都有抑制作用，即使对青霉素等抗生素产生抗药性的金黄色葡萄球菌，对黄芩仍然很敏感。紫草具有抗病原微生物、抗炎作用，紫草醇提取物200 mg/kg灌胃给药对醋酸引起的小鼠腹腔渗出性炎症有明显抑制作用。

【用方经验】中医认为肺为娇脏，外合皮毛，内为五脏华盖。一旦感受外邪，肺失宣降，则出现咳喘；加之小儿脏腑未全，气血未实，易感受外邪，易于传变，小儿脾常不足，易影响脾胃运化功能，常会导致饮食停滞，积湿成痰，痰壅气阻则气滞不行，气滞则肺气不得宣发肃降，出现咳嗽、喘憋、痰鸣等症。故治宜降气活血，止哮平喘。苏地止哮汤即为此证而设。

王烈认为毛细支气管炎不可炎去而安。

其与哮喘的支气管改变一样，不过病变居于毛细部分而已。一旦遇有哮喘之候，不论病型如何，必以哮论，治哮不除内根，则难免反复。值得注意的是，婴儿哮喘从年龄上看乃哮喘的早发阶段，发生在此阶段的哮喘，不能认为年龄幼小恢复较一般为快。多数病家是见好就收，结果为幼儿哮喘的发病留下空间。唯一措施是见好不收，坚持治疗到彻底获愈。

第六节　腺病毒肺炎

腺病毒肺炎是一种主要由 3、7 两型腺病毒病原体感染引起的婴幼儿较常见的下呼吸道感染。多见于 6 个月至 2 岁的婴幼儿，起病急。临床表现为稽留高热、萎靡嗜睡、面色苍白、咳嗽较剧烈、频咳或阵咳，可出现喘憋、呼吸困难、发绀等。肺部体征出现较晚，发热 4～5 日后始闻湿啰音，病变融合后有肺实变体征，少数可并发渗出性胸膜炎。X 线特点为四多三少两一致。即肺纹理多、肺气肿多、大病灶多、融合病灶多；圆形病灶少、肺大泡少、胸腔积液少；X 线与临床表现一致。病灶吸收缓慢，需数周至数月。本病远期可合并闭塞性细支气管炎、支气管扩张及其他慢性阻塞性肺疾病。本病属中医外感热病的范畴。古代文献所记载的"肺闭""肺风痰喘""马脾风"等症状，与肺炎颇相类似。本病证候所见，为邪留肺胃，或传心营，其势急重，治宜大解热毒。

熊麝散（董廷瑶经验方）

【组成】熊胆 0.9～1.5 g，麝香 0.03～0.06 g。为末化服，视病情轻重酌量增减。

【功效】清热泄毒，通壅开窍。

【主治】小儿腺病毒肺炎。

【加减】配合三黄石膏、白虎加黄连解毒汤、犀角地黄汤等汤剂大解热毒。

【注意】服时每日 1 剂，以 2～3 剂为度。用时必须根据辨证，慎重选择适应病例，因本方之力在大解热毒。"但贵中节而投，适可而止耳"。原则上不超过 3 剂。盖苦寒香窜，不可久用，唯应中病即止。

【方解】本方之制订，乃据《黄帝内经》："诸热瞀瘛，皆属于火"之理论，以作急救之用，作为本病"急则治标"的专药。方中熊胆苦寒无毒，功能凉血、退热、清心、平肝、开郁结、泄风热；虽一般以其主肝胆热，但李时珍指出其亦入"手少阴、厥阴"，故专治小儿热盛神昏，急惊痰热之重证。麝香苦辛香温，善能通经、开窍、透骨、解毒、定痰惊、辟秽浊，临床以之主清窍蒙蔽，有振神回苏之力。然缪希雍认为，"凡邪气著人，淹伏不起"者，用之可使"自内达外""邪从此而出"，即杨时泰所谓"用之为开关夺路"也。故两品合用，于温毒深伏，邪壅心膈，有直入开壅、解热泄毒之能。每能于一二天内，扭转危局，由险入夷。"但贵中节而投，适可而止耳"。原则上不超过 3 剂。盖苦寒香窜，不可久用，唯应中病即止。

【用方经验】董廷瑶临床应用，牛黄、至宝、紫雪、抱龙等丸剂，亦能清热解毒，镇痉开窍，似与熊麝散殊途同归，但在前述丸剂无效时，熊麝有其独到之功，董廷瑶指出可能是至宝、紫雪之类所配合的药物较多，治疗范围较广，而熊麝则集中于清火解毒，开郁除壅，故力专而效高矣。

董廷瑶经验方 2

【组成】苦杏仁 9 g，桔梗 3 g，生甘草 2.4 g，生石膏（先煎）30 g，连翘 30 g，黄芩 6 g，牛蒡子 9 g，桑叶 9 g，金银花 9 g，竹茹 6 g。

【功效】清肺解毒。

【主治】小儿腺病毒肺炎之风温袭肺，痰热内壅证。症见烦躁不安，精神萎靡，咳嗽

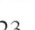

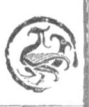

少痰，面青气逆，鼻翼煽动，口渴纳呆，便实溲数，舌红，苔黄腻，脉滑数。

【加减】配合熊麝散清热泄毒，通壅开窍。

【方解】咳嗽不爽，鼻翼煽动，气逆喘促，舌红、苔黄腻，为风温袭肺，致痰热内壅之征；面青神萎、高热不退、烦躁不安，为毒势鸱张、内陷心营之征兆，治宜急用清凉之剂清肺解毒。本方用麻杏石甘汤去麻黄，加入连翘、金银花、条芩、大力子、桔梗、竹茹清肺解毒，合清热泄毒、通壅开窍之熊麝散，更提高了清肺解毒之功效。故适用于腺病毒肺炎之风温袭肺，痰热内壅证。

【注意事项】热退嗽止，余症将除，宜改养阴清肺之剂善后。

【现代研究】苦杏仁有舒张支气管平滑肌、止咳平喘作用。桔梗可增强免疫力。甘草有抑菌抗炎、镇咳祛痰作用。石膏有解热、抗病毒、增强巨噬细胞吞噬功能的作用。黄芩、金银花、连翘均有解热、抗炎作用，金银花、连翘又能抗菌，黄芩能抗病毒。桑叶有抗炎、抗病原微生物作用。

【用方经验】董廷瑶曾治一3岁半女患曹某，因高热不退2周，于1976年8月15日初诊。患儿2周来高热不退，体温持续39℃以上，烦躁不安，精神萎靡，咳嗽少痰，胸片见大小不等的片状阴影，肺部听诊有湿啰音。已经外院住院治疗，曾用青霉素、红霉素等抗生素治疗无效。诊为腺病毒肺炎，慕名求诊。刻诊：体温39.16℃，面青气逆，鼻翼煽动，口渴纳呆，便实溲数，舌红、苔黄腻，两脉滑数。证属风温犯肺，肺气闭塞，痰火内郁，清肃失司。患儿病程已长，持续高热，疑有内陷之虑，急予清肺解毒。予本方2剂。另用熊胆1.5 g，麝香0.03 g，共研末，分2次化服。二诊时热势渐下（体温38.9℃），咳嗽减轻，鼻翼微煽，烦躁已减，舌红、苔薄黄，纳谷稍动。此风温之邪得以外泄，痰火欲解，再以上方去甘草、生石膏、竹茹，加枇杷叶（包）9 g、贝母4.5 g、活芦根30 g，3剂。另用熊胆1.5 g，麝香0.03 g，共研口服。三诊时热势下降（体温38.3℃），咳嗽已减，湿罗音亦少，大便干结，舌红、苔薄黄。改养阴清肺之剂善后，处方：桑叶9 g，生石膏（先）24 g，枇杷叶（包）9 g，贝母4.5 g，苦杏仁9 g，沙参12 g，火麻仁12 g，竹茹汁6 g，活芦根30 g，生甘草3 g。2剂。药后热净咳止，数剂后病愈安康。

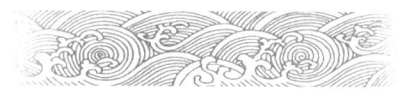

第十章 消化系统疾病

第一节　疱疹性口腔炎

疱疹性口腔炎又名溃疡性口腔炎，是一种由单纯疱疹病毒Ⅰ型感染引起的口腔黏膜炎症反应。其主要临床特征是在齿龈、颊黏膜、舌及上颚、咽部出现单个或成簇小疱疹，疱疹破溃后成为溃疡，上有淡黄色的分泌物覆盖，旁边有一圈红晕，因口腔溃疡引起剧烈疼痛，小儿常常会拒食，该病属于中医口疮范畴，乃由先天不足，风热乘脾、心脾积热、虚火上炎所致。其病位在脾，与心肾相关。其病性以实为主。

刘弼臣经验方

【组成】黄连10 g，木通5 g，地黄10 g，淡竹叶10 g，甘草3 g，栀子5 g，制大黄10 g，黄芩10 g，焦麦芽、焦神曲、焦山楂各10 g。

【功效】清心泻脾。

【主治】心脾积热型疱疹性口腔炎，症见口舌糜烂，纳呆，烦躁哭闹，大便干结，小便黄赤，舌质红，苔黄，脉滑数。

【加减】发热明显可加生石膏、知母以清热，烦躁明显可加栀子、淡豆豉清心除烦。

【方解】本方所治之证因心脾两经蕴热所致，心经有热，心火循经上炎，故见口舌生疮、烦躁哭闹，小便黄赤。脾开窍于口，脾经蕴热，血热肉腐，故见口舌糜烂，大便干结，纳呆。舌质红，苔黄，脉滑数，为心脾有热之象。虚则补其母，实则泄其子，故治宜清心泻脾。方中地黄、木通甘寒，入心经而清心降火；黄芩、黄连、栀子均为苦寒之品，清热解毒，凉血泄热，能泻心脾两经之火；制大黄通腑泻热，淡竹叶清心除烦；焦麦芽、焦神曲、焦山楂消食导滞，醒脾开胃；甘草清热解毒，调和诸药。诸药共奏清心泻脾之功。故可用于疱疹性口腔炎之心脾积热证。

【注意事项】脾胃虚寒者忌用；木通用量不宜过大，以免中毒。

【现代研究】地黄有强心、利尿、降血糖及保护肝脏作用，并能促进血液凝固，对多种真菌有抑制作用；木通有强心、利尿作用，并对某些皮肤真菌有抑制作用；黄芩对多种细菌及病毒有抑制作用，尚有解热、降压、利尿、镇静、利胆、保肝及降低毛细血管通透性的作用；黄连对多种细菌及多种致病性真菌有抑制作用，能增强白细胞的吞噬能力，又有降压、利胆、解热、镇静、镇痛、抗利尿等作用；栀子有解热、镇痛、镇静、降压及止血作用，对乙型溶血性链球菌和皮肤真菌有抑制作用，并能促进胆汁分泌；大黄能增加肠蠕动，抑制肠内水分吸收，促进排便，对多种革兰氏阳性和阴性细菌有抑制作用，并有健胃、利胆、止血、保肝、降压及降低血清胆固醇等作用；淡竹叶有退热、利尿作用；山楂能增加胃中消化酶的分泌，促进消化，并有增加冠脉血流量、扩张血管、降血压和降血脂等作用；神曲有促进消化、增进食欲的作用；谷芽、麦芽含有多种消化酶及维生素，并能促进胃酸及胃蛋白酶的分泌，有促进消化及增进食欲的作用；甘草有抗酸和缓解胃肠平滑肌痉挛的作用，并有抗炎、抗过敏、增强免疫等作用。

【用方经验】本方药物偏重于清心，因心火为君火，君火一旺，五脏之火亦随之而旺。本方立方之旨，亦在抓清心君之火这一主要矛盾。君火一泻，则诸火皆随之而去。方中用大黄、淡竹叶，即使热有出路，随大小便而去，故临床用之，收效甚速。

导赤散加味方（董廷瑶经验方）

【组成】淡竹叶6 g，小生地黄9 g，生甘草3 g，木通4.5 g，黄连1.8～3 g，生石膏（先煎）18 g，活芦根30 g，碧玉散12 g（包），人中白6 g。

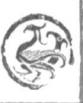
【功效】清泻心胃实火。

【主治】心胃里热,实火上炎之小儿溃疡性口腔炎。症见口腔黏膜及舌边、舌面有大小不等的溃疡,齿龈红肿,或有出血,亦可延及咽喉。患儿疼痛不安,日夜吵闹,饮食受碍,便结尿赤。舌红或绛,脉数。

【加减】便秘者,加生大黄6g;有表热者,去人中白,加金银花、连翘;有咳嗽者,加桔梗、贝母。

【方解】小儿溃疡性口腔炎,多继发于外感高热症。患儿高热持续,甚则旬余不退,舌红或绛,苔糜黄腻,脉数,口腔黏膜及舌边、舌面有大小不等的溃疡,齿龈红肿,有的出血,亦可延及咽喉。患儿疼痛不安,故日夜吵闹,饮食受碍;便结尿赤亦属心胃实火之征。方中导赤散能清泻心火下行;黄连清心火;生石膏、活芦根泻胃火,碧玉散清利湿火;人中白利尿泻火解毒。诸药相合,共奏清泻心胃实火之效。

【用方经验】董廷瑶应用本方时,如见舌苔腻者,则去生地黄,以防其滋腻。若因伤食积滞,湿郁化热,阻于肠胃,湿热熏蒸而发生口腔溃疡者,舌苔多见厚腻,且口气臭秽,胸闷腹胀,又当化浊导滞,可在加味导赤散中酌加广藿香、厚朴、陈皮、枳壳、青皮等品甘辛通泄。若热象较重,心胃火燔,则易灼津液,虽已热退,仍须清滋,可用天花粉、石斛、麦冬、谷芽等,既清余热,又养阴滋阴,以善其后。如舌苔尚腻,为余湿未清,则滋阴之品应慎。

董廷瑶临床上,每以本方配合外用冰硼散涂口舌,1日2次,疗效颇佳。

第二节 鹅口疮

鹅口疮又名雪口病、鹅口疳、鹅口白疮,是一种由于白色念珠菌感染所致的,以小儿口腔黏膜、舌头上布生白屑状物,状如鹅口为主要表现的小儿消化系统疾病。当婴儿营养不良或身体衰弱时可以发病,新生儿多由产道感染,或因哺乳奶头不洁或喂养者手指的污染传播。该病属于中医鹅口疮,乃由先天胎毒,蕴积心脾,心脾积热,上熏口舌,或口腔不洁,局部感染所致。其病位在心脾,兼及于肾,其病性有虚有实。

祁氏雪口方2号(祁振华经验方)

【组成】板蓝根6g,黄柏4.5g,鳖甲9g,白芍6g,玄参6g,石斛6g,黄连粉3g。水煎服,每日1剂。另外,用鹅口散外涂口腔。

【功效】育阴潜阳,清热解毒。

【主治】鹅口疮属阴液亏虚,虚火上炎者。症见口舌上白屑稀散,周围红晕不著,或口舌糜烂。形体怯弱,面白颧红,口干不渴,或大便溏,舌嫩红,脉细。

【加减】兼脾胃虚寒者,加干姜;心经热重者,可先清心热,方用生地黄9g,淡竹叶4.5g,甘草梢4.5g,木通3g,干姜1.5g。

【方解】本方所治之证乃因阴液亏虚,虚火上炎所致。故出现口舌白屑稀散、周围红晕不著等症。方中板蓝根、黄连、黄柏清热解毒;鳖甲育阴潜阳;白芍养血柔肝;玄参、石斛滋阴生津。诸药相合,共奏育阴潜阳,清热解毒之效。

【注意事项】心脾积热之实火证忌用。方中鳖甲宜先煎;黄连粉分2次冲服。

【用方经验】祁振华应用本方时,另用鹅口散外涂口腔(由冰片1.5g,黄连9g,青黛6g,硼砂3g,寒水石9g组成,诸药共研为极细面,过筛为散)。鹅口散具有清热解毒,祛腐生肌,消肿止痛之效。除用于鹅口疮外,还可用于口糜、乳蛾。临床应用时,对鹅口疮、口糜每日外涂1～2次,口角及口周外有溃疡可用香油或其他植物油调涂,对乳蛾可作咽部喷涂。

第三节　急性胃炎

急性胃炎是一种由各种物理性、化学性或生物性有害因子引起的急性胃黏膜病变。多为继发性，可由严重感染、休克、颅内损伤、严重烧伤、呼吸衰竭或其他危重疾病所致的应激反应（又称急性胃黏膜损伤、急性应激性黏膜病变）。误服毒性物质和腐蚀剂，摄入由细菌及其毒素污染的食物，服用对胃黏膜有损害的药物、食物过敏、胃内异物、情绪波动、精神紧张等各种因素所致的变态反应，均能引起胃黏膜的急性炎症。临床表现为起病急骤，轻者出现食欲不振、腹痛、恶心、呕吐，严重者可出现呕血、黑便、脱水、电解质及酸碱平衡紊乱。有感染者常伴有发热等全身中毒症状。本病属于中医胃脘痛、呕吐、霍乱等病症范畴。其病位在胃，病性以实为主。

加味小陷胸汤（何世英经验）

【组成】大瓜蒌 30 g，清半夏 9 g，黄连 4.5 g，玄明粉 3 g。

【功效】清热化痰，宽胸散结。

【主治】急性胃炎痰热互结证，症见胸中痞满、胃脘胀痛难忍、呕吐、大便干燥者。

【方解】本方是小陷胸汤加风化硝组成。小陷胸汤中黄连、法半夏、瓜蒌有清热、涤痰、开郁之效；加玄明粉，能导胸中痰热积滞外出。诸药相合，共奏清热化痰、宽胸散结之功，故可用于急性胃炎痰热互结证。

【注意事项】水煎待凉后，少量频服。如无呕吐或吐止后，可以顿服。

【现代研究】瓜蒌具有强心、抗菌、抗肿瘤作用；半夏具有镇咳祛痰、保护肺组织、改善心肌供血、镇痛作用；黄连具有抗菌、抗病毒、镇静、抗炎作用；玄明粉具有止痛、消炎作用。

【用方经验】本方为治疗急性胃炎之效方。既可用于痰热阻于中焦，出现胃脘胀痛难忍、呕吐、大便干燥者，也可用于小儿肺炎邪气留恋、肺胃实热、肺郁体征多日不消失者。

第四节　急性感染性腹泻病

急性感染性腹泻病是一类因乳食不洁或水源污染导致感染细菌、病毒等微生物所引起的，以急骤出现的腹泻如水，伴腹痛、恶心、呕吐为主要表现的肠道感染性疾病。多见于 5 岁以下的小儿，春季末和夏季细菌性肠炎常见，秋冬季轮状病毒肠炎常见。发病前可有乳食不节、饮食不洁或感受时邪的病史。该病属于中医暴泄、暑泄、秋泄、泄泻等病症范畴。中医学认为其发病多因病邪外袭、饮食内伤所致。其病位在胃与大肠，与脾有关。其病性以实为主。

黎氏秋泻方（黎炳南经验方）

【组成】广藿香 6 g，砂仁（后下）3 g，乌梅 3 g，甘草 3 g，葛根 10 g，茯苓 10 g，火炭母 8 g，太子参 12 g，白术 4 g（本方剂量适于 6 个月~2 岁婴幼儿）。水煎服。

【功效】温化寒湿，健运脾胃。

【主治】小儿秋季腹泻。症见大便清稀带泡，水样或蛋花样，或挟不消化之食物，量多而不臭，面色不华，舌淡或淡红，苔白腻，指纹浮红略滞。

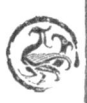
儿科国医圣手时方

【加减】兼气滞者，加佩兰、陈皮；气滞甚者，每见腹胀大，叩之如鼓，更可加枳壳、厚朴；患儿泄泻不止，甚则有滑脱之势者，加五味子、乌梅、益智仁、诃子。

【方解】秋冬之间，寒邪渐生，早晚凉热多变；小儿脾胃常不足，若寒温调摄失宜或贪凉饮冷，风寒之邪每易直犯脾胃。脾主运化水湿，喜温运而恶寒凝，风寒袭脾，气机凝滞，运化失司，水反为湿，谷反为滞，合污而下，并走大肠，则成泄泻之疾。因此寒湿困脾为本病的基本病机，以脾胃调节功能不完善为发病之根本，是故本病多发于"脾常不足"之婴幼儿。方中广藿香、砂仁温化寒湿，为主药；太子参、白术健脾补气，兼可燥湿；葛根升清止泻、生津止渴；火炭母兼清大肠湿热；乌梅酸敛止泻，合四君子汤可酸甘化阴。全方共奏温化寒湿，健脾敛阴，清化肠热之功。

【用方经验】临床所见，南方之人证属脾虚挟湿体质者不在少数，一者因于气候炎热，汗多气耗，二者其人常贪饮冷饮，或常自服苦寒凉茶，均可伤伐脾胃，脾虚不能运化水湿，故然。有鉴于此，黎炳南认为只要辨证确属脾虚者，即可加用健脾补气之品，否则耽误时日或误用苦寒，脾胃更伤，甚或伤及肾阳，则可成洞泻之危疾。至于"虚"证的把握，黎炳南强调小儿"无实便为虚"，即临证无明显实证，如高热、面赤、腹胀实，大便溏臭、夹粘液脓血，舌红，苔厚腻，脉滑等，即可辨为以虚证为主；若症见大便清稀无臭、面白神疲、气短懒言、肌肉不实、自汗盗汗、舌淡胖有齿印、脉细弱者，脾气不足证也，临证常用四君子汤加五指毛桃根、黄芪等健脾补气；若兼见目眶黯黑、五更泄泻、完谷不化、遗尿等症者，乃脾损及肾，关门不固所致，治宜加用健脾固肾之品，常选用补骨脂、肉豆蔻等；若兼见手足不温、畏寒等症者，属脾肾阳虚，不能温煦所致，可加用附子、肉桂、干姜等以温脾固肾；若小儿有滑脱不禁之势，症见大便泻下如注，或大便次数较频，甚或小便时亦见大便排出，而粪质清稀无臭者，即可涩而敛之；若暴泻伤阴，出现阴伤之证，如目眶、前囟凹陷，

尿少、欲哭无泪、皮肤干瘪等，则可配合使用养阴之品。临床上常收涩法与育阴法相合使用，如黎炳南秋泻方中之乌梅合葛根、四君子汤收涩止泻，酸甘化阴即是，甚者可加五味子、诃子、石斛等品，一者敛阴复阴，二者可制约芳化之品燥烈之性，刚柔结合，令脾湿化，泄泻止，阴津复。

赵湛新用黎氏秋泻方配合西药治疗婴幼儿病毒性腹泻80例，两组（每组各40例）均口服补液并口服思密达、妈咪爱、次碳酸铋，试验组加用黎氏秋泻方，止泻标准为进食状态下大便性状、次数如常。治疗4日后两组均止泻，试验组止泻时间为（2.25±0.63）日，对照组止泻时间为（2.87±1.05）日，两组比较有显著性差异（$P<0.5$）。

湿热泻方（黎炳南经验方）

【组成】广藿香10 g，佩兰8 g，葛根15 g，连翘8 g，地榆8 g，茯苓15 g，火炭母12 g，独脚金6 g，甘草6 g。

【功效】清热除湿。

【主治】小儿急性肠炎所致湿热泻。症见大便水样或糊状，或如蛋花样，泻下急迫或黏腻不爽，量多，气味秽臭。纳差食少，烦渴引饮，或伴泛恶，发热或不发热，小便短黄，舌红苔黄厚腻，脉濡滑数。

【加减】热重于湿者，加凤尾草、滑石、白花蛇舌草；热盛体壮者，酌用黄芩、黄连；热盛伤络者，加槐花；湿重于热者：重用芳香化湿之品，加砂仁、豆蔻、苍术等，佐以薏苡仁、车前子等分利水湿；呕恶甚者，加陈皮、法半夏、竹茹等降逆止呕；腹痛剧者，加木香、白芍；食滞者，加神曲、麦芽。若热邪偏重者，可加双黄连注射液静脉滴注。

【方解】方中葛根甘能生津、升发清阳之气；连翘、火炭母、地榆清解肠热，且性味平和，不易伤正，其中地榆并能凉血止血；广藿香、佩兰芳香化湿，和中止呕；茯苓淡渗利湿，健脾和中；独脚金消食导滞，兼利水湿。全方既清肠热，又能化湿、利湿，肠热清，湿浊除，泄泻可止。

【注意事项】此方剂量适用于2～3岁

小儿。

【用方经验】黎炳南此方适用于饮食不慎，湿热内生，脾运失司，清浊不分，合污下注大肠所致之泄下急迫或黏腻不爽、气味秽臭者。临床根据湿热的偏胜加减治疗，疗效颇佳。

黎炳南曾治一6岁男患，因腹泻伴发热3日，于1996年7月16日初诊。患儿3日前外出饮食归来后开始出现腹痛、腹泻，大便日行3～4次，色呈黄糊状，气味臭秽，伴发热，体温38.5℃，纳差。曾到外院求治，诊断为急性肠炎，予先锋Ⅴ号、双黄连等静脉滴注2日，效果欠佳，遂转诊黎炳南。来诊时症见发热（体温38.1℃），精神疲倦，纳差，大便日行4～5次，糊状，黏腻不爽，色黄褐，量中等，臭味较大，夹黏液，口干，舌红，苔厚微黄，脉滑略数。诊断为湿热泻之湿重热轻型，药用广藿香15 g，佩兰15 g，葛根15 g，火炭母15 g，连翘12 g，柴胡12 g，车前子12 g，薏苡仁20 g，茯苓20 g，独脚金6 g，甘草6 g。服2剂后热退，大便次数减少，日行2次，质稠，无黏液，胃纳增加。遂于上方去柴胡、葛根，继进2剂告愈。对此湿热泻之湿重于热者，黎炳南认为非单用清利所能胜任。因湿为阴邪，非温药而不易化，须用芳香温通之品化其湿浊，兼以清热燥湿、淡渗利湿之法，使湿热分途而去，方可获捷效。故对此患儿之治，黎炳南重用芳香化湿，佐用清利以除湿邪。拟方在自拟湿热泻方的基础上，加大广藿香、佩兰的用量，并以车前子分利水湿，加用柴胡透解热邪，药证相合，药仅2剂，即热退、泻减、纳增，守方去解肌清热之柴胡、葛根，继进2剂，诸症悉愈。

第五节 急性肠系膜淋巴结炎

急性肠系膜淋巴结炎是一种因病毒或细菌感染引起肠系膜淋巴结肿大，出现以阵发性、痉挛性右下腹或脐周疼痛为临床表现的儿童肠系膜淋巴结非特异性病原微生物感染性疾病。多见于3～7岁的年龄段，且男童发病率较高，一般认为因乙型溶血性链球菌的血性感染所致，也有人认为与肠道炎症和寄生虫病有关。可分为急性期和缓解期两类。急性发作期可伴见发热、恶心、呕吐等症状，腹部压痛不固定，可随体位改变而变化；缓解期多发热症状消失，但腹痛仍有不规则发生，且病程发作天数较长。该病属于中医小儿腹痛范畴。中医学认为其发病与外感时邪、饮食不节、脾胃虚弱等因素致外邪搏结肠间，气机郁滞有关。其病位在肠系膜，与脾、胃、肺相关。其病性以实为主。

赵心波经验方

【组成】川楝子10 g，天台乌药6 g，广木香3 g，郁金6 g，香附6 g，姜黄30 g，桃仁5 g，厚朴6 g，焦麦芽、焦神曲、焦山楂各6 g，焦大黄6 g，炮姜3 g。

【功效】调气散寒，温中止痛。

【主治】气滞寒凝所致之腹痛，症见腹痛日久，时轻时重，偶有嗳气，大便调，舌淡无苔，脉沉缓，疼痛重者可呕吐清涎。

【方解】暴痛多实、多热、多积滞，久痛多虚、多寒、多气血郁阻，所以古人指出暴痛非寒，久痛非热，虚痛、寒痛喜按，实痛、热痛拒按。方中川楝子、天台乌药、广木香、郁金、香附、厚朴行气止痛，炮姜温中散寒止痛，姜黄、桃仁散瘀行气止痛，焦麦芽、焦神曲、焦山楂、焦大黄祛瘀滞不伤正，共奏调气散寒，温中止痛之功。

【注意事项】实热型腹痛不宜应用；川楝子有小毒，用量不宜过大。

【现代研究】川楝子能兴奋肠管平滑肌，使其张力和收缩力增加，对金黄色葡萄球菌有抑制作用；乌药对胃肠道平滑肌有兴奋和抑制双向调节作用，能促进消化液的分泌，并能够兴奋大脑皮质、促进呼吸、兴奋心肌、

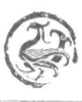

加速血液循环及升高血压；木香对胃肠道有兴奋和抑制的双向调节作用，有促进消化液的分泌、松弛气管平滑肌及抑制伤寒沙门菌、志贺菌属及多种真菌作用，并有利尿和促进纤维蛋白溶解等作用；郁金能促进胆汁分泌和排泄，抑制存在于胆囊中的大部分微生物，有镇痛作用，对肝损伤有保护作用，能明显扩张肠系膜微血管和动静脉，并影响免疫功能而表现抗炎作用；香附有降低肠管紧张性和抗乙酰胆碱的作用，对金黄色葡萄球菌及某些真菌有抑制作用，并有强心及降血压作用；厚朴有抗菌作用，并有抑制肠管作用；炮姜对血管运动中枢有兴奋作用，并有镇呕、镇静、镇痛及祛风健胃作用；姜黄对高脂血症有明显的降低作用，能增加纤溶酶活性，抑制血小板聚集，有利胆作用，能增加胆汁的生成和分泌，并增加胆囊的收缩，且有抗炎作用；桃仁有抗凝及溶血作用，对血流阻滞、血行障碍有改善作用，并有润肠缓下作用；山楂能增加胃中消化酶的分泌，促进消化，并有增加冠脉血流量、扩张血管、降血压和降血脂等作用；神曲有促进消化、增进食欲的作用；谷芽、麦芽含有多种消化酶及维生素，并能促进胃酸及胃蛋白酶的分泌，有促进消化及增进食欲的作用；大黄能增加肠蠕动，抑制肠内水分吸收，促进排便，对多种革兰氏阳性和阴性细菌有抑制作用，并有健胃、利胆、止血、保肝、降压及降低血清胆固醇等作用。

董幼祺经验方

【组成】柴胡 6 g，枳壳 5 g，炒白芍 6 g，甘草 3 g，延胡索 6 g，川楝子 6 g，川芎 5 g，台乌药 10 g，浙贝母 10 g，炒山楂 10 g，夏枯草 6 g。

【功效】清热理气、消积化痰。

【主治】痰、湿、食、热互结，瘀阻肠道所致之急性肠系膜淋巴结炎。症见腹痛、发热，可见血常规中白细胞总数偏高、中性粒细胞偏高。彩色 B 超腹腔内探可见多个淋巴结肿大。

【加减】伴发热者，去白芍、川楝子、川芎，加连翘 10 g，金银花 6 g；伴恶心、呕吐者，去白芍、川芎、川楝子，加厚朴 3 g，广藿香 6 g，陈皮 3 g；伴腹泻者，去白芍、川楝子、川芎，加炒黄连 1.5 g，木香 3 g，茯苓 10 g。

【方解】本病病因多为患儿素来脾运欠佳，或内有积滞（痰、湿、食）者，故每当新邪触动，肺气失肃，气机不畅，而致痰、湿、食、热互结，瘀阻肠道，气运脉络受阻，形成痰核（淋巴结肿大），不通则痛。因此本病的治疗当以清热理气、消积化痰为主，以达通则不痛之目的。故以四逆散合金铃子散理气为主，加血中之气药川芎，既可治血，又可行气止痛；又以乌药辛开行气，夏枯草、浙贝母清热化痰散结，山楂消积化瘀。全方共奏清热理气，化痰消积之功，与本病之病因病机甚相契合。

【用方经验】用该方治疗小儿急性肠系膜淋巴结炎患儿 80 例，并与西药头孢哌酮或头孢三嗪等治疗的 40 例对照组进行比较，均以 10 日为 1 个疗程。结果总有效率治疗组 97.5%，对照组 85.0%。两组比较，西药虽对急性期症状控制较快，但对整体症状、功能恢复则相对较慢，且从临床来看，西药治疗后其腹痛症状容易反复发作，反映其炎症虽得到控制，但内滞未清，气运仍阻。而中医药恰恰在这方面有着明显的优势，即从病因着手，从根本上治疗，清热化痰、理气消积，量证施治，不仅症状消失较快，而且由于痰化、滞清、气通，从而使整体功能得以改善，若再以调理脾运，更可使其巩固不发。

第六节 肠痉挛

小儿肠痉挛又称肠绞痛，是一种因肠道 平滑肌强烈收缩出现以阵发性腹痛或伴有呕吐为主要特点的小儿最常见的急性腹痛。在小婴儿肠痉挛发作时主要表现为持续、难以安抚的哭吵，腹部胀而紧张，双腿向上蜷起，发作可因患儿排气或排便而终止。可伴有呕吐、面颊潮红、翻滚、双下肢蜷曲等症状，在小婴儿则可反复发作并呈自限过程。其病因可能与冷食、受凉、暴饮暴食、喂奶过多、饥饿、大便干燥、食物过敏、某些药物的副反应以及上呼吸道感染有关。其病位在胃肠，病性以实为主。

肠痉缓解汤（蔡化理经验方）

【组成】白芍 20 g，豆蔻 10 g，木香 10 g，醋炒香附 10 g，党参 10 g，白术 6 g，茯苓 10 g，延胡索 10 g，甘草 9 g。3～6 岁小儿每日 1/3～1/2 剂，6～9 岁每日 1/2～2/3 剂，9～12 岁 2/3～1 剂，水煎服。

【功效】健脾益气，解郁活血，行气止痛。

【主治】小儿肠痉挛所致腹痛。症见突然腹痛，呈阵发性，多在半小时至数小时缓解，重者可延至数日，腹痛程度轻重不一，严重者可有哭闹、翻滚、出汗、脸色苍白，腹部脐周可有触痛，年长儿多在上腹部触痛，腹肌较紧张，可在上述触痛部位摸到隆起的索条状肠管，有时可随矢气而疼痛缓解。

【加减】伴呕吐者，加半夏、陈皮；因感冒引起伴有发热者，加金银花、连翘；因情绪引起者，加柴胡。

【方解】小儿肠痉挛又称肠绞痛，系肠道平滑肌强烈收缩而引起的阵发性腹痛，有时伴有呕吐，其病因可能与冷食、受凉、暴饮暴食、喂奶过多或食物过敏以及上呼吸道感染有关。上述因素阻滞脾胃，致脾胃气机郁滞，不通则痛；小儿脾常不足，复因冷饮食滞所伤，致脾气更虚，治当解郁活血，行气止痛以治标，健脾益气以治本。肠痉缓解汤即是针对此病症而设，方中四君子汤（醋炒党参、白术、茯苓、甘草）有健脾益气之功；芍药甘草汤有缓急止痛之效；木香、醋炒香附行气解郁；延胡索活血止痛；甘草又可调和诸药。诸药相合，共奏健脾益气，解郁活血，行气止痛之功，故适用于小儿肠痉挛所致腹痛。

【注意事项】剂量宜根据年龄大小增减。

【现代研究】白芍有抗炎、镇静、镇痛作用，对胃肠平滑肌有抑制作用，并能调节免疫。豆蔻有良好的芳香健胃作用。木香解痉，可通过迷走神经兴奋大肠，使之收缩力加强、蠕动加快而缓解胃肠胀气胀痛。香附有镇痛、解热、抗菌、抗炎、止呕作用，其醇提取物对离体兔肠有抑制作用。党参有抗溃疡作用，并能增强黏膜的细胞保护作用、增强胃黏膜屏障功能，而有抗胃黏膜损伤作用，其皂苷成分对肠道运动有调节作用；党参制剂静脉注射对正常大鼠及用新斯的明增强了的胃蠕动均有抑制作用，表现为蠕动波幅度降低、频率减慢。白术对肠管有双向调节作用，并有保肝、利胆、利尿及强壮作用。茯苓有利尿、增强免疫、镇静、抑菌、松弛肠管作用。延胡索有明显镇痛、镇静、保护胃溃疡、直接作用于平滑肌而缓解肠平滑肌痉挛的作用。甘草有抗炎、解痉、保肝、抗癌、抗病原微生物、解毒、解热、镇痛、抗惊厥、抑制胃液分泌、调节免疫功能的作用。

【用方经验】小儿肠痉挛所致腹痛西医常用阿托品或颠茄合剂解痉止痛，虽能减轻症状，但不能控制复发，肠痉缓解汤对此常可获得良好疗效。蔡化理曾治一 7 岁于姓男患，反复发作性腹痛已 1 年余，每次腹痛持续 3～7 日缓解，每半个月至 2 个月发作一次，常因饮食生冷或受批评后引发，有时找不到诱因，病后经当地医院检查，给予阿托品或冬眠宁可减轻症状，近 2 日腹痛又作，查舌苔薄白，脉沉迟，痛苦面容，两侧颈淋巴结黄豆大小约 3～4 个，腹部脐周有压痛，腹肌较紧张，似有触痛过敏表情，脐部左侧可摸到隆起的条索状肿块，听诊肠鸣音稍亢进。末梢血检验及腹部 X 线检查未见异常。诊断为肠痉挛，予服肠痉缓解汤半小时后，腹部开始咕噜作响，随即矢气而腹痛逐渐缓解，服药后 1.5 个小时，腹痛完全停止。共服药 7 日，此后半年内曾有 2 次发作，即服肠痉缓解汤而腹痛立止。随访 2 年，腹痛未再发作。

儿科国医圣手时方

第七节　消化性溃疡

消化性溃疡是指胃和十二指肠的慢性溃疡。各年龄儿童均可发病，以学龄儿童多见。婴幼儿多为急性、继发性溃疡，常有明确的原发疾病，胃溃疡和十二指肠溃疡发病率相近；年长儿多为慢性、原发性溃疡，以十二指肠溃疡多见，男孩多于女孩。目前认为溃疡的形成是由于对胃和十二指肠黏膜有损害作用的侵袭因子（酸、胃蛋白酶、胆盐、药物、微生物及其他有害物质）与黏膜自身的防御因素之间失去平衡的结果。其临床表现因年龄不同而异。新生儿常表现为急性起病、呕血、黑便；婴儿期表现为食欲差、呕吐、进食后啼哭、腹胀、生长发育迟缓，也可表现为呕血、黑便；幼儿期常见进食后呕吐，间歇发作脐周及上腹部疼痛，食后减轻，夜间及清晨痛醒，可发生呕血、黑便甚至穿孔；学龄前及学龄期主要表现为反复发作脐周及上腹部胀痛、烧灼感，饥饿时或夜间多发，可持续数分钟至数小时，严重者可出现呕血、便血、贫血。消化性溃疡的并发症主要为缺铁性出血、穿孔和幽门梗阻，素食 3 日后粪便隐血试验检查，阳性者提示可能有活动性溃疡。

溃疡丸（何世英经验方）

【组成】紫丹参 60 g，香附米炭 60 g，干姜 15 g，荜茇 36 g，肉桂 36 g，广砂仁 37.5 g，檀香 12 g，公丁香 6 g，紫豆蔻 18 g，姜黄 18 g，附子 15 g，汉三七 9 g，焦内金 24 g，柴胡 9 g。

【功效】温中散寒，理气止痛。

【主治】胃及十二指肠溃疡属于寒证者。

【方解】溃疡丸方中附子、干姜、肉桂助阳温脾；荜茇、丁香、檀香温中散寒；丹参、姜黄、汉三七化瘀止血；柴胡、砂仁、香附、鸡内金舒肝理气。诸药协同，共奏温中散寒、理气止痛之效。

【注意事项】本方剂型为丸剂。制法：共为细末，制成蜜丸，每丸重 3 g。服法：饭后半小时服 1 丸，1 日 3 次（10 岁以上量）。

【现代研究】紫丹参具有抗胃溃疡、抗凝血及抗血小板凝聚作用；香附米炭有镇痛、抗炎、干姜能抑制胃液酸度和胃液分泌，从而抑制胃溃疡；荜茇、肉桂、公丁香均有抗胃溃疡作用；广砂仁有助消化作用；紫豆蔻有止痛、升高胃蛋白酶而抗溃疡作用；姜黄有抗炎、镇痛作用；檀香可抑菌、收敛促进创口愈合；汉三七有止血、抗炎作用；焦内金能提高胃液分泌量、酸度及消化力，增强胃排空能力；柴胡抑制胃液分泌，使胃蛋白酶活性减低，并且有减少溃疡系数的倾向。

【用方经验】本药为治胃及十二指肠溃疡寒证的专药。其用药指征为胃痛，喜热饮食，胃酸多而不影响消化。何氏指出，本药对小儿体弱、脾运失常、消化不良、脘腹冷痛、大便清冷，证属脾胃虚寒、气滞不舒者同样有效。

第十一章 小儿心血管系统疾病

第一节 病毒性心肌炎

病毒性心肌炎是一种在上呼吸道或消化道感染后1～3周，出现以神疲乏力、面色苍白、心悸气短、肢冷多汗、心律失常、心脏扩大、双份血清特异性病毒抗体阳性为主要表现的心脏病。好发于3～10岁小儿，一年四季均可发病，但以春秋两季发病率较高，常继发于感冒、腹泻、麻疹、流行性腮腺炎等病毒感染性疾病之后。新生儿期柯萨奇病毒B组感染可导致群体流行，其死亡率可高达50％以上。该病属于中医学心悸、怔忡、喘证、温病、胸痹、心水等病证范畴，中医认为其发病乃因素体正气亏虚，感受六淫病邪，耗气伤阴损阳，内舍于心所致。其病位在心，影响及肺、脾；其病性为正虚邪盛，正虚在气虚、阴虚、阳虚，邪盛在温邪、湿毒。初病以邪盛为主，久病以正虚为主。

辛苍五味汤加味（刘弼臣经验方）

【组成】辛夷10 g，苍耳子10 g，玄参10 g，板蓝根10 g，山豆根5 g，黄芪15 g，麦冬15 g，五味子10 g，丹参15 g，苦参15 g，重楼10 g，阿胶10 g。

【功效】宣肺通窍，调肺养心。

【主治】病毒性心肌炎之肺气失宣，心失所养证。症见心悸、胸闷、脉结代，并伴有鼻塞、咳嗽等肺气失宣症状。

【方解】本方所治之证乃因小儿正气虚弱，感受外邪所致。外邪侵袭，或借皮毛而入，或从口鼻上受，侵犯心脉，影响血行或扰动心神，出现心悸、胸闷、脉结代等症，并伴有鼻塞、咳嗽等肺气失宣等症。治宜宣肺通窍，调肺养心。方中辛夷、苍耳子、玄参、板蓝根、山豆根、苦参、重楼宣肺通窍，祛邪清肺；黄芪、麦冬、五味子补益气阴，丹参、阿胶养血滋阴，宁心定悸。诸药相合，共奏宣肺通窍，调肺养心之效。

【注意事项】方中剂量宜根据年龄大小增减。苍耳子有毒，宜炒用、慎用。

【用方经验】刘弼臣认为小儿病毒性心肌炎是由于小儿正气虚弱感受外邪所致。心主血，肺主气朝百脉，心肺相邻居上焦，合主一身之气血。外邪侵袭，或借皮毛而入，或从口鼻上受，侵犯心脉，影响血行或扰动心神，出现心悸、胸闷、脉结代等。病程日久肺虚正弱，极易外感而加重病情，或使之迁延。外邪犯肺后，由肺袭心而发生心脏病变。慢性阶段由于病程日久，肺气虚弱之象甚为明显，卫外功能进一步减弱，因而也更易感受外邪，形成恶性循环，导致病情反复或加重，迁延难愈。因此，在急性期调肺论治，一方面可以祛邪清肺，使邪去正复；另一方面切断了外部由肺传心的传变途径，使心不受邪侵而自安。在慢性期调肺论治，一方面继续清除余邪，使邪去正安；更主要的是补益肺气，增强机体抵抗外邪的能力，以利气血化生而养心复脉。辛苍五味汤加味方宣肺通窍，畅气机，行气血，祛邪护肺，逐寇外出，清除原发病灶，切断病邪入侵及传变途径，配合益气养阴宁心之品，心神岂有不安之理。

玉竹丹参饮（蔡化理经验方）

【组成】玉竹20 g，丹参30 g，麦冬15 g，生地黄12 g，蝉蜕20 g，僵蚕10 g，甘草6 g。水煎服。3～6岁每日用$\frac{1}{3}$剂～$\frac{1}{2}$剂，6～9岁每日用$\frac{1}{2}$剂～$\frac{1}{3}$剂，9～12岁每日用$\frac{2}{3}$剂～1剂。

【功效】养阴清热，活血强心。

【主治】病毒性心肌炎。

【加减】气虚者加黄芪、党参；脾虚者加白术、茯苓；伴有低热者加连翘、黄芩。

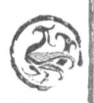

【方解】方中玉竹养阴清热，生津止渴；麦冬、生地黄均有养阴清热、生脉之效；玉竹、麦冬、生地黄 3 药并能养阴强心；丹参补血养心，活血化瘀；蝉蜕、僵蚕经临床观察有宁心定悸之功。诸药相合，共奏养阴清热，活血强心之效。

【注意事项】方中僵蚕研细，分 3 次冲服。

【现代研究】玉竹有类似肾上腺皮质激素样作用。麦冬、生地黄、玉竹三药均具有营养心肌，增强心脏功能的作用。丹参能扩张血管以改善心血循环，有利于心肌的恢复。蝉蜕、僵蚕经临床观察有降低心率的作用，因小儿病毒性心肌炎大都有心率增快或心动过速，用之颇为适宜。

【用方经验】本病目前尚无特效疗法，主要是安静休息。西药多选用大量维生素 C 静脉注射，静脉滴注辅酶 A、三磷酸腺苷、细胞色素 C 等治疗。玉竹丹参饮治疗本病有较好疗效。

曾治一 14 岁男患，因发热 15 日，胸痛、胸闷 5 日而就诊。患儿 15 日前开始发热，体温 38 ℃～39 ℃，伴有流涕、咽痛、四肢肌肉关节疼痛，经当地门诊诊断为急性扁桃腺炎，予青霉素、APC 及维生素 B 族治疗，体温只能暂降，不久又升至 39 ℃左右，呈持续性发热。于病后第 12 日始自感胸痛、胸闷、心慌，且日益加重。心电图检查示 I 度房室传导阻滞。予玉竹丹参饮加连翘、黄芩水煎服。服药第 4 日体温降至 37.5 ℃，胸痛、胸闷减轻。服药第 8 日体温降至政常，胸痛、胸闷消失。服药至 16 日时，心电图检查结果完全恢复正常。上方去连翘、黄芩、僵蚕、蝉蜕，续服 1 周。痊愈出院。

益气滋阴、补血复脉方
（何世英经验方）

【组成】火麻仁 9 g，生地黄 9 g，白芍 9 g，佛手花 4.7 g，阿胶 9 g（烊化），麦冬 9 g，炒麦芽 9 g，朱茯神 9 g，丹参 9 g，炙甘草 9 g，合欢花 4.7 g，生龙骨 15.6 g。水煎服。

【功效】益气滋阴，补血复脉。

【主治】病毒性心肌炎心阴不足证。症见热退后胸闷，食欲差，时有心悸，失眠，呼吸稍促，小便稍黄，大便秘结。舌质红无苔，脉细数，偶有间歇。

【加减】睡眠佳者，去合欢花、生龙骨。

【方解】本方为加减复脉汤。所治之证乃因心阴不足而出现热退后胸闷，食欲差，时有心悸，失眠，呼吸稍促，小便稍黄，大便秘结等症。治宜益气滋阴，补血复脉。诸药相合，共奏益气滋阴，补血复脉之效。

【注意事项】方中阿胶宜烊化兑服。

【用方经验】何世英曾以此方治疗一 6 岁女患，曾因感冒发热 3 日，愈后一直胸闷，食欲差，有时心跳，夜间失眠。在某医院作过心电图，诊断为病毒性心肌炎。就诊时见患儿面色精神可，呼吸稍促，小便色稍深，大便秘结。舌质红无苔，脉细数，偶有间歇。证属心阴不足，治以益气滋阴，补血复脉。药用：火麻仁 9 g，生地黄 9 g，白芍 9 g，佛手花 4.7 g，阿胶 9 g（烊化），麦冬 9 g，炒麦芽 9 g，朱茯神 9 g，丹参 9 g，炙甘草 9 g。服药 1 周，胸闷减轻，食欲略振，大便每日 1 次，不干，睡眠仍差，舌脉同前。守上方加合欢花 4.7 g，生龙骨 15.6 g。续服 1 周，睡眠较好，胸闷已愈，食欲可，有时头晕、心悸，但脉数渐减，未显间歇。改用蒺藜、白芍、阿胶（烊化）、柏子仁、松子仁、酸枣仁、生地黄各 9 g，生龙齿 15.6 g。守方加减连服 2 月余，复诊时无自觉不适，复查心电图正常。

桂枝龙牡汤（董廷瑶经验方）

【组成】桂枝 9 g，白芍 9 g，生姜 6 g，甘草 6 g，龙骨 12 g，牡蛎 20 g。水煎服。

【功效】扶助心阳，调和营卫。

【主治】病毒性心肌炎心阳不足，营卫不和证。症见心悸怔忡、自汗盗汗，夜寐欠安，睡中梦多，舌淡苔少而润，脉细数而时有结代。

【加减】汗多淋漓者，加麻黄根、糯豆衣、浮小麦、糯稻根；睡梦惊扰者，加龙齿、远志、茯神、朱麦冬；胸闷不适者，加郁金、香附；纳少不馨者，加陈皮、佛手；阴虚血少者，加阿胶、生地黄、当归、枸杞子；心气虚者加党参（或太子参）、黄芪、五味子；唇舌青晦而脉见结代者，加丹参、赤芍、红花、川芎之属；面色不华、舌淡胖嫩者，加制附子。

【方解】《素问·经脉别论》云："食气入胃，浊气归心，淫精于脉"，营行脉中，卫行脉外，这样营卫就与心之阴阳有着直接的联系。故《难经集注》指出："心者主营卫"，前贤素有"损其心者，调其营卫"之观点，认为"调其营卫，使血脉有所资也"（《难经正义》）。此即桂枝汤既是"营卫之剂"，亦为"手少阴心之剂（《本草述勾玄》）"之所由。

本方对心阳浮越者，能"以桂枝引其归路，而率龙牡介属潜之也"（《本经疏证》），对脉动中止，桂枝尤能"导引真阳而通血脉"，长于"疏理不足之阳，而通其为壅为结之瘀"（《本草述勾玄》）。方中以桂枝汤助益心阳、调扶营卫，以龙牡摄敛神气、宁心镇固。是以卫固营守，即所以心得资养，脉得常行。故本方治疗心悸脉促，是与其所包含的调和营卫功用密不可分的。

【注意事项】方中剂量宜根据年龄大小增减。

【用方经验】对病毒性心肌炎、心肌炎后遗症等病，辨证属心阳不振，卫弱营耗者，选用桂枝龙牡汤为主方，以桂枝汤助益心阳、调扶营卫，以龙牡摄敛神气、宁心镇固，随症而加味施治，每能获得良效。

董廷瑶曾治疗一奚姓 6 岁男患，于 1978 年 5 月 15 日初诊。患儿感冒以后，自感疲乏、胸部不舒已有 2 个月余，经心电图检查 ST 段偏移，T 波倒置，心律失常，确诊为"病毒性心肌炎"。刻诊：面㿠神萎，心悸胸闷，汗多易感，纳谷不香，夜寐不安，舌苔白、薄腻，脉来中止。辨证属营卫不和，运血无力，心脉瘀阻，心失所养。治拟调和营卫、活血通脉。处方：桂枝 3 g，白芍 9 g，生姜 2 片，红枣 3 枚，炙甘草 3 g，当归 6 g，茯苓 9 g，紫丹参 9 g，陈皮 3 g。7 剂。二诊：

服药后心搏较和，心悸次减，汗出渐多，纳谷略动，胸闷时作，眠难少寐。前方已合，再以和营。原方去紫丹参，加防风 4.5 g、桔梗 3 g。7 剂。三诊：心营渐和，汗出减少，心悸已少，胸闷亦除，面色转润，舌苔薄润，脉象较和。心电图复查已无异常。营卫调和，心得资养，脉得常行。故改用益气活血、宁心复脉为主。处方：太子参 9 g，当归 6 g，紫丹参 9 g，赤芍 9 g，白芍 9 g，茯苓 9 g，陈皮 3 g，生姜 2 片，红枣 3 枚。14 剂。服后病情稳定，患儿形神活泼，汗出已止，诸症悉平而痊愈。

董廷瑶认为，病毒侵心皆可损伤心之气血阴阳。心悸、脉结代与中医的营卫功能相关，而营卫耗伤则与心脏虚损有其病理上的联系，即所谓"心者主营卫""损其心者，调其营卫"。卫主气，营主血，调和气血阴阳，扶正祛邪是治疗病毒性心肌炎的基本法则。本例首先抓住面㿠汗多、平时易感等特点，择机而施，投以调和营卫的桂枝汤，佐以活血通脉之品，药后心搏较和，迅即见效。后改以益气活血复脉之剂，而告病愈。由于药证合拍，故而效佳。

郭锦章经验方

【组成】太子参、当归、丹参各 10 g，川芎、桃仁、炙甘草、延胡索、炒枳壳、青皮、陈皮各 6 g，炙黄芪 12 g，红花 4 g。

【功效】益气养心，活血化瘀。

【主治】病毒性心肌炎之气虚络瘀证。症见乏力、心慌、胸闷、汗出、心前区隐痛，舌质暗红，少苔，脉细而结代。

【方解】本方系血府逐瘀汤加补气理气之品而成，所治之证乃因气虚络瘀所致，治宜益气化瘀。方中太子参、炙黄芪、当归、丹参、炙甘草益气养心；川芎、桃仁、红花活血化瘀；延胡索、炒枳壳、青皮、陈皮理气止痛。诸药相合，共奏益气养心，活血化瘀之效。

【注意事项】病期忌做剧烈运动。

【用方经验】郭锦章认为，病毒性心肌炎因久病气虚，余邪留恋，瘀阻络脉，血行受

儿科国医圣手时方

阻，心失所养导致者，其治疗的关键是气虚和血瘀，因气为血帅，血随气行，故选用血府逐瘀汤加补气理气之品，标本同治，可获良效。郭氏曾治一6岁王姓男患，于1983年3月17日就诊。患儿3日前因感冒后时感乏力、心慌、胸闷、汗出、心前区隐痛，在省某医院心电图检查：频发室性早搏，ST段压低，诊为"病毒性心肌炎"，治疗3个月，症状改善不明显而转诊。察其舌质暗红，少苔，脉细而结代。证属久病气虚，脉络瘀阻，予此方以益气养心，活血化瘀。服药2周，胸痛止，胸闷好转，脉沉缓而间歇。守原方去延胡索、枳壳、青皮、陈皮、川芎，加鸡内金6 g，柏子仁10 g。连服1个月，精神活泼，饮食正常。二便调，诸症消失，心电图正常。改用复方丹参片口服2个月而病愈。

四参安心汤（张学文经验方）

【组成】玉竹、麦冬、玄参、太子参、丹参、苦参、鹿衔草、瓜蒌、生山楂、炒枣仁各10 g，炙甘草5 g，三七粉1 g，当归6 g。

【功效】补益气阴，化瘀养心。

【主治】病毒性心肌炎之气阴两虚，心血瘀阻证。

【方解】本方所治之证乃因气阴两虚，心血瘀阻所致，治宜补益气阴，化瘀养心。方中太子参、丹参、当归、玉竹、麦冬、玄参、炙甘草、炒枣仁益气养阴宁心；苦参、鹿衔草、瓜蒌、生山楂、三七粉化瘀通络养心，共收补益气阴，化瘀养心之效。

【注意事项】方中三七粉宜冲服。

【用方经验】四参安心汤有补益气阴，化瘀养心之功，契合病毒性心肌炎之气阴两虚，心血瘀阻之病机，临床应用自能取得良效。张学文曾治疗一10岁李姓男患，因胸闷、心慌、乏力、纳差1年余就诊。曾因"病毒性心肌炎"在他院住院40余日，多次做心电图示心律不齐、心肌损害、心肌供血不足，病情反复。易出汗，大便干，数日一行，心率89次/分，律齐，听诊未闻及病理性杂音，舌尖红，苔薄白，脉沉细。证因热毒久留，灼伤气阴，又瘀血阻滞，心失所养，故迁延期年未愈。证属气阴两虚，心血瘀阻，心失所养。予四参安心汤每日1剂，水煎分2次服。此后每周诊治1次，在上方基础上，曾加炙黄芪、薤白、茯苓等药，服用20日后胸闷消失，精神好转，乏力减轻，偶有心慌、纳差，口淡无味，汗多，舌红少苔，脉较前有力。继用方：麦冬、太子参各10 g，五味子、苦参各6 g，炙甘草5 g，白芍、鹿衔草、瓜蒌、炒酸枣仁、茯苓、柏子仁、焦麦芽、焦神曲、焦山楂各10 g。每日1剂，水煎服，稍事调理。

第二节　小儿心律失常

小儿心律失常是一种由于儿童时期心脏的心肌细胞兴奋性、传导性和自律性等电生理发生改变，从而出现心脏搏动的节律失常的心血管疾病。儿科的心律失常可以是先天性的，也可以是获得性的，如风湿热、心肌炎；毒物、毒素；药物或心脏手术后。心律失常的主要危险是由此产生的严重心动过缓或心动过速可导致心搏出量的降低，并可能引起晕厥或猝死。但大多数心律失常并无生命危险，如单纯房性、室性期前收缩可存在正常儿童中，准确判断心律失常是否对生命构成威胁非常重要。心律失常包括期前收缩、阵发性室上性心动过速、房室传导阻滞等。

房室传导阻滞是指由于房室传导系统某部位的不应期异常延长，激动心房向心室传播过程中传导延缓或部分甚至全部不能下传的现象，Ⅰ度房室传导阻滞可见于正常健康儿童，也可由风湿性心脏炎、病毒性心肌炎、发热、肾炎、先天性心脏病引起，在应用洋地黄时也能延长P-R间期。Ⅱ度房室传导阻滞产生原因有风湿性心脏病、各种原因引起的心肌炎、严重缺氧、心脏手术后及先天性心脏病（尤其是大动脉错位）等。Ⅲ度房室传导阻滞，又称完全性房室传导阻滞，小儿较少见。

藿连汤加味（陈宝义经验方）

【组成】广藿香 10g，黄连 5g，厚朴 10g，苍术 15g，茵陈 15g，桂枝 6g，黄芪 15g，川芎 5g，甘草 3g。

【功效】化湿解毒、益气通阳。

【主治】心肌炎急性期伴发的缓慢型心律失常，多属湿遏心阳证。症见恶寒发热，呕吐腹泻，头重肢困，食欲不振，或发热起伏，缠绵不愈，脘腹胀满，继之出现胸闷，气短，乏力，心悸，脉濡或迟或缓或结代，舌淡，苔白腻。

【方解】湿毒之邪袭人，首犯肺胃，进而蕴于脾胃，先损伤脾胃之阳气，继而累及于心。心主血脉，湿毒侵心，阻遏心阳，则宗气无力鼓动血脉，致使经脉不畅而发。方中广藿香、厚朴、苍术行气化湿、健脾通阳，茵陈、黄连解毒祛湿，桂枝、黄芪、川芎益气活瘀通阳，甘草调和诸药。全方共奏化湿解毒、通阳复脉之功。

【注意事项】方中剂量宜根据年龄大小增减。

【加减】若素体阳盛，湿邪从阳化热，或湿毒久郁而化热，症见心烦、发热，可加栀子豉汤以清热除烦。

【用方经验】陈宝义认为病毒性心肌炎所致的缓慢型心律失常，其病机演变过程主要分三个阶段：发病之初，以湿毒侵心、阻遏心阳为主；病情迁延不愈，以心阳受损、日久及肾为主；病至后遗症，则以瘀阻心络、心阳不振为主。不论何种病期，其病机关键均是心阳受累，使心脏不能正常发挥其主血脉之功能，最终导致脉运不畅。因此在治疗上，应抓住这一基本病机，在辨证论治的基础上，施以通阳、温阳、振阳之法，每收奇效。本方即是用于病毒性心肌炎缓慢型心律失常之初病者。

陈宝义曾以此方治疗一8岁男患，因上呼吸道感染后出现乏力倦怠、面色苍白、时憋气1个月，于1991年7月24日入院。入院时症状：时发低热，纳呆，大便稀，每日2~3次。体查：体温36.9 ℃，精神略差，咽部充血，双肺（—），心律不齐，心率54次/min，腹稍胀，四肢发凉，舌质淡红，苔白腻，脉濡缓、结。心电图示窦性心动过缓，窦房传导阻滞。心肌酶谱升高。X线胸片示心胸比例56％。心功能示左室收缩功能下降。诊断：急性心肌炎。辨证：湿毒留恋，心阳被遏。治以化湿解毒，益气通阳法。药用：广藿香10 g，黄连5 g，厚朴10 g，苍术15 g，茯苓10 g，桂枝10 g，郁金10 g，黄芪15 g，炙甘草5 g，水煎服，1日1剂。治疗1周，患者大便恢复正常，低热消退。宗前法继续调治6周，乏力、憋气、苍白均明显减轻。心电图明显好转，仍有窦性心律不齐，心率67次/min，心肌酶恢复正常。门诊继续调治6个月，复查胸片心胸比例缩小至52％，心功能恢复正常，诸症消失。

温阳复脉饮加减（陈宝义经验方）

【组成】桂枝、淫羊藿、制附子、炙麻黄、细辛、生地黄、熟地黄、山茱萸、党参、黄芪、丹参、炙甘草。

【功效】温阳益气复脉。

【主治】病毒性心肌炎之心肾阳虚、脉运涩滞证。症见心悸怔忡，胸闷心痛，形寒肢冷，面色苍白，自汗乏力，脉沉迟无力或沉细、沉涩、结代。

【加减】气虚者加黄芪、党参；脾虚者加白术、茯苓；伴有低热者加连翘、黄芩。

【方解】湿毒伤阳，抑或是阴损及阳，均能导致心阳虚损，日久下累及肾，心肾阳虚，使心脉失于温煦鼓动，气血运行不利，血脉涩滞不通，遂发本证。方中桂枝、附子、麻黄、细辛、淫羊藿补心肾而助阳气，散寒结而通经脉；生地黄、熟地黄滋补肾阴，意在阴中求阳；党参、黄芪、炙甘草、丹参益气活血复脉。诸药相配，共奏温阳益气、活血复脉之功。

【注意事项】方中剂量宜根据年龄大小增减。

儿科国医圣手时方

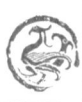
儿科国医圣手时方

【用方经验】陈宝义曾用此方治疗一10岁李姓男患。因患心肌炎2年余，于1993年8月30日就诊。诉2年来经常出现乏力、心悸、胸闷、头晕、多汗等症状。体查见面色苍白，精神倦怠，咽稍红，双肺（一），心音稍低，心律不齐，心率52次/min，腹软，舌质淡胖，苔白腻，脉濡缓无力。心电图示窦性心动过缓，房室传导阻滞。超声心动图示左心室扩大，室间隔运动幅度减低。心肌酶正常。诊断为迁延性心肌炎。证属心肾阳虚，痰瘀留滞。治以温阳益气、化痰逐瘀为法。药用黄芪、制附子、炙麻黄、桂枝、淫羊藿各10g，熟地黄15g，山茱萸10g，丹参15g，半夏、陈皮、郁金各10g，炙甘草6g。水煎服，每日1剂。治疗1个月，患儿症状消失，四肢温，心率升至64次/min，房室传导阻滞缓解。继予原方化裁调治2年6个月，心率始终维持在60~76次/min，心电图与超声心动图恢复正常。常用剂量：桂枝10g，淫羊藿10g，制附子3g，炙麻黄6g，细辛3g，生地黄10g，熟地黄10g，山茱萸10g，党参10g，黄芪10g，丹参15g，炙甘草6g。

通脉口服液（陈宝义经验方）

【组成】当归、三七、降香、赤芍、山楂、姜黄。水煎服。

【功效】活血通脉振阳。

【主治】心肌炎后遗症出现的缓慢型心律失常之瘀阻心阳。伴见心脏扩大或心肌肥厚，临床症状视心动过缓的轻重而不同，轻者可无自觉症状，也可见有面色黯滞，口唇不荣，心胸刺痛，胸中窒闷，心悸怔忡，倦怠乏力等表现，重者甚至可反复出现昏厥。舌质或隐青或有瘀斑，苔薄，脉涩或弦细或结代。

【加减】阳虚甚，脉迟者，加用麻黄附子细辛汤；气虚重，乏力者，加黄芪、党参；兼阴虚者，加生地黄、熟地黄、麦冬、玉竹；复感邪毒者，加用野菊花、虎杖、牡丹皮等。

【方解】湿热毒邪壅滞于心，致使血运滞涩，阳气亏虚，无力鼓动血脉而致，又可因阴血亏虚，血液运行涩滞而发，若失治误治，

则瘀血久羁不去。治疗上应长期坚持活血化瘀、养血通脉之主法，同时不忘振奋心阳。方中当归、三七活血、补血、和血；降香、姜黄化瘀兼行气，气行则血行；山楂散瘀兼以悦脾；赤芍凉血散瘀并制诸药之偏温。诸药共奏活血化瘀、养血通脉之功。

【注意事项】方中剂量宜根据年龄大小增减。

【用方经验】陈宝义治疗小儿缓慢型心律失常的思维方法与临床经验，可以概括为几方面：一是重视审因论治。将造成缓慢型心律失常的"湿毒"、"阳虚"、"痰瘀"等原发或继发病因，作为在不同病程阶段的辨证治疗重点。二是善用温热类药物。针对缓慢型心律失常不论何种病因、病期均属"心阳受累"的基本病机认识，主张"只要无明显热证表现者，即可大胆使用温热药物，不必脉证悉具"。三是强调遣方用药的合理配伍。比如，在重点应用温阳药的同时，根据阴阳互根理论，常配以生地黄、熟地黄、山茱萸、玉竹等滋阴之品，既能于阴中求阳，使阴阳互生，又可监制诸药温热之性，避免长期服用温热药之弊端。

陈宝义曾治一14岁王姓男患，于1995年7月11日初诊。患病毒性心肌炎3年余，平时偶有胸闷乏力，心前区刺痛，无其他不适。饮食、二便正常，曾多次查心电图均示窦性心动过缓、Ⅱ度窦房传导阻滞、心率40~56次/min，查体：精神好，咽稍充血，双肺（一），心音有力，心律不齐，心率52次/min，腹软。舌质隐青，苔薄，脉细涩。超声心动图示左心室稍扩大，心肌酶正常。诊断：心肌炎后遗心律失常。辨证：瘀阻心络，心阳不振，脉行不畅。治以活血化瘀、养血通脉为主，予通脉口服液（1ml含生药0.3g），每次25ml，每日2次。用药3个月，临床症状消失，心率增至56~60次/min。继续巩固治疗1年，心率增至62~70次/min，复查超声心动图左心室回缩至正常。随访3年，患儿心电图一直正常。常用剂量：当归6g，三七6g，降香6g，赤芍10g，山楂10g，姜黄10g。

第十二章 泌尿系统疾病

第一节　小儿泌尿系感染

小儿泌尿系感染（简称尿感）是由细菌（极少数可由真菌、原虫、病毒）直接侵袭尿路，在尿液中生长繁殖，并侵犯尿路黏膜或组织而引起的泌尿系统疾病。年长儿出现尿频、尿急、尿痛、尿血、尿中含多量白细胞和脓球、发热恶寒等症状，婴幼儿则以高热、吐泻、烦躁等全身中毒症状为主要表现。感染可累及上、下泌尿道，因定位困难统称为尿感。上尿路感染时全身症状多较明显，表现为发热、寒战、全身不适，可伴腰痛及肾区叩击痛。同时可伴有排尿刺激症状。部分患者可有血尿，但蛋白尿及水肿多不明显。下尿路感染时多仅表现为尿频、尿急、尿痛等尿路刺激症状，有时可有终末血尿及遗尿，而全身症状多不明显，一般不影响肾功能。年长儿与成人相似，年龄越小全身症状越明显，局部排尿刺激症状多较轻或易被忽视。病程在 6 个月内者，为急性泌尿系感染；6 个月以上者，为慢性尿路感染。治疗不彻底或反复发作、畸形等可转为慢性。慢性及反复感染者可导致肾损害。小儿时期反复感染者，多伴有泌尿系结构异常，应认真查找原因，解除先天性梗阻，防止肾损害及瘢痕形成。该病属于中医淋证、腰痛范畴，乃由感受湿热之邪，蕴结下焦，使膀胱气化功能失常所致。其病位在肾及膀胱，与肺、脾、肝相关。其病性初起为实，久则虚实夹杂。

清热通淋汤（陈克忠经验方）

【组成】柴胡 15 g，黄芩 12 g，半夏 9 g，木通 6 g，萹蓄 12 g，草薢 20 g，北刘寄奴 12 g，白芍 12 g，当归 12 g，黄柏 9 g，知母 9 g，甘草 6 g，车前草 12 g，瞿麦 12 g。

【功效】清热解毒，通淋利湿。

【主治】淋证（肾盂肾炎、膀胱炎），症见尿急、尿频、尿痛，腰部酸痛，急性期多见恶寒发热，慢性期常有低热。

【加减】有血尿者，加白茅根 30 g，生地黄 9 g，益母草 9 g；小腹拘急而坠痛者，加白芍 15 g，枳壳 9 g；寒热往来者，加柴胡 20 g；低热者，加青蒿 9 g，鳖甲 6 g，银柴胡 9 g；气虚、浮肿无力者，去知母、黄柏，加党参 9 g，白术 12 g，黄芪 12 g；大便秘结者，加大黄 9 g；湿热毒盛者，加土茯苓 30 g，龙胆 9 g。

【方解】急性肾盂肾炎的病因病机是膀胱湿热，因湿热素盛，复感外邪，以致湿热郁积，蕴结不解，下注膀胱，导致膀胱气化失司，故出现尿痛、尿频、尿急等症状。治宜急则指标，法当清热解毒，通淋利湿。方中柴胡辛散苦泄，微寒退热，善于祛邪解表退热和疏散少阳半表半里之邪；黄芩性味苦寒，有清热泻火，清解热毒的作用；黄柏苦寒沉降，长于清泻下焦湿热，又能泻火解毒；知母味苦甘而性寒质润，苦寒能清热泻火除烦，甘寒质润能生津润燥止渴；柴胡、黄芩、黄柏、知母四药，能清热解毒；瞿麦苦寒泄降，能清心与小肠火，导热下行，有利尿通淋之功，为治淋常用药；萹蓄性微寒，入膀胱经，能清利下焦湿热；木通能利水消肿，清利湿热，使湿热之邪下行从小便排出；车前草甘寒而利，善通利水道，清膀胱热结；瞿麦、萹蓄、木通、车前草均能清湿热、利小便；北刘寄奴温散善走，能活血散瘀，止痛止血而疗伤；白芍味酸，收敛肝阴以养血；当归甘温质润，辛行温通，为活血行气之要药；佐以刘寄奴、白芍、当归清热活血，则解毒之力更强；甘草解毒、缓急止痛，并能调和诸药。全方相合，共奏清热解毒，通淋利湿之效。

【注意事项】木通有肾毒性，宜慎用。

【现代研究】柴胡具有镇静、镇痛、解热、镇咳、抗炎等作用；黄芩有抑菌、解热、抗肿瘤等作用；黄柏有镇静、肌松及促进小鼠抗体生成等作用；知母有退热、抑菌等作

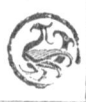

用；瞿麦煎剂有利尿作用，其穗作用较茎强，还有兴奋肠管、影响肾血容积作用，对杆菌和葡萄球菌均有抑制作用；萹蓄有利尿、抑菌、缓下等作用；木通有利尿和强心作用，对志贺菌属、伤寒沙门菌及某些皮肤真菌有抑制作用；车前草有利尿、祛痰、抑菌、预防肾结石等作用；北刘寄奴能促进血凝、抗缺氧、抑菌等作用；白芍有抑制水肿、镇痛、解痉等作用；当归抗血栓，有显著促进血红蛋白及红细胞的生成等作用；甘草有抗菌、抗病毒、抗炎、抗过敏、抗利尿等作用。

【用方经验】本病如急性期未能彻底控制，易转为慢性而反复发病。陈克忠根据本病急性期的病因病机是膀胱湿热，当以清热解毒，通淋利湿法治之；湿热未尽的慢性迁延阶段，则用扶正解毒法。但由于下焦湿热贯穿本病的整个病程，不论初感、复发或慢性期，都应考虑加用清热解毒、通淋利湿之品。本方证临床所见较多，要注意掌握当时患者机体的反应状态，辨证论治，则可获得满意疗效。

清心化浊利尿法（赵心波经验方）

【组成】冬葵子 10 g，萹蓄 6 g，瞿麦 10 g，木通 6 g，石韦 6 g，车前子 10 g，萆薢 10 g，黄芩 6 g，桃仁 5 g，生地黄 12 g，滑石 10 g，栀子仁 5 g。水煎服。

【功效】化湿浊，利膀胱，清心热。

【主治】小儿心经浊热，下移膀胱之尿道炎。症见小便量少，排出困难，尿痛尿急，尿道感觉灼热，或有砂石现象。

【方解】方中萹蓄、瞿麦、木通、车前子利尿通淋；黄芩、冬葵子、石韦清利膀胱温热；桃仁、滑石、萆薢清营活血而逐湿；生地黄益肾、清热；栀子仁清心。诸药相合，共奏化湿浊，利膀胱，清心热之效。

【注意事项】方中剂量宜根据年龄大小增减。

【用方经验】泌尿系感染多因下焦湿热所致，故赵心波以清心化浊利尿为其治疗大法。然亦有尿频而无痛感，夜暖则尿少者，赵心波认为此乃肾气不固，无以摄水而致小便淋沥，治疗先用金匮肾气丸温补肾气，症状缓解后去附、桂温热之品，加桑螵蛸、益智等收涩之品而获痊愈。体现了赵心波临证时不拘一方，灵活多变的临床辨证指导思想。

黄柏石韦汤（蔡化理经验方）

【组成】黄柏 15 g，石韦 30 g，蒲公英 30 g，紫花地丁 15 g，萹蓄 15 g，瞿麦 15 g，车前子 30 g，甘草 9 g。水煎服。

【功效】清利湿热，通淋解毒。

【主治】小儿尿道炎、脓尿症、膀胱炎、肾盂肾炎。

【加减】腹泻者，加党参 15 g，白术、茯苓各 9 g；便秘者，加大黄、陈皮各 9 g；体虚多汗者，加黄芪 24 g，仙灵脾 15 g。

【方解】泌尿系感染，其病因是湿热乘虚蕴结于下焦，治当清利下焦湿热。

方中黄柏、石韦清利下焦湿热；蒲公英、紫花地丁清热解毒；萹蓄、瞿麦、车前子清热利尿；甘草解毒，并调和诸药。全方共奏清利湿热，通淋解毒之效。

【注意事项】用药剂量：3 岁以下 1/3 剂，3～6 岁 1/3～2/3 剂，6～12 岁 2/3～1 剂。

【现代研究】现代医学认为，泌尿系感染一般指肾盂肾炎、膀胱炎和尿道炎。常见的致病菌是大肠埃希菌，其次为变形杆菌、产气杆菌或其他肠道杆菌（乳酸杆菌、志贺菌属、伤寒沙门菌、沙门氏菌属等）及肠道球菌（粪链球菌等）。黄柏、石韦对大肠埃希菌、变形杆菌、伤寒沙门菌、志贺菌属等均有抑制作用，而有利尿通淋之效，石韦还能增强吞噬细胞的吞噬能力。蒲公英、紫花地丁、萹蓄、瞿麦对某些杆菌和球菌也有抑制作用，而有解毒利尿之功。车前子除利尿作用外，还有保护泌尿道上皮细胞，减少其脱落，恢复上皮细胞功能，提高泌尿系防御能力的作用。

【用方经验】临床观察，黄柏石韦汤对泌尿系感染细菌耐抗生素的患者有较好疗效。

清淋饮（王静安经验方）

【组成】芦根 15 g，紫苏叶 9 g，桔梗

9 g，木通 9 g，萹蓄 15 g，瞿麦 15 g，草薢 30 g，黄连 1.5 g，连翘 6 g，车前草 30 g。水煎服。每剂服 2 日，3 剂为一疗程。

【功效】清热利湿通淋。

【主治】小儿泌尿系统感染之湿热蕴结膀胱证。症见小便频数，量少色黄，欲出未尽，舌质红，苔薄黄腻，指纹紫，脉细数。

【加减】小便欲出未尽或尿痛者，加海金砂；纳差、腹胀者，加豆蔻、谷芽、麦芽；心烦、舌红者，加白薇。

【方解】《证治准绳》云："淋病必由热盛生湿，湿生则水液浑、凝结而为淋。"湿热多生于外，亦可由内而生。感于外者，或因外阴不洁，秽浊之邪上犯膀胱，或由其他脏腑传入膀胱，如小肠邪热或心经火热炽盛传于其腑；或下肢丹毒，壅遏经络，波及膀胱；生于内者，多因过食辛辣肥甘醇酒之品，积湿生热，湿热下注膀胱。膀胱为津液储藏之所，气化则湿化，湿热邪气蕴结膀胱，气化失司，亦可致水道不利，湿从热化，下注膀胱，遂发为淋证。此证初起多邪实，以湿热证为多，治当清热利湿通淋。方中萹蓄、瞿麦、木通、草薢、车前草除湿通淋；黄连、连翘导赤清热；紫苏叶、桔梗、芦根开上利下，通水之上源。诸药相合，共奏清热利湿通淋之效。

【注意事项】剂量根据年龄大小增减。

【用方经验】王静安曾以此方治疗尿感之湿热证 56 例，疗效颇佳。有一 1 岁半男患，家属诉其尿频量少 1 周，时而吵闹，纳食减少，夜眠不宁，舌红，苔白腻，指纹紫。王静安予以芦根、滑石、萹蓄、瞿麦各 15 g，紫苏叶、桔梗、木通各 9 g，黄连、栀子各 1.5 g，草薢、车前子、车前草各 30 g，连翘、豆蔻各 6 g。水煎服。每 2 日 1 剂。服 2 剂，患儿小便量增多，偶见小便浑浊。原方加泥鳅串 10 g，再服 2 剂，诸症即愈。

第二节　急性肾小球肾炎

小儿急性肾小球肾炎（简称急性肾炎）是一种因溶血性链球菌感染后引起的免疫复合物沉积在肾小球而致的弥漫性肾小球毛细血管内渗出性、增生性炎性病变。临床表现轻重不一，典型表现为：①前驱病史：发病前 10 日左右常有上呼吸道感染、扁桃体炎等链球菌感染史；或 2～4 周前有皮肤脓疱疮感染史；②水肿；③尿量减少；④血尿：疾病初期 50%～70% 患儿可出现肉眼血尿，1～2 周后转为镜下血尿；⑤高血压：见于 70% 的病例；⑥其他：部分患者可出现腰痛及尿痛症状，高血压明显时常伴有头晕、头痛、恶心、呕吐和纳差等。预后良好，大多数完全恢复，少数（1%～2%）可迁延不愈而转为慢性。该病属于中医水肿、风水、阳水、尿血、肾风等病症范畴。中医认为系由风邪、水湿或疮毒入侵，内扰于肾所致。其病位在肾，与肺、脾有关。其病性以实为主。

加减导水茯苓汤（黄少华经验方）

【组成】白术 10 g，连皮茯苓 15 g，猪苓 10 g，泽泻 10 g，车前子 10 g，六一散 12 g，陈皮 10 g，厚朴 10 g，大腹皮 12 g，紫苏叶 10 g，苦杏仁 10 g。

【功效】健脾利湿，舒肺导水。

【主治】小儿急性肾炎，症见颜面或全身水肿，腹水，阴囊水肿，发热恶寒，咳嗽气喘，尿少便溏，食欲不振，恶心呕吐，心悸，或伴扁桃体肿大，疮疡，脉沉紧或滑数，舌苔薄白或白滑，或舌质红苔薄黄。体温正常或低热至中热。尿蛋白（＋～＋＋），少许红细胞管型。

【加减】脾气虚弱者，去六一散，加党参或太子参、薏苡仁、炙甘草；并发高血压者，加防己；心力衰竭者，倍用茯苓，加朱砂拌柏子仁；喘气者，加紫苏子、葶苈子、炒莱

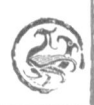

蒹子；腹水者，加葫芦瓢；扁桃体肿大者，加板蓝根；疮疡者，合五味消毒饮、土茯苓等。血尿明显者，加小蓟 10 g、栀子 6 g、蒲黄 12 g、生地黄 15 g、藕节 10 g；浮肿较重者酌加薏苡仁、土茯苓；伴气促、咳嗽者加麻黄 5～10 g；病程稍长及蛋白尿不消者加丹参、蝉蜕、泽兰等。伴高血压者，加生石决明 30 g、黄芩 10 g、杜仲 15 g；咽喉肿痛者，加山豆根、玄参各 10 g；夹食者，加麦芽、神曲各 8 g；大便干者，加枳实、番泻叶各 10 g。

【方解】小儿急性肾炎属于"阳水"范畴。主要由于外感风邪湿热，从口鼻皮毛而入，首先犯肺，肺失宣降，不能通调水道，下输膀胱，或湿热疮毒由皮毛肌肤而入，内归肺脾，肺失通调，脾失健运，同时湿与热合下注膀胱，损伤血络而发病，正如《医宗金鉴·幼科杂病心法要诀》所说"小儿水肿，皆因水停脾肺二经"。本方是仿《奇效良方》导水茯苓汤之意化裁而成。根据小儿脾常不足的特点，重在健脾利湿，转输肺肾二脏之气机，舒肺导水以消肿。

方中白术甘苦性温，既能燥湿以实脾，且有强心宁神之功；茯苓味甘而淡，甘则能补，淡则能渗，药性平和，利水而不伤正气，实为利水消肿之要药，二药合用既可利水消肿，又不伤津。猪苓、泽泻淡渗，利水作用较强，可用于水湿停滞的各种水肿及小便不利等；车前子甘寒而利，善通利水道，清膀胱热结；六一散利湿，主治小便不利；大腹皮味辛，能开宣肺气而行水消肿，治疗水湿外溢，皮肤水肿，小便不利，除肌肤间风水结肿；陈皮辛行温通，有行气止痛、健脾和中之功；厚朴苦燥辛散，能燥湿，又下气除胀满，为消除胀满的要药；两药合用理气健脾，以合气行则水行之理；紫苏叶味辛能行，疏肺入脾祛湿；苦杏仁主入肺经，味苦降泄，宣肺气，解肺郁，降肺气，通调水道，肺气顺则膀胱之气化而水自行，水去则肿消。诸药合用，共奏健脾利湿、舒肺导水之功。

【注意事项】有实热证者忌用本方。

【现代研究】现代药理研究表明：茯苓有利尿、镇静、护肝、增强免疫力等作用；白术有保肝、利尿、抗凝血、抗菌等作用；猪苓有促进免疫及抗菌等作用；泽泻有利尿、降压、抗脂肪肝等作用；车前子有显著利尿、预防肾结石等作用；大腹皮有兴奋胃肠道平滑肌、促胃肠动力作用，并有促进纤维蛋白溶解等作用；陈皮有抑制胃肠运动、降低血清胆固醇等作用；厚朴有抑制真菌、降压等作用；紫苏叶有解热、提高免疫力等作用；苦杏仁有镇咳平喘、润滑性通便、抗炎及镇痛等作用。

【用方经验】黄少华根据临床经验，治疗小儿急性肾炎，既要分型论治，又要重视脾的作用。分型可分为风水犯肺、水湿浸渍、湿热蕴结 3 型，根据治肿必先治水，治水必先治气，治气必须治脾的原则，自拟了"加减导水茯苓汤"，在临床加减应用，治疗各型小儿急性肾炎，收到满意效果。通过临床观察，本方有外散之作用，但并无发汗之实，消肿快而无伤正之虞，水去脾旺，其肿自消。

鱼腥草汤（刘弼臣经验方）

【组成】鱼腥草 15 g，鸡骨草 30 g，半枝莲 15 g，益母草 15 g，车前草 15 g，白茅根 30 g，灯心草 1 g。

【功效】清热利水，活血解毒。

【主治】急性肾炎。症见小儿双目窠浮肿，一过性发热，咳嗽，痰多，全身乏力，有时腰部酸痛，尿少色红暗，舌红苔薄黄，脉细。

【加减】发热恶寒者，加麻黄 3 g，浮萍 3 g，开提肺气，发汗消肿；身痛倦怠者，加秦艽 10 g，羌活 5 g，散风通络，以胜湿邪；发热、心烦口干者，加生石膏 25 g（先下），黄连 1.5 g，栀子 2 g，辛苦寒凉，解热除烦；小便不利者，加猪苓、茯苓、泽泻、生姜皮各 10 g 以渗湿利水；浮肿甚者，加花椒目 3 g，防己 10 g，陈葫芦瓢 30 g 以利水消肿；二便不利者加商陆 15 g，葶苈子 3 g，大黄 5 g（后下），牵牛子 3 g（冲服）以逐水消肿；面黄、食欲不振者，加党参、黄芪、扁豆各 10 g，山药 15 g 以健脾益气，扶正祛邪。尤其尿蛋白丢失者，黄芪可加大用量为 15～

20 g；胸闷面黄，腹胀便溏者，可加苍术 5 g，炒厚朴 5 g，广藿香 10 g，煨木香 3 g，以燥湿去胀，理气宽中；大便稀、脉细者，加肉桂、制附子、干姜各 10 g，以温中扶阳，祛寒除湿；血尿、腰酸者，加女贞子、墨旱莲各 15 g，以益肾止血。

【方解】方中鱼腥草辛寒，既能清热解毒，又能消痈排脓，有清热除湿、利水通淋之效；鸡骨草苦辛性寒，有清热解表，利水活血的作用；鱼腥草、鸡骨草相合，清热利尿以消肿。半枝莲味辛性平，既有清热解毒作用，又兼有利水祛湿之功。益母草苦泄辛散，能利水消肿，又能活血化瘀，尤宜用于水瘀互阻的水肿；白茅根味甘성寒入血分，能清血分之热而凉血止血，又能清热利尿，而达利水消肿、利尿通淋之效。益母草和白茅根同伍，和血止血。车前草甘寒而利，善通利水道，清膀胱热结，利尿降压。灯心草性寒，既能入心清心火，又可利尿泄热以引导心火下降，清心利水。全方共奏清热利水，活血解毒之功。

【注意事项】脾肾阳虚者忌用。

【现代研究】现代药理研究表明：鱼腥草有抑菌、抗病毒、抗炎、利尿、促进组织再生和伤口愈合等作用；鸡骨草有利尿、导泻、解热、降血压等作用；半枝莲有利尿、降压、抑菌等作用；益母草有强心、降压、改善肾功、利尿等作用；车前草有利尿、祛痰、抑菌、预防肾结石等作用；灯心草有利尿、止血作用。

【用方经验】本方为刘弼臣在巡回医疗中，综合民间土单验方，自制而成。根据大量临床观察，一般在用药后 1 周左右浮肿消失，2 周左右肉眼血尿消失，镜下血尿经过 3 个月左右的治疗，均可消失而愈。运用本方治疗 500 余例，均获满意疗效。本方观察结果说明对于小儿急性肾炎，应用中西医结合方法，确能提高疗效，缩短疗程，巩固疗效，减少复发。

消水灵（何世英经验方）

【组成】茯苓 15 g，冬瓜皮 15 g，山茱萸 15 g，山药 18 g，车前子 18 g，墨旱莲 18 g，瞿麦 9 g，桑白皮 9 g，路路通 9 g，猪苓 9 g，萹蓄 9 g，泽泻 9 g，广陈皮 9 g，滑石 30 g，生姜皮 4.5 g，血琥珀 6 g，木通 6 g，粉甘草 3 g。

【功效】健脾益肾，利湿行水。

【主治】以阳水水肿为主症的急性肾炎，慢性肾炎急性发作及肾病的进展期。

【方解】消水灵方中茯苓、山药、山茱萸、墨旱莲补益脾肾；冬瓜皮、车前子、瞿麦、桑白皮、路路通、猪苓、萹蓄、泽泻、木通、滑石、生姜皮利湿消肿；陈皮理气；琥珀安神降压，利水通淋；甘草调和诸药。诸药相合，共奏益脾肾、消水肿之功。

【注意事项】本方为丸剂，制法：共为细末，制成蜜丸，每丸重 3 g。服法：1 日 2 丸，早晚各服 1 丸（6 岁以下量）。水肿属阴水证者，本药不宜应用。

【现代研究】研究表明：茯苓、车前子、瞿麦、萹蓄、桑白皮、冬瓜皮、生姜皮、滑石、血琥珀均具有利水作用；山茱萸、山药均能提高机体免疫力，防止再感染引发加重肾损害；墨旱莲能提高肾脏细胞耐缺氧能力；猪苓、木通不仅具有利尿作用，且能提高机体细胞免疫功能；泽泻有利尿、抗炎作用；陈皮有抗炎作用；甘草有肾上腺皮质激素样作用，能增加肾脏排钾；路路通具有保肝作用。

【用方经验】急性肾炎水肿，多属外感风邪，或因皮肤疮毒内陷而致肺气不宣，不能通调水道，下输膀胱，以致水液环流障碍，临床出现阳水证，本药最为适宜。

慢性肾炎及肾病水肿，多属病久脾肾两虚，运化水液功能失常，水湿停留所致。当水肿进展期如属阳水证，可用本方；稳定期轻度水肿多属阴水证，则不宜用本方。

龙蝉解痉汤（蔡化理经验方）

【组成】地龙 9 g，蝉蜕 24 g，白术 9 g，茯苓 9 g，白茅根 60 g，车前子 60 g，泽泻 2 g，木通 9 g，夏枯草 30 g。用法：3 岁用 1/3 剂，3～6 岁用 1/3～2/3 剂，6～12 岁用

2/3～1 剂。水煎分 3 次饭后服。

【功效】缓解肾脏血管痉挛，利尿消肿，恢复肾脏功能。

【主治】小儿急性肾炎。症见患上呼吸道感染、扁桃体炎、猩红热、脓痂疮等先驱疾病后，出现浮肿、尿少、尿检查有尿蛋白、红、白细胞及管型者。

【加减】伴高血压头痛者，加菊花、钩藤、桑寄生、草决明、黄芩；血尿者，加墨旱莲、大蓟、小蓟、仙鹤草、茜草；恶心呕吐、食欲不振者，加陈皮、半夏、竹茹、焦麦芽、焦神曲、焦山楂；咳嗽者，加橘红、百部、桔梗、玄参。

【方解】方中地龙、蝉蜕抗敏解痉，清热利尿作用；白术、茯苓健脾利湿；车前子、

泽泻、木通利尿消肿；白茅根清热利尿，凉血止血；夏枯草利尿降压。诸药相合，共奏抗敏解痉，清热止血，利尿消肿之效。

【注意事项】浮肿较重者给予低盐饮食。

【现代研究】研究表明：地龙、蝉蜕抗过敏，缓解肾血管痉挛，改善肾血流量，恢复肾脏功能；茯苓、车前子、白茅根、泽泻、木通利尿消肿；夏枯草除利尿外，与地龙、蝉蜕相伍，有降血压作用。

【用方经验】蔡化理单纯用此方治疗小儿急性肾炎 38 例，以浮肿消失、血压正常、尿常规连续 3 周检查阴性，随访 3 个月无复发者为治愈标准。结果服药 14～28 日，38 例患儿全部治愈。

第三节　IgA 肾病

IgA 肾病又称 Berger 病，是一种由于机体产生抗微生物抗原的 IgA 抗体，大量 IgA 和 IgA 免疫复合物沉积于肾小球系膜区，激活补体旁路途径，引起肾脏损伤，出现以反复发作性肉眼血尿和镜下血尿等为主要表现的系膜增殖性肾小球肾炎。可伴有不同程度蛋白尿，部分患者可以出现严重高血压或者肾功能不全。其诊断须有肾活检病理，有免疫荧光或免疫组化的结果支持。临床发病多诱发于过劳之后，或外感及习惯性感冒促使其症状的恶化。本病没有直接对应的中医病，根据临床表现不同，分属于中医的不同疾病，其中以"尿血"和"尿浊"最为多见。中医认为其发病乃由体弱御邪不力，外邪入里化热，或饮食不节，损伤脾胃，运化失职，化湿生热，邪毒直入于里，蕴藉于下焦，损伤肾与膀胱脉络有关。其病位在肾与膀胱，与脾、肝相关，其病性急性发作期以邪实为主，慢性进展期以正虚为主，可有虚中挟实。

滋肾化瘀清利汤（时振声经验方）

【组成】女贞子 10 g，墨旱莲 10 g，白花蛇舌草 15 g，生侧柏叶 30 g，马鞭草 15 g，大蓟 30 g，小蓟 30 g，益母草 15 g，白茅根 15 g，石韦 15 g。

【功效】祛邪滋肾化瘀。

【主治】IgA 肾病早期。症见乳蛾肿大，咽喉疼痛，唇焦口苦，咽干，口渴饮水不多，溲赤便秘或大便不爽，舌苔黄腻，脉弦滑数等。

【加减】阴虚重者加牡丹皮；瘀血重者加丹参；下焦湿热明显者，加滑石、知母、黄柏、生甘草；心悸怔忡者加生脉散；夜尿频多，小便清长者，加菟丝子、覆盆子；轻度水肿者加牛膝、车前草；纳差腹胀者，加砂仁、豆蔻；兼肝阳上亢者，加龟甲、生鳖甲、生石决明、草决明。

【方解】方中女贞子性偏寒凉，能补益肝肾之阴，滋补肝肾；墨旱莲甘寒，能补益肝肾之阴，二药合用扶正补肾；生侧柏叶苦涩性寒，善清血热，兼能收敛止血，为治各种出血病证之要药，尤以血热者为宜；大蓟寒凉而入血分，能凉血解毒；小蓟性属寒凉，能清热解毒；白茅根味甘性寒，能清热利尿，而达利水消肿、利尿通淋之效；益母草苦泄

辛散，既能利水消肿，又能活血化瘀，尤宜用于水瘀互阻的水肿；石韦药性寒凉，清利膀胱而通淋；生侧柏、大蓟、小蓟、白茅根、益母草、石韦清热解毒、利水通淋，墨旱莲、大蓟、小蓟、益母草、石韦活血止血兼清利湿热。扶正二味，祛邪八味，实属将祛邪放在首务上，邪去则正安矣。

【注意事项】注意忌用影响肾功能的药物。

【现代研究】现代药理研究表明：女贞子可升白细胞、降低胆固醇、抗衰老、强心、利尿、降血糖、保肝、止咳、缓泻、抗菌等作用；墨旱莲有保肝、镇静、镇痛、促进毛发生长、使头发变黑、止血、抗菌等作用；生侧柏叶有止血、镇咳、祛痰、平喘、镇静等作用；大蓟水煎剂能显著缩短凝血时间；小蓟有抑菌、降脂、利胆、利尿、强心等作用；白茅根有止血、利尿、抑菌、抗病毒等作用；益母草能改善肾功能，益母草碱有明显的利尿作用；石韦有抗病毒，镇咳，祛痰等作用。

【用方经验】时振声认为 IgA 肾病的发生与加重和感染密切相关，复发感染往往使病情反复缠绵难愈，反复感染的原因，除肾精不足、气阴两虚、抗病能力减弱外，尚与瘀血内阻、湿热胶结难祛有关，且早期不仅邪实显著可见，还促使正气的进一步的虚损，并是导致病情进一步发展的重要因素。故此，时振声早期治疗以祛邪为主，少佐扶正，中晚期则逐渐加重补益扶正的药物，以扶正为主，其目的在于早起达到使邪祛而正安，中晚期则在扶正补益的基础上，使正气足达邪自去的目的，并抓住 IgA 肾病本虚标实、虚实夹杂的特征，据疾病的不同时期、邪正之比例关系，恰当调节方药之配伍比例，而滋肾、清热、解毒、活血贯穿于整个病程之始末，因而能取得良好的临床效果。

参芪地黄汤加减（丁樱经验方）

【组成】生黄芪 20 g，太子参 15 g，白术、山药、女贞子、生地黄、墨旱莲、小蓟、菟丝子各 10 g。

【功效】滋补肾阴、补益脾气。

【主治】IgA 肾病慢性迁延期脾肾气阴两虚证。症见面色无华、午后低热、咽痛咽红、腰膝酸软、神疲乏力、舌质偏红或薄白少津、少苔、脉细或弱。

【加减】纳差者，加砂仁、鸡内金；热毒盛者，加蒲公英、紫花地丁、板蓝根；咽喉疼痛者，加冬凌草、射干、桔梗；咳嗽有痰者，加桑白皮、川贝母、海蛤粉；盗汗明显者，加煅牡蛎、五味子；心烦失眠者，加首乌藤、酸枣仁；热盛者，加栀子、白茅根；尿血者，加大蓟、小蓟、茜草、白茅根；腰酸痛者，加续断、杜仲、牛膝；手足欠温、舌淡苔白者，加淫羊藿、巴戟天；形寒肢冷、便稀溏或易泄泻者，加煨豆蔻、砂仁。丁樱强调，治疗时应控制诱因，在辅助正气的同时兼顾祛邪，常酌加金银花、连翘、板蓝根。

【方解】丁樱认为本病在慢性迁延期以脾肾气阴两虚多见，当以滋补肾阴、补益脾气为主要治法，常选用参芪地黄汤加减。方中生黄芪、太子参、白术健脾益气；山药、生地黄、菟丝子滋补肾阴；女贞子、墨旱莲、小蓟养阴止血。诸药相合，共奏滋补肾阴、补益脾气之效。

【注意事项】宜低抗原含量饮食，如限酪蛋白、卵蛋白、大豆、稻米蛋白等。

【用方经验】丁樱根据"瘀血不去，新血不归""祛瘀止血"的中医基础理论，强调在治疗中应重视瘀血，认为血尿不可见血止血，当寓止血于活血中，切忌止血留瘀，常在辨证的基础上酌情加入养血化瘀止血之品，常选用鸡血藤、忍冬藤等藤类植物药。鸡血藤能养血活血，而舒筋活络；忍冬藤即有活血之功，又能疏风通络；并加用益母草、泽兰、三七粉、丹参、当归、牡丹皮、水蛭等药，辨证地运用于 IgA 肾病的各个阶段，从而促进水肿、血尿、蛋白尿的消退。

丁樱曾治疗一10岁男患，因上感后出现血尿和蛋白尿，到某医院儿科住院治疗。经肾活检诊断为系膜增生性 IgA 肾炎，采用抗感染及服肾炎合剂等药治疗，病情无明显改善。现症精神偏差、低热、咽痛咽红、腰膝酸软、乏力、舌质偏红、舌苔薄白少津、脉

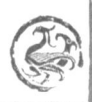

细，尿常规示蛋白（＋＋），潜血（＋＋＋），红细胞（＋＋）/HP。辨证为气阴两虚。治以滋补肾阴、益气凉血活血。处方：黄芪20 g，太子参15 g，当归12 g，赤芍12 g，牡丹皮10 g，丹参15 g，益母草12 g，茜草10 g，墨旱莲15 g，女贞子10 g，金银花20 g，黄芩10 g，连翘10 g，甘草6 g。7剂，水煎服。雷公藤多苷早晚各20 mg，中午10 mg，口服。潘生丁25 mg，1日3次，口服。后复诊随症加减治疗，1个月后勤工作查尿常规：蛋白（－），潜血（＋），镜检红细胞8～9个/HP，予以滋补肾阴、益气养血之法，随症加减治疗半年，病情逐渐稳定至痊愈，经随访2年未复发。

导赤散合小蓟饮子化裁
（李少川经验方）

【组成】生地黄25 g，小蓟10 g，白茅根25 g，滑石10 g，甘草6 g，淡竹叶6 g，炒栀子6 g，木通6 g，藕节10 g。

【功效】清利湿热，凉血止血。

【主治】IgA肾病下焦湿热证。症见上呼吸道感染之后，出现尿血，可兼尿短赤，尿频不爽，咽干咽痛。脘闷纳呆，舌苔黄腻，脉滑数。

【加减】外感发热、咳嗽等症状尚存者，加薄荷、荆芥穗、苦杏仁、前胡、桔梗等以疏散表邪，开宣肺气；若热毒较盛者，加金银花，连翘以清热解毒；舌苔厚腻者，可加藿香、厚朴以芳香化湿；尿频不爽明显者，加萹蓄、瞿麦以清热通淋；尿蛋白明显者，加益母草、蝉蜕、紫苏梗叶。

【方解】本病多因患儿素体虚弱，湿热内盛，复感外邪，郁而不解，湿热蕴结，阻于下焦，灼伤血络所致。在治疗上宜清利湿热，凉血止血为先。方中生地黄清热凉血，炒栀子清热解毒；小蓟、白茅根、藕节凉血止血；滑石、甘草、淡竹叶、木通利尿祛湿清热，令湿热从小便而去。诸药相合，共奏清利湿热，凉血止血之效。

【注意事项】饮食宜清淡。

【现代研究】现代药理研究提示：地黄有增强免疫、促进造血的作用；小蓟能抑菌、降脂、利胆、利尿、强心等作用；白茅根有止血、利尿、抑菌、抗病毒等作用；木通不仅具有利尿作用，且能提高机体细胞免疫功能；滑石有利尿、抗炎作用；甘草有肾上腺皮质激素样作用，能增加肾脏排钾；淡竹叶可利尿消肿；栀子能利尿止血；藕节有收敛止血作用。

【用方经验】李少川根据多年的临床体验，认为本病的病因病机是脾气不足，湿热、瘀血内阻所致。然脾虚是本，湿热、瘀血为标。其治疗手段尚应针对不同的病理阶段，邪正的盛衰变化予以不同的治疗。初起为湿热蕴结下焦，治宜清利湿热，凉血止血，切忌见血止血，骤用收敛固涩之品，免留寇于内。IgA肾病之尿血，总属本虚标实，虚实挟杂之证，因此，在运用清利湿热，凉血止血之剂时，须注意不忘调理脾胃这一根本。因湿热留连，损及脾胃；若一味苦寒，势必更伤其气，使气机不畅，摄血无权，则尿血禽甚，故可少佐柴胡、枳壳、陈皮、清夏等昧。以健脾理气，调和气机，每可收到事半功倍之效。

李少川曾治一周姓10岁男患，于1993年5月3日初诊。患儿于2月前因急性扁桃腺炎而发热、咽痛，3日后出现肉眼血尿，伴尿频不爽，无尿痛、水肿及高血压。经予抗生素治疗，发热、咽痛消失，但尿血不除，尿常规示：蛋白（±）～（＋），红细胞（＋）～（＋＋），仍伴咽喉不利，口渴喜饮，大便偏干，尿短赤，舌红苔薄黄，脉滑数。证属湿热偏盛，热结下焦。治以清利湿热、凉血止血为主，处方：生地黄25 g，小蓟10 g，白茅根25 g，滑石10 g，甘草6 g，炒栀子6 g，桔梗6 g，藕节10 g，萹蓄10 g，瞿麦10 g，益母草10 g，蝉蜕6 g，紫苏梗叶各6 g。服药2周后，咽喉不利、口渴、尿短赤诸症均消失，尿常规示蛋白（－），红细胞减至3～5/HP，于上方随症加减，继服1月，尿常规每周复查1次，转为（－）。为巩固疗效，继续服药1个月，追踪半年，未见复发。

第四节 紫癜性肾炎

紫癜性肾炎又称过敏性紫癜性肾炎，是一种由过敏性紫癜引起的肾脏损害，因而出现以皮肤紫癜或紫癜后出现血尿、蛋白尿为主要表现的肾血管病变。以学龄儿童多见。发病前多有感染、饮食不慎或用药不当。血尿和蛋白尿多发生于皮肤紫癜后一个月内，2/3 病例有胃肠道症状（腹痛、程度不等的便血）、关节肿痛。病情较重者可伴有高血压及肾功能损害；具备肾炎或肾病综合征临床特点。该病属于中医尿血、紫斑、肌衄、水肿范畴。中医认为本病系由外邪或饮食不慎导致血热内蕴，肾络损伤，及病久气虚，气不统血所致。其病位在肾及血液，与脾相关。其病性有虚有实。

紫癜肾炎汤（蔡化理经验方）

【组成】丹参 30 g，墨旱莲 20 g，防风 10 g，荆芥 10 g，黄芩 10 g，车前子 15 g，（包煎），地肤子 10 g，麻黄 6 g，苦参 10 g，甘草 4 g。用法：3～6 岁每日服 1/3～1/2 剂，6～9 岁每日服 1/2～2/3 剂，9～12 岁每日服 2/3～1 剂。水煎服。

【功效】化瘀消癥，祛风抗敏。

【主治】小儿紫癜性肾炎。

【加减】尿蛋白较高者，可加黄芪、蝉蜕；伴有腹痛者，加延胡索、木香；伴有关节疼痛者，加独活、羌活、灵仙、牛膝。

【方解】本病以反复血尿但无明显浮肿为特点。血尿消失后，常因感冒引起血尿再现，同时出现双下肢紫癜，有的伴有荨麻疹样斑丘疹并瘙痒。由此可知是由于血瘀感受风邪而发病，故采用化瘀消癥，祛风抗敏的治则，可收较好效果。方中丹参活血化瘀；墨旱莲补肾益阴、凉血止血；防风、荆芥祛风、解表；地肤子、苦参清热燥湿、祛风，治皮肤瘙痒；麻黄宣肺抗敏；黄芩清火、止血；车前子利水；甘草调和诸药。诸药相合，共奏化瘀消癥，祛风抗敏之效。

【注意事项】方中车前子宜布包煎。

【现代研究】研究表明：丹参能改善微循环，以增加肾血流量；墨旱莲止血，可减轻血尿；地肤子、苦参可治皮肤瘙痒；麻黄有抗过敏作用；黄芩止血，并有抗菌、抗过敏作用；车前子利水；甘草抗炎、抗过敏，并有肾上腺皮质激素样作用。

【用方经验】本方与四虫一蜕散合用，效果更好。

四虫一蜕散（蔡化理经验方）

【组成】乌梢蛇 30 g，白僵蚕 30 g，广地龙 20 g，蜈蚣 5 条，蝉蜕 30 g。共研细末，装瓶备用。用法：3～6 岁每次 0.3～0.5 g，6～9 岁每次 0.5～0.75 g，9～12 岁每次 0.75～1 g。每日 3 次，饭后温开水或糖水送服。

【功效】疏风通络，化瘀消癥。

【主治】紫癜性肾炎。

【方解】方中乌梢蛇搜风通络，可外达皮肤，内通经络，无处不到，故能消除机体内外之风毒壅结；白僵蚕疏散风热，消除皮肤风疹和瘙痒；地龙通经活络，有抗过敏作用；蜈蚣消瘀散结；蝉蜕疏散风热，善治荨麻疹，并有降低尿蛋白作用。诸药相合，共奏疏风通络，化瘀消癥之效。

【注意事项】宜与紫癜肾炎汤同用。

【用方经验】蔡化理用此方与紫癜肾炎汤同用治疗小儿紫癜性肾炎，疗效较好。曾治疗紫癜性肾炎血尿、蛋白尿迁延不愈 3 个月以上者 18 例，以 30 日为 1 个疗程，中间停药 3～5 日，再开始第二个疗程。结果，用药 2 个疗程，全愈 14 例，有效 3 例，无效 1 例。

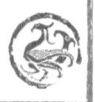

紫癜性肾炎基本方（张士卿经验方）

【组成】水牛角30g，地黄炭30g，牡丹皮10g，赤芍10g，仙鹤草30g，紫草10g，茜草10g，小蓟炭15g，白茅根30g，炒山药30g，女贞子15g，墨旱莲15g。水煎服。

【功效】清热止血，解毒散瘀，滋阴涩精。

【主治】小儿紫癜性肾炎。

【加减】若有紫癜反复发作、尿血时轻时重、口干等阴虚血热者，加炒黄柏、盐知母；乏力倦怠者，加玄参、白芍、当归；若见紫癜散在、斑色暗淡、心悸气短、纳呆等气不摄血者，加太子参、茯神、炒白术；内火炽盛者，加黄芩、焦栀子；蛋白尿明显者，加芡实、金樱子。

【方解】本病乃因热扰血络，外溢内渗发为紫癜、尿血，日久则耗血伤气而成瘀。故血热、阴虚、瘀阻为本病的基本病机。治宜清热止血，解毒散瘀，滋阴涩精。故选犀角地黄汤合二至丸为主治之。方中水牛角清热解毒，凉血消斑；生地黄、牡丹皮、赤芍滋肾阴，清阴分伏热，凉血活血；紫草、茜草、仙鹤草、白茅根、小蓟炭凉血止血，祛瘀生新；女贞子、墨旱莲滋阴益肾。诸药合用，既扶正固本又祛邪治标，有助于蛋白尿的改善，还可以延缓肾功能的损害，达到了祛邪不伤正、止血不留瘀的效果，使旧血除，新血生，邪去正复，阴平阳秘。

【注意事项】患儿应多休息，去除或远离过敏原，忌食辛辣、香燥刺激物及海鲜发物，饮食宜富于营养，易于消化，多食新鲜蔬菜、水果，保持心情舒畅。

【现代研究】现代药理研究证实：赤芍、牡丹皮等能活血化瘀，具有增强血流量、改善微循环、调节免疫功能及对抗自由基损伤作用；紫草有抑制免疫反应、抗炎和解热作用。上述药物综合应用能够调节免疫，缓解肾小球血管痉挛，调节水电解质代谢，增加肾血流量和滤过率，改善患者体质状态，减少肉眼血尿，预防反复发作，阻断病程迁延发展，减轻或消除蛋白尿，控制病情，改善预后。

【用方经验】本病的发生主要是反复感冒或饮食不节或因药物过敏以致本虚标实，初则热毒乘虚而入，久则内侵肾脏而致尿血、蛋白不止，属久病入络。临床以脾肾气阴两虚为本，热、毒、瘀为标的本虚标实证多见，而血瘀一直贯穿始终。故其治疗既要注重清热解毒、凉血消瘀，又要注重气血阴阳并调，在抓主症的同时重视调理整体机能，免用苦寒攻伐太甚之剂，时时顾护阴液，步步培本固元，使邪祛而正不伤，正旺邪自退，从而达到治疗目的。

第五节　肾病综合征

小儿肾病综合征（简称肾综）是一种常见的儿科肾脏疾病，是由于多种病因造成肾小球基底膜通透性增高，大量蛋白从尿中丢失的临床综合征。主要特点是大量蛋白尿、低白蛋白血症、严重水肿和高胆固醇血症，肾炎性患儿可有血压增高和血尿。根据其临床表现分为单纯性肾病、肾炎性肾病和先天性肾病三种类型。在5岁以下小儿，肾病综合征的病理型别多为微小病变型，而年长儿的病理类型以非微小病变型（包括系膜增生性肾炎、局灶节段性硬化等）居多。以学龄前为发病高峰。单纯性发病年龄偏小，预后较好。病期久或反复发作者发育落后。该病属于中医肾水、水肿等病症范畴。中医认为其发病主要由于先天不足、感受外邪、内伤乳食而致肺脾肾三焦功能失调，水湿不运，外溢肌肤而成。病位在肺、脾肾、三焦。病性起病时多实，后期多虚实夹杂。

小儿肾病合剂（李少川经验方）

【组成】紫苏梗9g，制厚朴10g，陈皮6g，炒白术6g，知母9g，茯苓9g，抽葫芦10g，炒枳壳9g，麦冬9g，猪苓9g，泽泻10g，甘草6g。

【功效】健脾化湿，利水消肿。

【主治】小儿肾病综合征之脾虚湿困证。症见面色㿠白无华，全身水肿，按之投指，小便短少，身体困重，伴胸闷、纳呆、泛恶、舌苔白腻，脉沉缓。起病较缓慢，病程较长。

【加减】感受风热，症见发热、咳嗽、咽痛者，去紫苏梗、白术，加薄荷、荆芥穗、连翘、金银花；感受风寒而见畏寒、身热、肢冷者，加羌活、防风、紫苏叶；正气偏虚，兼受时邪者，加太子参、葛根、柴胡，仿人参败毒散意，以扶正祛邪；病久气阴两虚，或久服激素，出现面赤火升，阴虚阳亢者，去白术、猪苓，重用知母、麦冬，或配生地黄以甘润滋阴。阴虚阳亢者，加入知母9～12g，泽泻6～9g；阳虚严重者，加入熟附子3～6g，仙茅10～15g；腰酸者，加桑寄生6～12g，杜仲6～9g；大便干涩者，加白茅根10～15g，车前子6～9g；尿浊内蕴者，加薏苡仁15～25g，赤小豆15～25g；风热犯肺者，加蒲公英10～15g，连翘6～9g；纳呆恶心者，加法半夏3～6g；瘀血严重者，加丹参10～15g，赤芍10～15g、牡丹皮3～6g。

【方解】小儿肾病水肿，乃因脾虚湿困，三焦气化失司所致。夫一身水液代谢，当求之于肺、脾、肾三脏，且惟与脾脏关系密切。脾胃同居中焦，为气机升降之枢，主水湿之敷布。若脾胃失调，气机失常，升降失枢，则水湿不能敷布，停而为水，溢于肌肤，发为水肿。小儿脏腑娇嫩，尤易受损，故临床每见此症。治之大要，不外燥、渗、利三法，而健脾不失治本之举。《黄帝内经》明训"开鬼门""洁净府""去菀陈莝"诚为治水肿之宗旨。

开鬼门即发其汗，方中紫苏梗性味辛、甘、微温，能开腠疏表以发其汗，远比麻、桂辛温过燥为妥；抽葫芦性平，味甘，利水消肿；泽泻淡渗，其利水作用较强，可治疗水湿停蓄之水肿，小便不利等；洁净府即利其便，方中抽葫芦、泽泻，皆有甘淡利湿之功，又比过投栀子、木通枯燥伤阴为佳；去菀陈莝即涤肠胃之郁，使脾胃得以维持正常的受纳腐熟，俾漫渍之水可以归经；制厚朴苦燥辛散，能燥湿，又下气除胀满，为消除胀满的要药；陈皮辛香而行，善疏理气机，调畅中焦而使之升降有序；炒白术甘苦性温，主归脾胃经，以健脾、燥湿为主要作用；炒枳壳味苦，有理气宽中，行气消胀之效；方中朴、陈、术、壳，借其辛香苦燥，以调达脾胃之升降枢机；知母味苦甘而性寒质润，苦寒能清热泻火除烦，甘寒质润能生津润燥止渴；麦冬味甘柔润，性偏苦寒，长于滋养胃阴，生津止渴，兼清胃热；加知母、麦冬者，一则可佐白术之燥，二则又可顾胃之阴。诸药相合，共奏健脾化湿，利水消肿之效。

【注意事项】有实热证者忌用本方。

【现代研究】现代药理研究表明：紫苏梗具有降血压、降血脂、抑制血小板凝集、抗血栓等作用；抽葫芦具有降血糖、降血脂等作用；泽泻有利尿、降压、降血糖、抗脂肪肝等作用；厚朴有抑制真菌、降压、中枢性肌肉松弛等作用；陈皮有降低血清胆固醇作用；白术有保肝、利尿、降血糖、抗菌等作用；枳壳有祛痰、祛风、抗炎、解痉等作用；知母有抑菌、降血糖等作用；麦冬能调节血糖、提高免疫力，有抗休克、镇静和抗菌等作用。动物实验表明：此方对提高血浆蛋白、降低蛋白尿、胆固醇均有一定效果。

实验研究表明：小儿肾病合剂具有改善机体免疫功能，保护和促进肾上腺皮质功能，修复肾病大鼠肾小球病变的作用。

【用方经验】李少川依据脾虚湿困这一基本病机，提出肾病治脾这一观点，又依古人治肿之法有"脾虚应健不应壅补""治湿不利小便非其治也"之训，采用健脾利湿这一治则。总结出以胃苓汤为主化裁的小儿肾病合剂一方，体现了李少川治疗儿童肾病综合征突出肾病治脾的学术思想。

临床应用本方时，既要掌握健脾利湿的

儿科国医圣手时方

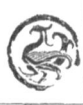
原则性，也要考虑到有是证用是药的灵活性，尤应注意健脾渗湿要与滋阴润燥相互为用，防其燥利伤阴。

芪术地黄汤（钱育寿经验方）

【组成】黄芪 15 g，白术 10 g，茯苓 10 g，生地黄 6 g，知母 8 g，菟丝子 10 g，山茱萸 8 g，陈皮 8 g，玉米须 10 g，荠菜花 8 g。

【功效】健脾益肾，滋阴固涩，利水消肿。

【主治】小儿肾病综合征。以浮肿、蛋白尿、高胆固醇及低蛋白血症为临床特征。

【加减】尿多泡沫，为尿蛋白增多的表现，可加芡实、金樱子；尿检持续性蛋白尿，可加蝉蜕、鹿衔草；尿液黄混，有热臭味，尿检有白细胞，或沉渣增多者，为湿热内蕴的征象，可加金银花、六月雪、黄柏；尿检有红细胞者，可加大蓟、小蓟、蒲黄炭；上半身肿甚者，加防己、浮萍；下半身肿甚者，加大腹皮、猪苓；腹水明显者，加商陆、葫芦壳、冬瓜皮；兼有外感者，加连翘、紫花地丁、白茅根；面色㿠白，畏寒肢冷，舌淡者，加淫羊藿、桂枝、补骨脂；食欲不振者，加砂仁、炙鸡内金；平素多汗，易感冒者，加桂枝、白芍、煅龙骨、煅牡蛎；高血压者，加白芍、夏枯草、石决明。

【方解】本方由知柏地黄汤合玉屏风散化裁而来。方中黄芪甘温，善入脾胃，为补中益气要药，既能补脾益气，又能利尿消肿，标本兼治，为治气虚水肿之要药；白术甘苦性温，主归脾胃经，以健脾、燥湿为主要作用，被前人誉之为"脾脏补气健脾第一要药"；茯苓味甘而淡，甘则能补，淡则能渗，药性平和，既可祛邪，又可扶正，利水而不伤正气，实为利水消肿之要药；黄芪、白术尚有强壮作用，补中寓有固表实卫之功。生地黄甘寒养阴，苦寒泄热，入肾经而滋阴降火，养阴津而泄伏热；知母味苦甘而性寒质润，苦寒能清热泻火除烦，甘寒质润能生津润燥止渴，兼入肾经而能滋肾阴、泻肾火、退骨蒸；菟丝子辛以润燥，甘以补虚，为平

补阴阳之品，功能补肾阳、益肾精以固精缩尿；山茱萸酸微温质润，其性温而不燥，补而不峻，既能补肾益精，又能固精缩尿，于补益之中又具封藏之功，为固精止遗之要药；陈皮辛行温通，燥湿健脾行气，使补而不滞，且气行则水行，水行则肿自消；玉米须甘淡渗泄，功专利水渗湿消肿；荠菜花性凉，入肝经，利水消肿，治疗水湿内停之水肿；甘草调和诸药。诸药共奏健脾益肾，滋阴固涩，利水消肿之功，全方具有补不滞腻，利不伤正，寓涩于补，气阴兼顾的特点。

【注意事项】有表证或实热证者忌用。

【现代研究】药理研究表明：黄芪有利尿、提高免疫力、抗菌、降血压、降血脂、抗衰老、抗缺氧、抗辐射、保肝等作用，对实验性肾炎的发病有抑制作用，并有一定程度的消除尿蛋白作用；白术有升白细胞、保肝、利胆、利尿、降血糖、抗血凝、抗菌、抗肿瘤、镇静等作用；茯苓有利尿、镇静、降血糖、增加心肌收缩力、增强免疫功能、护肝等作用；生地黄有降压、镇静、抗炎、抗过敏、强心、利尿、改善肾功能等作用；知母有退热、抑菌、降血糖等作用；菟丝子能明显增强小鼠心肌组织匀浆乳酸脱氢酶的活性；山茱萸有抑菌、强心、降血糖、利尿、抗氧化等作用；陈皮有祛痰、降低胆固醇等作用；玉米须有较强的利尿作用，还能抑制蛋白质的排泄，并有降压作用；荠菜花有缩短出血时间、解热等作用；甘草有抗溃疡、镇痛、镇咳、祛痰、平喘、抗菌、抗病毒、抗炎、抗过敏、抗利尿、降脂、保肝等作用。

【用方经验】钱育寿医认为本病"关键不在阳虚，而在阴虚精泄"的学术思想，宗其倡导的补脾益肾以开源，滋阴涩精以节流，疏瀹沟渠以利导，调补肺脾以御邪等治疗大法，选用芪术地黄汤为主治疗小儿肾病综合征，疗效满意。王氏等用此方治疗小儿肾综 30 例，总有效率达 93.3%。

实肾丸（何世英经验方）

【组成】山茱萸 18 g，肥玉竹 18 g，枸杞子 18 g，墨旱莲 18 g，黄精 18 g，大熟地黄

30 g，益智仁 18 g，菟丝子 18 g，女贞子 18 g，首乌 30 g，山药 36 g。

【功效】益肾，健脾，滋阴。

【主治】慢性肾炎与肾病之蛋白尿，辨证属肾阴虚者。

【方解】方中肥玉竹、黄精、山药健脾滋阴；益智收敛固涩；山茱萸、枸杞子、墨旱莲、熟地黄、菟丝子、女贞子、何首乌滋补肾阴。诸药相合，共奏益肾、健脾、滋阴之效。

【注意事项】本方剂型为丸剂。制法：共为细末，制成蜜丸，每丸重 3 g。服法：6 岁以下 1 次 1 丸，早晚各 1 次。

【现代研究】研究表明：山茱萸、黄精、山药均能提高机体免疫力，防止再感染引发加重肾损害；墨旱莲能提高肾脏细胞耐缺氧能力；玉竹能降压，对抗肾脏损害引起的高血压症状；熟地黄能改善子体何内 AD 水平从而有滋阴作用；益智仁具有钙拮抗作用；女贞子、菟丝子、枸杞子、何首乌均有提高机体免疫力、抗炎、抑菌作用。

【用方经验】肾病长期出现蛋白尿为肾功能损害的标志之一，临床多见脾肾亏损证，治宜补益脾肾。若属肾阴虚者，宜服此实肾丸。本方中各药均系益阴补肾之品，长期服用有促进肾功能逐渐恢复达到控制蛋白尿的作用。若属肾阳虚者，则宜长期服用金匮肾气丸。

鱼腥草汤（刘弼臣经验方）

【组成】鱼腥草 15 g，鸡骨草 30 g，半枝莲 15 g，益母草 15 g，车前草 15 g，白茅根 30 g，灯心草 1 g。

【功效】清热利尿，活血解毒。

【主治】肾病综合征。症见明显浮肿、尿少、纳呆、恶心、头晕、肉眼血尿，或伴有不同程度的呼吸道感染症状。实验室检查有大量蛋白尿等肾病综合征现象。

【加减】浮肿为主者：①阳水之风水泛滥证，治宜宣肺利水。风重于水时，鱼腥草汤合麻黄连翘赤小豆场加减；水重于风时，鱼腥草汤合麻黄五皮饮加减；风水并重时，鱼

腥草汤合越婢加术汤加减。②水湿浸渍证，治宜通阳利水。轻症用鱼腥草汤合五皮饮加减，重则合五苓散加减。③湿热壅盛证，治宜清热利湿。鱼腥草汤合疏凿饮子或己椒苈黄丸加减；大便不通合舟车丸加减；有疖肿合五味消毒饮加减。

血尿为主者，乃湿热蕴结膀胱，气化不利，热伤血络之象，治宜清热解毒、凉血止血。肉眼血尿者，鱼腥草汤合小蓟饮子加减；镜下血尿者，鱼腥草汤合猪苓汤加女贞子、墨旱莲、大蓟、小蓟、血余炭；血尿日久呈现虚象者，鱼腥草汤合牛膝四物汤加减。

小便不利者，常加猪苓、茯苓、泽泻、姜皮、花椒目、防己、木通、葫芦瓢、大腹皮等。水肿而无汗者，常加麻黄、浮萍、荆芥、羌活、防风、秦艽等。

水肿日脾虚者，常加党参、黄芪、白术、山药、扁豆。

肾阳不足者，常加附子、肉桂、干姜等。

湿气盛者，常加苍术、厚朴、广藿香、佩兰、木香、砂仁。

水湿内停者，常加芫花、大戟、甘遂、商陆、葶苈子、牵牛子、大黄。

气不行者，常用陈皮、枳壳、青皮等，令气行则水行，气降则水降，畅通三焦之气，而达利水消肿。

兼热盛者，常用生石膏、黄连、黄芩、黄柏、连翘、栀子、重楼等清解之，因热去则阳邪亢逆可解。

因瘀致肿者，常加丹参、红花、土鳖虫等。

【方解】方中鱼腥草、鸡骨草、半枝莲清热解毒，益母草活血利尿；车前草利水消肿；白茅根清热止血；灯心草清热利尿。诸药相合，共奏清热利尿，活血解毒之效。

【注意事项】饮食宜清淡。

【现代研究】鱼腥草有利尿、提高肾动脉血流量、提高免疫力、抗菌、抗病毒作用；益母草、灯心草有利尿作用；车前草、白茅根、半枝莲有利尿、抑菌作用。

【用方经验】刘弼臣对肾病综合征，在运用此方的基础上，分别运用利尿、发汗、健脾、温化、燥湿、逐水、理气、清解、活血

儿科国医圣手时方

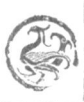

化瘀九法，以适应肾病不同阶段的表现，及具体每个患者的特殊变化。刘弼臣曾以此方加减治疗肾病综合征 57 例，住院 6 个月之内者 32 例，6～12 个月 25 例。全部病例均有效出院。

刘弼臣认为有相当数量的肾病患儿其发病是由感受外邪引起，早期多伴有流涕、咳嗽、发热等肺系表现，往往伴有咽喉不利和咽红、痒等症状。恢复期的患儿往往由于感受外邪而导致肾病的复发和加重。因此，刘弼臣提出调肺论治小儿肾病综合征，从清肺祛邪入手，配合清热利湿，使湿热清、病灶除，则肾自固，尿浊、浮肿、血尿自除。故认为小儿肾综治宜调肺固肾，以辛苍五味汤合鱼腥草汤治疗，药用辛夷 10 g，苍耳子 10 g，玄参 10 g，板蓝根 10 g，山豆根 5 g，益母草 15 g，鱼腥草 15 g，车前草 15 g，鸡骨草 30 g，白茅根 15 g，半枝莲 15 g，灯心草 5 g。血尿者，加女贞子 15 g，墨旱莲 15 g；血压高、头晕者，加钩藤 10 g，菊花 10 g。临床应用，疗效颇佳。

肾病缓解汤（蔡化理经验方）

【组成】黄芪 30 g，党参 15 g，白术 10 g，茯苓 10 g，淫羊藿 20 g，泽泻 12 g，车前子 20 g，甘草 6 g。3～6 岁用 1/3～1/2 剂，6～9 岁 1/2～2/3 剂，9～12 岁 2/3～1 剂，水煎服。

【功效】健脾补肾，温阳化水。

【主治】小儿肾病综合征。

【加减】蛋白尿持续不降者，加蝉蜕 30 g，地龙 12 g；尿中红细胞持续者，加丹参 20 g，茜草 10 g，白茅根 20 g；胆固醇增高者，增加泽泻用量至 20 g，加生山楂 12 g；血压增高者，加钩藤 12 g，夏枯草 30 g。

【方解】方中黄芪益气利水；党参、白术、茯苓、甘草益气健脾利湿，以制肾水泛滥；仙灵脾温阳化水；泽泻利水消肿；车前子利渗湿，通利水道；甘草调和诸药。诸药相合，共奏健脾补肾，温阳化水之效。

【注意事项】宜低盐饮食。

【现代研究】研究表明：黄芪有降低尿蛋白作用；泽泻有降低胆固醇作用；车前子利尿消肿力强，有利于肾病重症水肿的消除；甘草有抗菌、抗炎及肾上腺皮质样作用。

【用方经验】本方与附子僵蚕散同时服用，疗效较好。

附子僵蚕散（蔡化理经验方）

【组成】制附子 20 g，白僵蚕 60 g。共碾细末，装瓶备用。3～6 岁每次 0.5～1.0 g，6～9 岁每次 1.0～1.5 g，9～12 岁每次 1.5～2.0 g。

【功效】温补肾阳。

【主治】小儿肾病综合征。

【方解】方中附子有回阳救逆、温中散寒、祛寒燥湿的功效。僵蚕为息风止痉药，有温阳化水之菌。2 药相合，共奏温补肾阳之效。

【注意事项】方中白僵蚕须为生僵蚕。

【现代研究】药理研究表明：附子与僵蚕均有兴奋肾上腺皮质功效，具有肾上腺皮质激素样作用。临床实践证实，附子与僵蚕相伍，制成散剂，与肾病缓解汤同用，对小儿肾病综合征有效好疗效。

【用方经验】蔡化理用本方与肾病缓解汤同时服用，治疗小儿肾病综合征 20 例，服药 60～120 剂，结果痊愈（浮肿和尿蛋白消失，胆固醇和血浆白蛋白均恢复正常，无复发或仅有 1 次复发，经再次治疗后又恢复正常，随访 1 年未再复发者）11 例，有效（浮肿和尿蛋白消失，但有 2 次复发后，尿蛋白减轻而未完全消失者）6 例，无效（浮肿消失，但尿蛋白仍在＋至＋＋＋者）3 例。

张琪经验方

【组成】厚朴、黄芪各 15 g，制川乌、吴茱萸、泽泻、麻黄、柴胡、当归、干姜、草豆蔻、党参、茯苓、青皮各 10 g，荜澄茄、升麻、木香、黄柏、黄连各 7 g。每日 1 剂，水煎服。

【功效】暖肾温脾，驱寒除湿，开郁化气，上下分消。

【主治】小儿肾病综合征之肾阳不振，寒湿困脾，气滞水蓄证。症见高度水肿，腹部膨隆胀满不得卧，小便不通，阴囊肿大，面色淡白，形寒肢冷，大便不实，舌淡滑润，脉沉迟。

【方解】方中制川乌、吴茱萸、干姜、荜澄茄暖肾温脾，驱寒助阳；黄柏、黄连、厚朴、泽泻、茯苓清热利尿降浊；黄芪、党参、当归、升麻、柴胡健脾益气升清；麻黄宣肺散寒；草豆蔻、青皮、木香健脾开郁化气。诸药相合，共奏暖肾温脾，驱寒除湿，开郁化气，上下分消之效。

【注意事项】方中制川乌宜先煎2小时。

【现代研究】药理研究表明：柴胡、当归、泽泻均能减少蛋白的排出，柴胡、泽泻还有免疫抑制作用，柴胡、当归尚有非甾体消炎药作用；黄芪、当归、党参能促进蛋白合成、调节免疫，当归能抑制血栓形成；麻黄、茯苓、泽泻有利水消肿的作用；黄芪、茯苓尚有抗肾纤维化的作用。

【用方经验】此方适用于小儿肾病综合征之肾阳不振，寒湿困脾，气滞水蓄证，具有暖肾温脾，驱寒除湿，开郁化气，上下分消之功，张琪临床应用，疗效颇佳。

燥湿消胀方（张琪经验方）

【组成】黄芩、黄连、草果、槟榔、半夏、干姜、陈皮、姜黄、生晒参、白术、茯苓、泽泻、知母。

【功效】健脾燥湿，化瘀消胀。

【主治】肾病综合征之虚中夹瘀，湿热中阻证。症见周身水肿，腹部膨满，腹水明显，小便不利，大便闭结，五心烦热，恶心呕吐，胃脘胀满，口干纳少，舌质红，苔白黄厚腻，脉弦滑或弦数，往往伴有大量蛋白尿或肌酐、尿素氮升高。

【方解】方中生晒参、白术、茯苓健脾以除湿；干姜、草果仁温脾阳以燥湿；茯苓淡渗利湿健脾，半夏、陈皮、茯苓化痰湿，令脾阳健而清阳升。黄芩、黄连苦寒清胃热以除痞满；知母滋阴，协同苏、连清热，热清则浊阴降，清升浊降则胀满自除。脾胃不和则肝气得以乘之，又用枳实、厚朴、姜黄以平肝解郁、行气散满。诸药相合，共奏健脾燥湿，化瘀消胀之效。

【用方经验】此方乃由四君子汤、二陈汤、泻心汤等组成，药味看似复杂，实则配伍严谨。慢性肾小球肾炎临床多有脾胃不和之证，湿热中阻之候，服用此方后胃脘症状大多明显好转，尿量也随之增多，蛋白尿及管型也随之减少或消失。常用剂量：黄芩、黄连、草果、槟榔、半夏各6 g，干姜3 g，陈皮、姜黄、茯苓、白术各9 g，生晒参3 g，泽泻9 g，知母6 g。

第六节　急性肾衰竭

急性肾衰竭简称急性肾衰，是由多种原因引起的肾生理功能在短期内急剧下降或丧失的临床综合征，患儿体内代谢产物堆积出现氮质血症，水及电解质紊乱和代谢性酸中毒等症状，其特点为内环境水和电解质的稳定性受到破坏，酸碱平衡紊乱，代谢产物潴留，虽然常见少尿（每日尿量少于400 mg/m²），但有些病例如氨基糖苷类肾毒素及氨基糖苷类抗生素如庆大霉素、卡那霉素等所致急性肾衰竭，尿量可接近正常。因此用血生化测定

如尿素氮、尿量测量来监测肾功能很重要。常见的病因可分为肾前性、肾实质性和肾后性三类。随着透析的广泛开展，急性肾衰竭的病死率已有明显降低，急性肾衰竭的预后与原发病性质、肾脏破损程度、少尿持续时间长短、早期诊断和早期治疗与否、透析与否和有无并发症等有直接关系。中医学无急性肾衰竭的病名，根据临床特征，可按癃闭、关格等病进行辨治。

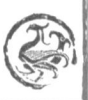
儿科国医圣手时方

温肾解毒方（徐嵩年经验方）

【组成】紫苏叶 30 g，党参 15 g，白术 15 g，半夏 9 g，黄连 3 g，六月雪 30 g，绿豆 30 g，丹参 30 g，熟附子 9 g（先煎），土大黄（或生大黄）9～15 g，砂仁 3 g（后下），生姜 6 g。

【功效】温补脾肾之阳，荡涤三焦浊气。

【主治】肾功能衰竭。症见尿少尿闭，纳呆食少，恶心呕吐，胸闷腹胀，口中尿臭，头痛，发热，咽干，烦躁，严重者可有神昏谵语，苔黄腻，脉滑数。

【加减】下肢肿甚者，加半枝莲；皮肤瘙痒者，加白鲜皮、地肤子；腹水腹胀，大小便不利者，加黑牵牛子粉、白牵牛子粉、小茴香粉、生大黄粉各等分，分装胶囊，每日服 3.6 g，分 4 次吞服。

【方解】方中黄连大苦大寒，既能清热燥湿，又能泻火解毒，尤善清泻心经实火；大黄苦降，能使上炎之火下泄，又具清热泻火、凉血止血之功；丹参功善活血祛瘀，性微寒而缓，能祛瘀生新而不伤正；绿豆甘寒，善解热毒；六月雪清热利湿，为解毒要药；附子辛甘温煦，温肾暖脾，能上助心阳、中温脾阳、下补肾阳，有峻补元阳、益火消阴之效；党参性味甘平，以补脾肺之气为主要作用；白术甘苦性温，以健脾、燥湿为主要作用；生姜辛散温通，能温胃散寒，和中降逆，其止呕功良，素有"呕家圣药"之称；半夏味苦降逆和胃，为止呕要药；紫苏叶性主降，理气、和中、解毒；诸药相合，共奏温肾解毒、和胃泄浊之功，使该方不但对肾衰之消化系统症状有效，且能使患肾性脑病出现神

昏谵语，昏睡烦躁者，会随尿素氮之降低而病情趋于好转。

【注意事项】注意忌用影响肾功能的药物。

【现代研究】药理研究表明：黄连有抗菌、抗心律失常、利胆、抑制胃液分泌、抗腹泻、抗溃疡等作用；大黄有促进排便、抗感染、利胆、健胃、止血、保肝、降压、降低血清胆固醇等作用；丹参有降血压、调节血脂、护肝、抗胃溃疡、镇静、改善肾功、抗炎抗过敏等作用；绿豆能防止动脉粥样硬化；附子有强心、抗炎、镇痛、抗衰老等作用；党参有调节胃肠运动、抗溃疡、增强免疫功能、升血糖、延缓衰老、抗缺氧、抗辐射等作用；白术有保肝、利胆、利尿、降血糖、抗凝血、抗菌等作用；生姜能促进消化液分泌，保护胃黏膜，具有抗溃疡、保肝、利胆、抗炎、解热、抗菌、镇痛、镇吐等作用；半夏能止呕、止咳，有预防和治疗胃溃疡等作用。

【用方经验】徐嵩年认为，本病脾肾虚衰为本，湿毒内蕴为标。脾虚则健运无权，水谷不归正化，血液乏于滋生；湿毒壅塞三焦，清气不能上升，浊气不得下降。故临床出现消化道、呼吸道、循环、神经、内分泌等各系统广泛的症候群。针对病机脾失健运，肾失开合，湿毒潴留，治疗当邪正兼顾。徐嵩年自拟温肾解毒汤以温补脾肾之阳，荡涤三焦浊气。由于肾功能衰竭是进行性发展的疾病，临床症状的初步改善，不能说明其病变的完全缓解，因此不容忽视对患者肾功能的长期维护，仍须长期服用中药扶正固本，维持胃气，以巩固疗效，延缓肾功能的衰竭。

第十三章 小儿血液系统疾病

第一节 缺铁性贫血

缺铁性贫血是指机体对铁的需求与供给失衡，导致体内贮存铁耗尽，继之红细胞内铁缺乏而引起的最常见的贫血病。当需铁量增加而铁摄入不足、铁吸收障碍、铁丢失过多均可引起缺铁性贫血，临床以皮肤黏膜苍白、无力、食欲减退、易激惹，不爱活动、肌肉松软、智力及动作能力落后、生长发育迟缓、注意力不集中、智力低下、易感染等为主要表现。该病属于中医血虚、脾虚、萎黄、黄胖、虚损、疳症等病症范畴。中医认为其发病乃由饮食失调、禀赋不足、久病不愈、感染诸虫等因素有关。其病位在脾、肾，与心、肝等脏密切相关。病性以虚证为多。

八珍汤化裁（黎炳南经验方）

【组成】当归 5 g，太子参 5 g，鸡血藤 10 g，熟地黄 5 g，黄芪 5 g，白术 5 g，白芍 5 g，鸡内金 5 g，茯苓 5 g，炙甘草 3 g。

【功效】益气养血。

【主治】气血两虚之疳症。症见面色萎黄或苍白，唇口黏膜爪甲淡白，神疲乏力，少气懒言，头晕目眩，心悸心慌，注意力不集中，夜寐不安，食欲不振，舌质淡，苔薄白，脉细弱，指纹淡红。

【加减】脾虚不运而见食少便溏、腹胀明显者，去当归、熟地黄，加陈皮 3 g、木香 6 g、砂仁 3 g 以健脾理气；脾虚肝旺而见夜寐不安、惊惕者，加钩藤 6 g、酸枣仁 9 g；气虚不摄而见鼻衄、皮肤瘀斑等出血症状者，加仙鹤草 10 g、藕节 10 g。

【方解】脾为后天之本，胃乃水谷之海，脾胃为气血生化之源。小儿脏腑娇嫩，形气未充，脏器功能均未完善，有待逐渐发育成熟，需要有充分的营养物质供应。但小儿脾常不足，因饮食失节，喂养不当，脏腑虚损，冲积致损等损伤脾胃，脾胃虚弱，气血生化无源，造成贫血。肾为先天之本，若禀赋不足，脾肾阳虚，温煦滋养无权，精血不生，亦致贫血。血之与气，一阴一阳，互根互用，血为气之母，气为血之帅，血虚可致气虚，气虚也可影响生血而致血虚。气血亏少不能上荣于面，而见面色萎黄或苍白无华；偏于气虚则倦怠肢软、纳少、便溏；心血不足，心神失养，可见失眠多梦、心悸健忘；肝血不足则见爪甲色淡无泽，甚或枯槁脆裂、头昏眼花；精血同源，血虚日久，损及肾精，肾精亏虚则症见耳鸣耳聋、腰膝酸软、毛发干枯易脱落等。治宜益气养血。方中太子参、熟地黄、黄芪、鸡血藤为主，甘温益气养血补血；茯苓、白术健脾燥湿，当归、白芍养血和营，炙甘草和中益气，鸡内金消食化积力强，又能健胃，并可缓和熟地黄的腻滞。全方合用，共奏健脾益气、养血补血之功。

【注意事项】肝经实火或湿热者，不宜使用本方。

【现代研究】现代药理研究表明：鸡血藤具有降低血管阻力，明显抑制血小板聚集的作用；当归能抑制高分子右旋糖酐所致的红细胞聚集性增高，延缓红细胞在低渗透压状态下发生溶血，有较好的促解聚作用，并能抑制血小板聚集；黄芪能够增加人红细胞膜质流动性，从而可发挥保护红细胞膜的作用，也对血小板的聚集有抑制作用；太子参含氨基酸、多糖、皂苷、黄酮、鞣质、香豆素、甾醇、三萜及多种微量元素，对淋巴细胞有明显的刺激作用，还可以增强网状内皮系统的吞噬功能，可增强机体免疫力；熟地黄能够升高白细胞，抑制上皮细胞有丝分裂、抑制血管内血栓形成，对纤溶系统具有活化作用；白术能够延长凝血酶原时间以及凝血时间；白芍中的 d-儿茶精和没食子酸乙酯有抗血栓和抗血小板聚集作用。

实验研究表明：全方组合，可提高机体免疫力，有抗血栓、抑制血小板凝集、补血等作用。

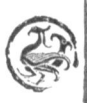
儿科国医圣手时方

【用方经验】黎炳南指出，缺铁性贫血其本在脾胃，基本病机在于脏腑气血功能失调。对其治疗主要应查明原因，按脏腑气血进行辨证施治。原则上以培补脾肾、益气养血为主，根据不同的发病原因，不同的脏腑虚损以及病势的轻重不同，分别予以健脾益气、补益心脾、滋补肝肾、健脾补肾等不同治法。同时，应注意合理喂养，补充必需的营养物质，这也是治疗小儿贫血的重要环节。

本病辨证治疗时要注重脾肾。饮食依靠脾胃的腐熟运化成为水谷精微，然后化生血液。即《灵枢·决气篇》所说的"中焦受气取汁，变化而赤，是谓血"。可见脾胃是血液生化之源。因此黎炳南认为，小儿缺铁性贫血发病，脾胃为关键，肾虚为根源，尤以脾虚最为重要。通过健运脾胃，改善消化吸收功能，益气生血，是治疗缺铁性贫血行之有效的方法。临床上常用下列药物随症选择使用。①健脾益气药：党参、太子参、黄芪、炒白术、山药、大枣、炒扁豆等药能健运脾胃，益气补中，使脾胃运化功能恢复正常，生化有源。②开胃消食药：鸡内金、麦芽、谷芽、神曲、山楂、莱菔子等药具有健脾和中、消食化滞作用，能助消化，增进食欲，对纳呆厌食、脘腹胀满、食积不消者均可酌情加减使用。③补益肝肾药：紫河车、山茱萸、菟丝子、何首乌、枸杞子、熟地黄、鸡血藤、当归、女贞子、黄精等药均能补益肝肾，益精养血，但此类药大多较滋腻，治疗缺铁性贫血应与健脾、助消化药同用，以免助湿碍脾，影响脾胃的健运。

本病初起一般症状较轻，经正确治疗，合理调护，便可痊愈。但本病发病缓慢，病程长，经治疗症状缓解后，尚需巩固疗效，不可即刻停药，否则易于复发。若贫血时间过长、五脏六腑、四肢百骸失于濡养，可严重影响小儿的体格生长、智力发育，甚至出现脾肾阳虚、阴亏阳竭的危候。

运脾养血散（江育仁经验方）

【组成】苍术、陈皮、皂矾、大枣。用粉碎搅拌成散剂。3～4岁2 g，5岁3 g，6岁4 g，分3次口服，2个月为一个疗程。

【功效】运脾，养血。

【主治】小儿缺铁性贫血。以疲倦乏力、面色不华、唇色淡等为主症。

【方解】对于缺铁性贫血的发病机制，依据患者临床表现，多认为与脾运失健有关。江育仁依据小儿特点，经过长期临床观察，针对缺铁性贫血的脾虚机理，提出了运脾法治疗小儿缺铁性贫血的思路与方法，拟定治疗主方运脾养血散，药用苍术运脾开胃，陈皮理气助运，皂矾养血生血，大枣和中安胃。诸药相伍，补中寓消，消中有补，补不碍滞，消不伤正，共奏运脾养血之效。

【现代研究】研究表明：运脾养血散在纠正缺铁方面优于西药铁制剂，治疗后中药组尿 D—木糖含量显著上升（$P<0.01$），且上升幅度高于西药组（$P<0.05$）。证明该制剂在促进小肠吸收功能方面有较好的功效，提示运脾法能有效地增加小肠黏膜对铁的吸收。

孙育仁等检测了患者治疗前后唾液锌、血液碱性磷酸酶（AKP）含量变化，治疗前患者上升。治疗前后比较锌含量 $P<0.001$；$AKP<0.01$。同时观察对脾虚小鼠细胞内外锌含量变化的作用，结果显示，中药治疗组血浆锌及红细胞锌含量含量均显著高于脾虚对照组（$P<0.05$），从而说明该运脾方药可以提高机体锌含量及增强 AKP 活性，改善内环境，从而改善相应症状及体征。

动物实验还显示，以苍术、白术、焦山楂、当归、黄芪等组成的运脾基本方可显著提高维生素 A 含量，促进蛋白质合成，促进脾虚小鼠体重增长。

【用方经验】对于小儿缺铁性贫血、厌食、疳气证这类病证，西医学认为与营养物质缺乏有关，如小儿厌食证缺锌，疳气证存在蛋白质—能量不足，缺铁性贫血缺铁等，因而采取缺什么补什么的原则。运脾法治疗的立足点在于改善消化系统的消化吸收功能，促进机体对营养物质的吸收和利用，着眼于调整机体，恢复脏腑的正常生理功能，健运脾胃，充其后天之本，保证儿童健康成长发育，体现了中医学辨证求因、审因论治、整体观点的临床特色。常用剂量：苍术、陈皮、皂矾、大枣各等分。

孙育仁等根据小儿"脾常不足"的生理病理特点，在江育仁"脾健贵在运而不在补"的理论指导下，以苍术、白术、焦山楂、当归、黄芪等组成运脾基本方，加工成糖浆制剂，治疗62例儿童营养性贫血，结果显示本方能显著提高患儿食量，增进食欲，提高血红蛋白含量，促进营养物质形成，其治疗机制与提高维生素A含量、促进蛋白质合成有关。

健脾补血汤（蔡化理经验方）

【组成】党参15 g，白术9 g，茯苓9 g，焦麦芽、焦神曲、焦山楂各15 g，丹参18 g，熟地黄9 g，淫羊藿15 g，甘草6 g。用法：3岁以下每日服1/3剂，3～6岁每日服1/3～2/3剂，6～12岁每日服2/3～1剂。水煎分3次，饭前服。

【功效】健脾，补血。

【主治】营养性小细胞性贫血。症见面色、眼睑苍白，有营养不良史，食欲不振，烦躁，心率快，严重者有心脏扩大及收缩期杂音，或肝脾肿大，血红蛋白低于10 g者。

【方解】方中党参、白术、茯苓、甘草健脾胃；焦三仙助消化，可以调整胃肠功能，增强食物的消化和营养物质的吸收；丹参、党参、熟地黄生血补血，能促进红细胞和血红蛋白的生成；淫羊藿温肾壮阳，增强全身各系统的功能和旺盛造血器官。诸药相合，共奏健脾补血之效。

【注意事项】注意要食有定时，量要适宜；及时添加辅食。纠正偏食，治疗厌食。

【用方经验】蔡化理用此方治疗小儿营养不良性小细胞性贫血30例，其中轻度贫血5例，中度贫血19例，重度贫血6例。大多在服药7～14日，血红蛋白明显增加，服药14～21日，血红蛋白增加至2～3 g。

第二节　再生障碍性贫血

再生障碍性贫血（简称再障）是一种主要由化学、物理、生物等因素或不明原因所致的骨髓造血干细胞及造血微环境损伤，红骨髓被脂肪所替代，造血功能部分或全部衰竭，出现以进行性贫血、出血及反复感染为主要表现的血液系统疾病。本病小儿时期较多见，发病年龄以6～12岁学龄儿童居多。血常规示全血细胞减少；骨髓象示骨髓增生低下，细胞数明显减少，淋巴细胞相对增多，浆细胞、组织嗜碱细胞、网状细胞等非造血细胞增多。该病属于中医血证、血虚、血枯、髓枯、虚劳及虚损等病症范畴。中医认为其发病乃因先天禀赋不足、用药不当、感受邪毒等，伤及脏腑使血液生化之源亏乏所致。其病位在心脾肝肾，病性虚实错杂。

犀角地黄汤加减（周仲瑛经验方）

【组成】水牛角9 g，生地黄10 g，牡丹皮7 g，赤芍10 g，女贞子10 g，墨旱莲10 g，紫草7 g，玄参7 g，地骨皮6 g，十大功劳叶10 g，白薇7 g，首乌藤9 g，熟酸枣仁10 g，灵芝6 g，制何首乌7 g，花生衣15 g，鸡血藤10 g，楮实子10 g。

【功效】补益肝肾、益气活血。

【主治】肝肾不足、气血亏虚之地中海贫血症。症兼见舌苔薄黄腻，质暗，脉细滑。

【加减】气阴两伤者，加炙鳖甲10 g，炙龟甲10 g；睡眠欠佳、手足心汗多，大便干者，加红景天6 g，制黄精10 g。

【方解】方中水牛角、生地黄、牡丹皮、赤芍、紫草凉血活血；女贞子、墨旱莲滋补肝肾；玄参、生地黄养阴清热；地骨皮、十大功劳叶、白薇凉血，退虚热；首乌藤、熟酸枣仁、灵芝、制何首乌养心安神；花生衣、鸡血藤、楮实子补血养血。诸药相合，共奏补益肝肾、益气活血之效。

【注意事项】肝经实火或湿热者，不宜使

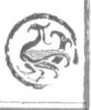
儿科国医圣手时方

用本方。

【现代研究】现代药理研究表明：水牛角能缩短凝血时间，增加血小板数量；生地黄具有调节免疫、保护垂体-肾上腺、抗炎、强心、降压、利尿和补血的作用；牡丹皮具有抗炎、抗血小板凝集、利尿、活血作用；赤芍具有抗动脉粥样硬化、降低总胆固醇、低密度脂蛋白胆固醇和极低密度脂蛋白胆固醇水平，并能降低血浆脂质过氧化物、动脉壁脂质、钙和磷脂及主动脉斑面积等作用；女贞子具有强心、降血糖血脂、促进造血功能和抗血小板凝集的作用；墨旱莲有调节免疫功能、抗炎、止血等功效；紫草具有抗炎、收缩血管、强心等作用；鸡血藤能降低血管阻力，对血小板聚集有明显抑制作用；花生衣有止血、促进骨髓造血功能，改善血小板质量、加强毛细血管的收缩功能的作用。

实验研究表明，全方组合具有良好的抑制血小板凝集、活血补血、抗炎、改善血管功能的作用。

【用方经验】周仲瑛从临床实践中认识到，"瘀热"在临床中十分常见，且是内伤诸病迁延不愈的主要原因。故其善从瘀热治病，运用犀角地黄汤治疗多种疑难病症。犀角地黄汤出自《备急千金要方》，由犀牛角、牡丹皮、地黄、芍药四味药物组成，以清热凉血为主，兼以散瘀。如清朝叶天士所云："入血就恐耗血动血，直须凉血散血"，历来被尊为凉血散瘀的经典方剂。此方之中，一直应用中药花生衣一味，此药味甘、微苦、性涩、平，归脾、肝经，具有养血止血、散瘀消肿结之功。周仲瑛在治疗再生障碍性贫血、血小板减少症、紫癜之类疾病时，常常用此药，取其养血止血之功，临床疗效明显。现代实验研究也证实，花生衣能对抗纤维蛋白的溶解，促进骨髓造血功能，改善血小板的质量，加强毛细血管的收缩功能，对出血以及出血引起的贫血有明显疗效。

双效丸（何世英经验方）

【组成】野党参 27 g，云茯苓 27 g，白术 27 g，全当归 27 g，杭白芍 27 g，紫丹参 27 g，建曲 27 g，制附子 127 g，鹿角胶 27 g，大熟地黄 36 g，肉苁蓉 36 g，生黄芪 90 g，广砂仁 13.5 g，川芎 13.5 g，生鳖甲 27 g。

【功效】气血双补，温阳生血。

【主治】主治贫血及再生障碍性贫血。

【方解】双效丸系以八珍汤去甘草加黄芪双补气血为基础，再加鹿角胶、制附子、肉苁蓉温阳补火生土；鳖甲、丹参滋阴清热，活血散瘀；建曲、砂仁建脾理气。诸药相合，气血双补，阴阳协调，摄血化瘀，补而不滞，适应于血虚之由于脾阳不足者。

【注意事项】本方剂型为丸剂。制法：共为细末，制成蜜丸。每丸重 1.5 g。服法：1日总量，6 岁以上每日 2～3 次，每次 1 丸。6岁以下酌减。

【现代研究】研究表明：党参、鹿角胶可使红、白细胞计数与血红蛋白含量均明显升高；云茯苓、白术、白芍、附子、熟地黄、川芎有增强免疫系统功能，从而提高机体免疫力；当归具有促进血红蛋白及红细胞的生成作用；丹参有利于红细胞的收缩蛋白对细胞的双凹稳定性、形态可塑性、耐久性和坚韧性的维持，并能提高细胞耐缺氧能力；神曲有增强物质代谢功能；肉苁蓉具有调整内分泌、促进代谢及强壮作用；黄芪有增强粒系造血功能，并能保护红细胞，防止其变形；鳖甲具有提高血红蛋白含量及增强机体免疫力功效；砂仁可增加食欲，促进消化。

【用方经验】此方为何世英用治一般贫血及再生障碍性贫血的重要方药之一，适应于血虚之由于脾阳不足者。

复血汤（何世英经验方）

【组成】山茱萸 9 g，黄精 9 g，生黄芪 9 g，当归 9 g，阿胶 9 g，玉竹 9 g，生地黄 9 g，熟地黄 9 g，何首乌 15 g，墨旱莲 15 g，生山药 15 g。

【功效】补益脾肾，养阴补血。

【主治】再生障碍性贫血气血两虚，阴血不足证，症见身倦乏力、面色苍白、腰膝酸软、舌质淡红、脉象细弱者。

【方解】复血汤方中生黄芪、生山药、墨

旱莲、何首乌补益脾肾，重在补气；山茱萸、黄精、当归、阿胶、玉竹、生地黄、熟地黄养血益阴，重在补血。诸药相合，共奏补益脾肾，养阴补血之效。

【注意事项】诸药水煎待温，分3次服。

【现代研究】山茱萸具有强心、提高机体免疫力作用；生山药能双向调节肠道功能、抗衰老、提高机体免疫力作用；墨旱莲有护肝、提高缺氧耐受能力；黄精具有增加心血流量、提高免疫力、抗衰老作用；生黄芪具有抗疲劳、抗缺氧、抗衰老、抗辐射作用；当归具有强心、升高血红蛋白、预防溶血、抗氧化、护肝、提高免疫力作用；阿胶具有生血、之学、调节钙代谢、调节免疫力作用；玉竹具有强心、调节血脂作用；生地黄具有强心、调节血糖、调节血压、利尿作用；熟地黄具有强身作用；何首乌具有抗衰老、强心、护肝、调节免疫力作用。

【用方经验】本方为何老治疗再生障碍性贫血的主方之一，适用于再生障碍性贫血气血两虚，阴血不足者。

颜德馨经验方

【组成】当归6g，黄芪30g，鹿角胶3g，菟丝子12g，补骨脂30g，炒升麻4.5g，白术9g，大熟地黄12g（砂仁拌），山药12g，党参12g，炙甘草4.5g。每日1剂，水煎服。

【功效】健脾温肾。

【主治】再障性贫血脾肾两虚证。症见面色苍白，精神不振，眼睑虚浮，纳谷欠香，脉芤无力，舌淡胖，苔薄。

【方解】血病每以胃药收功，胃气充盈，其血自生。故治以健脾益气为主，佐以补肾填精。方中参、术、芪、炙甘草、山药健运中州，以资化源；归、地和血养血；鹿角胶、菟丝子、补骨脂益髓填精；升麻升提中气，寓有血随气升、气生血旺之意，使脾胃功能恢复，吸收正常，肾精渐复，血虚之象可缓而血象可稳步回升矣。

【用方经验】颜氏曾治疗一9岁纪姓女患者，因发热伴呕吐来诊。检查：体温38℃，心肺（一），肝脾未及，尿常规：蛋白（＋），白细胞极少。血常规：白细胞总数6500/mm³，中性51%，单核1%，淋巴48%，红细胞170万，血红蛋白5g/L。采用丙睾、叶酸、铁剂及输红细胞等治疗，收效不著，骨髓片显示为"再生障碍性贫血"。请中医会诊，患者面色苍白，精神不振，眼睑虚浮，纳谷欠香，脉芤无力，舌淡胖，苔薄。血常规：白细胞总数3100/mm³，红细胞110万，血红蛋白3.2g/L，血小板15万，网织红细胞0.1%。证属脾肾两亏，生化无权，精血亏耗。治拟健脾温肾。用该方连服3周，精神渐振，血象好转，白细胞总数5200/mm³，中性65%，嗜酸5%，淋巴30%，红细胞360万，血红蛋白10.5g/L，网织红细胞0.4%，血小板14.6万。守方不变。出院后门诊随访1年，病情稳定。

第三节　特发性血小板减少性紫癜

特发性血小板减少性紫癜是一种可能为免疫因素所致的自身免疫性出血，出现以皮肤瘀斑及黏膜出血为主要表现的血液系统疾病。是小儿最常见的出血性疾病，其特点是自发性出血，血小板减少，出血时间延长和血块收缩不良，骨髓中巨核细胞的发育受到抑制。该病相当于中医紫癜病、血症、肌衄、发斑、血瘀等病症范畴。中医认为其发病乃因热毒炽盛，致使血液妄行；或脾不统血，气不摄血所致。其病位在血分，涉及肝脾肾，病性虚实错杂。

薯蓣丸化裁方（郭子光经验方）

【组成】山药15g，甘草5g，白蔹7g，干姜3g，大枣10g，川芎9g，防风9g，党

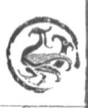

参 10 g，阿胶 6 g，苦杏仁 6 g，炒白术 6 g，麦冬 10 g，生地黄 10 g，神曲 5 g，大豆黄卷 10 g，桂枝 5 g，桔梗 7 g，茯苓 10 g，当归 6 g，柴胡 10 g，白芍 10 g，水牛角粉 15 g。

【功效】调补肝脾，凉营活血。

【主治】肝脾虚损，疏泄不及，统血失权，血不归经，瘀滞化热之证。

【加减】气阴两虚者，加龟甲 10 g；饮食不佳者，加山楂 6 g，鸡内金 10 g；睡眠障碍者，加首乌藤 10 g，远志 6 g。

【方解】薯蓣丸药虽 21 味，但法度严谨。方中山药、大枣、茯苓、党参、白术、干姜、甘草、大豆黄卷、神曲以补脾气，温脾阳，健脾运，实脾以助肝生血；当归、川芎、白芍、阿胶、麦冬、生地黄补肝血，养肝阴，助其藏血，而复其疏泄之功；柴胡、防风疏肝达木以助疏泄；桂枝、甘草辛甘发散以升肝阳而助疏泄，桔梗、苦杏仁宣降肺气而使气机通达，木不受制；白蔹清营郁之热，散郁结之气；神曲、大豆黄卷消食导滞，除湿宣通。全方气血同调，以助疏泄，肝脾同治，通补兼施。诸药合用，从不同角度增强肝疏泄之功，实乃治虚损之良方。而加水牛角粉（代犀角）以增强清解营热之功用。

【注意事项】肝脾实热者，不宜使用本方。

【现代研究】现代药理研究表明：山药含有大量的黏蛋白，而能防止脂肪沉积在心血管上，从而保持血管弹性，阻止动脉粥样硬化过早发生；白蔹具有止血、抗炎等作用；水牛角能使凝血时间缩短、血小板数量增加；生地黄具有调节免疫、保护垂体－肾上腺功能及抗炎、强心、降压、利尿和补血的作用；川芎具有镇静、升血压、增加脑血流量、抗血小板凝聚和抗血栓形成作用；防风有解热镇痛、抗菌消炎、降低毛细血管通透性作用；阿胶能增加血红蛋白、血小板生长速度，对骨髓系统的造血功能有促进和保护作用；桔梗有较强的抗炎、祛痰作用，还有抗溃疡、降血压、扩张血管、解热镇痛、镇静、降血糖、抗胆碱、抗过敏及增强人体免疫力等广泛的药理作用；当归具有降低血小板聚集和抗血栓、促进血红蛋白及红细胞的生成作用。

实验研究表明：薯蓣丸在升高骨髓有核细胞数、脾脏指数和刺激 GM-CSF 生成、刺激骨髓的造血功能方面有很大的作用；其对抗环磷酰胺所致骨髓抑制与刺激集落裁激因子的生成有关；有抗应激作用，可有效预防因创伤应激引起的中枢免疫器官胸腺的形态学改变；如果机体处于应激免疫抑制或免疫功能下降状态，可口服薯蓣丸（汤）改善免疫功能，可促进脾脏细胞及外周血中 IL-2 的分泌。

【用方经验】肝主疏泄，指肝具有疏通气机和调达气血的功能。郭子光全面发挥肝主疏泄理论，运用于临床。认为肝主疏泄作用的正常发挥，一方面有赖于肝脏自身气血阴阳的平衡。如肝气血阴阳的不足常导致肝的疏泄不及，在气分，或因肝阳不升而见疲乏无力、眩晕甚或晕厥，或因肝气不升而致脾气下陷而泄泻，或因肝气郁滞而见胁痛脘闷、嗳气太息、纳差、便秘等，其微观检查常见白细胞、淋巴细胞、蛋白等减少；而在血分，则因疏泄不及，以致气血瘀滞可见胁肋胀满疼痛等，若因肝藏血不足引起疏泄不及则见面色无华、耳鸣等，其微观检查则可见红细胞、血小板、血色素等减少。肝疏泄太过，常因肝气冲逆、肝火上炎、肝风内动引起。其在气分，若因肝气冲逆则见胸胁胀满作痛等，若因肝火上炎、肝阳上亢所致，则见头晕胀痛、急躁易怒、冲热等，若因肝风内动则见抽搐、振颤、眩晕之象，其微观检查见白细胞、淋巴细胞、蛋白等增多。其在血分，则由于疏泄太过而肝血不藏，血不归经，引起血瘀或咳血、呕血、吐血等症状，微观检查则可见红细胞、血小板等增多。另一方面，肝的疏泄功能，又有赖于五脏之间协调制约的作用。因肝为风木之脏，体阴而用阳，其性刚，主动主升，全赖肾水以涵之，血液以濡之，肺金清肃下降以平之，脾土之气以培之，则其刚劲之质，得以柔和之体，才能保持其条达之性。郭子光认为肝主疏泄的正常发挥，对情志的条畅，气机的升降，水液的敷布，饮食的纳运，冲任的调节，二便的调畅，以及现代医学意义上的血糖、血脂、蛋白等均有调节作用。在临床上，郭子光以肝主疏泄的太过与不及涉及气分或血分为纲辨治多种疾病，疗效卓著。

郭子光在血液病的辨治中，以赤白定气血而用药有所侧重，对红细胞、血小板增多或减少，治疗以血分为主，兼顾气分；对巨球蛋白、粒细胞、淋巴细胞、尿蛋白等病变，则从气分论治，而兼顾血分。或是气分疏泄太过而血分不及，是气分疏泄不及而血分疏泄太过者，用药则补泄兼施，刚柔并举，以顺肝体阴用阳之特性。本病西医多以糖皮质激素或免疫抑制剂治疗或是脾切除。但副反应较大，郭子光从肝疏泄不及论治，肝脾同调。临床以薯蓣丸加减化裁治疗血小板减少性紫癜，维持血小板水平，逐步减少激素用量，直至撤除激素，再配以食疗，药食并进，坚持服药。后期则肝脾肾同调以期稳固疗效。

五虎合剂加减方（裴正学经验方）

【组成】党参 10 g，黄芪 30 g，金银花 15 g，连翘 15 g，蒲公英 15 g，败酱草 15 g，蒺藜 30 g，白术 10 g，制乳香 6 g，制没药 6 g，牡丹皮 6 g，丹参 20 g，紫草 30 g，墨旱莲 15 g，生地黄 20 g，生石膏 30 g，知母 20 g，粳米 10 g。

【功效】清热凉血，活血化瘀。

【主治】热毒迫血妄行，瘀滞化热之证。

【加减】皮肤瘙痒，加浮萍、蝉蜕、地肤子祛风止痒；关节肿痛，加桑枝、秦艽、牛膝祛风通络；腹痛，加延胡索、白芍、甘草缓急和中；尿血，加小蓟、白茅根、藕节炭凉血止血。

【方解】金银花、连翘、蒲公英、败酱草等清热解毒；牡丹皮、紫草、茜草等活血化瘀；党参、黄芪、白术等调和营卫；生地黄、石膏、知母、粳米等滋阴生津。

【注意事项】脾肺亏虚、气不摄血者不适用本方。

【现代研究】现代药理研究表明：黄芪能够增加人红细胞膜质流动性，从而可发挥保护红细胞膜的作用，也能够对血小板的聚集有抑制作用；党参水溶物灌胃，对 ADP 诱导的大鼠血小板聚集有抑制作用，可使兔的红细胞显著增加，而白细胞明显降低；连翘能够增强毛细血管的致密度，故对毛细血管破裂出血、皮下溢血有止血作用；蒲公英能显著提高人外周血淋巴细胞母细胞转化率；败酱草具有抗纤溶系统凝集、止血的作用；紫草具有抗炎、收缩血管、强心等作用；乳香具有消炎镇痛的作用；没药可拮抗凝血抑制因子、凉血活血；牡丹皮在体外有显著的抗凝血作用，对内毒素、ADP 和胶原诱导的大鼠及人的血小板聚集均有显著抑制作用；墨旱莲有良好的止血效果，水提物亦有显著止血作用；生地黄能够提高机体免疫功能，刺激骨髓、增加红细胞、血红蛋白、血小板的作用；石膏能够降低血管通透性。

【用方经验】裴正学认为本病属本虚标实之证，多因郁热在里，血热妄行而出血，或因中气虚损，气不摄血而出血，离经之血滞于皮下则紫癜，停于体内则瘀血。治以清热凉血，补气摄血为大法，兼以活血化瘀则相得益彰。

"西医诊断、中医辨证、中药为主、西药为辅"是裴正学中西医结合思想之精华。裴正学认为本病之病机以《景岳全书·血证》"火盛""气虚"概括较确切。两者又以"火盛"为主要病机。唐容川云："知血生于火，火主于心，则知泻心即是泻火，泻火即是止血"，故火盛当泻心。《灵枢·决气篇》指出："中焦受气，取汁变化而赤，是谓血"，说明中气是生血的重要因素，血小板作为血液有形成分之一，其生发自当与中气的盛衰息息相关。李时珍云："有形之血难以骤生，无形之气需当急补"，故用党参、白术、黄芪等补中益气之品以补气摄血。裴正学认为，热散则为火，热聚则为毒，出血性紫癜具有热聚成毒之含义，而上述清热解毒药自能药中病的。另外，离经之血留积体内，蓄结而为瘀血，使出血反复难止，故用牡丹皮、紫草、茜草等活血化瘀药物，此外，裴正学认为，感冒、感染等常可致血小板数进一步降低，此属"营卫不和"，治疗时佐以调和营卫；若患者服用过或正在服用激素，则可致"伤津灼液"，治疗时当佐以滋阴生津；环磷酰胺等免疫抑制剂又可致阳气损伤，治疗时宜佐以

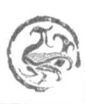

温阳补气。在上述思维的指导下对特殊患者之用药，还应临床权变，进退加减。中气虚损，头晕乏力、面色萎黄者，归脾汤加减；热毒内陷，口渴不欲饮，舌红苔少者，犀角地黄汤加减；气阴两虚，口干欲饮，倦怠乏力者，竹叶石膏汤加减。特发性血小板减少性紫癜，"火盛"者居多，方中常用大剂量白茅根、仙鹤草、藕节炭以凉血止血；出血较多者，多因热壅脉络，加用白虎汤以清热止血；紫癜著者，血结滞瘀，加用赤芍、牡丹皮、牛膝、制乳没以活血、化瘀止血。

凉荣丸（何世英经验方）

【组成】大生地黄 36 g，润元参 27 g，牡丹皮 27 g，杭白芍 27 g，肥知母 27 g，阿胶 27 g，当归 27 g，栀子 27 g，白茅根 27 g，生鳖甲 45 g，水牛角粉 9 g。

【功效】滋阴、凉营、止血。

【主治】血液病，有出血倾向者。

【方解】方中以水牛角粉、生地黄、牡丹皮、元参、知母、栀子、白茅根清热滋阴凉血；当归、阿胶、杭白芍和血养血；生鳖甲配合牡丹皮、知母、元参滋阴清虚热。诸药相合，共奏滋阴、凉营、止血之功，故可用于紫斑病、白血病、再生障碍性贫血有出血倾向者。

【注意事项】本方剂型为丸制。制法：共为细末，制成蜜丸，每丸重 3 g。服法：1 日总量，6 岁以上 1 次 1 丸，1 日 2～3 次。6 岁以下酌减。

【现代研究】研究表明：地黄乙醇提取物所得的黄色针状结晶能缩短兔凝血时间，水煎剂都能明显缩短凝血时间，相互之间也无显著性差异；润元参有改善血小板生成作用；牡丹皮有抗炎作用；白芍有抗炎、提高免疫力、耐缺氧作用；知母有解热、能使受地塞米松抑制的血浆皮质醇浓度升高，并有防止肾上腺萎缩的作用。生地黄、知母和激素同时服用，能减少激素的副作用；阿胶有生血、止血、降低血管通透性作用；当归有生血、抗氧化和清除自由基、抗炎、镇痛及抗损伤、调节免疫力作用；栀子有一定的止血作用；白茅根可加速凝血过程的第二阶段，即促进凝血酶原的形成，因而有止血作用。有人认为，白茅根的止血作用在于能缩短出血及凝血时间；生鳖甲有提高血红蛋白、耐寒、耐缺氧、抗疲劳、调节免疫能力作用；水牛角粉有止血、解热作用。

【用方经验】本方药是何世英用治紫斑病、白血病、再生障碍性贫血有出血倾向的效方。故除用于特发性血小板减少性紫癜外，尚可用于白血病、再生障碍性贫血之有出血症状者。

第十四章 神经系统疾病

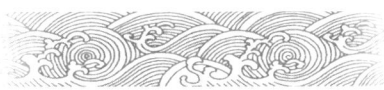

第一节 癫痫

癫痫是大脑神经元反复发作性异常放电引起相应的突发性和一过性脑功能障碍的一种脑部的慢性疾患。癫痫发作大多短暂并有自限性，由于异常放电所累及的脑功能区不同，临床可有多种发作表现，包括局灶性或全身性的运动、感觉异常，或是行为认知、自主神经功能障碍。全身性发作和涉及一些较大范围皮质功能障碍的局灶性发作，往往伴有程度不同的意识障碍。根据病因可分为三大类，即特发性癫痫（又称原发性癫痫）、症状性癫痫（又称继发性癫痫），其病因与遗传因素、脑内结构异常及可诱发癫痫的许多体内、外诱因有关。本病属于中医"痫证""惊厥"等病证范畴。中医认为其发病，乃因胎中受惊或元阴不足等先天因素，脾胃虚弱之后天因素，以及外感风邪、内伤饮食等原因，造成脏腑功能失调、气机逆乱、痰浊内生，神志失守，风阳内动所致；或因跌仆损伤，瘀血停蓄，血滞心窍而发；亦可由惊风反复发作，风痰内伏发展而来。其病位在心、肝、脾、肾，其病性为虚实夹杂。

抗痫灵（何世英经验方）

【组成】天竺黄9g，胆南星9g，僵蚕9g，白附子4.5g，全蝎3g，钩藤9g，白矾1.5g，郁金4.5g，青礞石9g，煅磁石30g，朱砂1.5g，半夏9g，菊花9g，沉香1.5g，龙胆3g，竹沥15g，神曲15g，紫石英18g，牛黄0.6g，羚羊角粉0.6g。

【功效】清热化痰，平肝熄风。

【主治】癫痫。

【方解】抗痫灵方中白矾、青礞石、郁金逐顽痰，去恶血；煅磁石、紫石英、朱砂镇静安神；菊花、龙胆、钩藤平肝；天竺黄、半夏、竹沥、胆南星、牛黄清热化痰，配神曲、沉香消痰下气；白附子、羚羊角粉、僵蚕、全蝎熄风止痉。诸药协同，共奏攻逐顽痰、清化热痰、熄风止痉之效。

【注意事项】本方剂型为丸剂。制法：共为细末，制成蜜丸。每丸重1.5g。服法：1日总量，周岁以内，1~2丸；1~2岁，2~4丸；3~6岁，4~6丸；7~10岁，6~9丸；11~14岁，9~12丸。2~3次分服。

【现代研究】研究表明：天竺黄、胆南星有抗惊厥、祛痰作用；僵蚕有催眠、抗惊厥作用；白附子能镇静、抗惊厥、祛痰；全蝎有镇痛、抗癫痫、抗惊厥作用；钩藤有镇静、抗惊厥作用；白矾有收敛、固脱作用；郁金有行气解郁、保护肝胆的作用；青礞石、煅磁石、紫石英能抗痫；朱砂有镇静、催眠、抗惊厥作用；半夏可祛痰、镇吐；菊花有解热、抑菌作用；沉香可解痉、抗痉挛；龙胆有镇静、抗炎作用；竹沥有镇静、抗眩晕作用；神曲促进物质代谢；牛黄具有镇静、明显的抗惊厥；羚羊角粉对中枢神经系统有抑制作用。

【用方经验】何世英治疗癫痫，善于发挥中西医结合的优点，在发作控制后，西药逐渐减量以至停止，但中药仍继续维持数月至一年左右。也有一开始治疗就单用中药获效，不须加用西药的病例，起手要加大用量，好转后再照一般用量巩固疗效。

本药经天津儿童医院脑病科用于小儿癫痫，服药1个月后，可减少并减轻发作；坚持服用半年以上，可控制癫痫发作。

强脑抗痫灵（蔡化理经验方）

【组成】丹参240g，何首乌150g，重楼150g，天麻240g，钩藤150g，蝉蜕90g，地龙90g，石菖蒲90g，牛黄1.5g，麝香1.5g，珍珠1.5g，天竺黄9g，石决明（孔脊部分）90g。将前8味药加水煮沸2小时（钩藤煮沸不超过20分钟），纱布过滤去渣留液，将药液加热蒸发成流浸膏，再将牛黄等后五味药研成细粉，掺入流浸膏和匀，置于干燥箱内或自然干燥后，制成散剂，装瓶备用。3 岁以下每次 0.5～1.0 g，3～6 岁每次 1.0～1.5 g，6～12 岁每次 1.5～2.0 g。温开水或加药引送服。

【功效】强脑抗痫，止痉熄风。

【主治】癫痫。

【方解】方中丹参活血化瘀；何首乌补肝肾，益精血，悦颜色，乌须黑发，延年益寿；重楼熄风定惊；天麻、钩藤、蝉蜕、地龙祛风止痉，舒筋活络；石菖蒲开窍、益智、豁痰、去湿；麝香开窍、通络、散瘀，石菖蒲与麝香相合，能起提高开窍、益智的功效。牛黄、天竺黄、石决明（孔脊部分）、珍珠相伍，平肝熄风，安神定惊。诸药相合，共奏强脑抗痫，止痉熄风之效。

【注意事项】牛黄、麝香贵缺药，经临床试用牛胆汁和白芷制剂，尚可替其功效。

【现代研究】研究表明：丹参能扩张毛细血管，改善脑血循环，增加脑血流量，以营养脑神经细胞。何首乌有扩张脑血管和缓解血管痉挛作用，使脑血管能获得足够的血量，其所含卵磷脂为构成神经细胞特别是脑脊髓的主要成分，同时为血细胞及其他细胞膜的重要原料，并能促进血细胞的新生及发育，有强壮神经，旺盛新陈代谢，排除机体的代谢产物，以恢复神经细胞的功能，对衰弱的神经细胞有再振奋的作用。重楼有很好的镇痉功效。天麻对豚鼠实验性癫痫有效，其抑制癫痫发作的作用开始较苯妥因钠缓慢，但作用持久。钩藤乙醇提取物可预防豚鼠实验性癫痫的发作。蝉蜕定惊解痉，能降低反射反应和横纹肌紧张度，并对神经节有阻断作用。地龙有营养脑神经细胞的作用。石菖蒲有中枢镇静及抗惊厥作用。蔡化理观察因癫痫反复发作造成的智力不足，呆滞者，倍用石菖蒲有效。只有分析大脑的分析功能（开窍）才能使智力正常（益智），此非镇静作用所能及，而是调节神经兴奋和抑制过程正常的结果，临床证明，石菖蒲并非单一镇静，而是具有调节神经功能的作用。石菖蒲与麝香相合，能提高开窍、益智的功效。牛黄、天竺黄、石决明（孔脊部分）、珍珠能安神定惊。

结合现代医学和有关药理作用，本药有改善脑血循环，营养和强壮脑神经细胞，以促使脑神经细胞恢复正常功能，增强记忆力，止痉熄风的作用。

【用方经验】蔡化理单用本方治疗 48 例小儿癫痫，有的根据病情加用黄芪等药引，以 6 个月为 1 个疗程，服药半个至 2 个疗程，以抽风停止，随访 1～2 年无复发者为治愈，服药后发作次数明显减少，或抽风停止而又复发者为有效。结果，48 例癫痫治愈率达 77.2%。

胆蚕附星散（蔡化理经验方）

【组成】胆制僵蚕 60 g，胆制附子 30 g，生南星 20 g，天麻 30 g，全蝎 30 g，蜈蚣 30 g，地龙 20 g。共研成细粉，装瓶防潮备用。1～3 岁每次 0.5～1.0 g，3～6 岁每次 1.0～1.5 g，6～9 岁每次 1.5～2.0 g，9～12 岁每次 2.0～2.5 g。每日 3 次，温开水送服。

【功效】镇肝熄风，止痉抗痫。

【主治】原发性癫痫。

【方解】本方是僵蚕、附片分别置入新鲜牛胆汁中而制成。僵蚕和制附片吸收胆汁中某些成分（包括胆酸）后，不但能提高僵蚕的熄风、止痉和豁痰作用，而且能消除制附子燥热之性，并具有镇静、降热的功效。

【注意事项】本方对癫痫小发作及继发性癫痫疗效不好。

【用方经验】临床实践证明，本方对原发性癫痫夜间大发作型疗效较好。

蔡化理曾用本方加麻黄 40 g，地龙 40 g，研细，与胆蚕附星散 1 剂混匀，用丹参 40 g 煎汤送服，治愈变态反应性癫痫 2 例。认为变态反应性癫痫的发生，可能与优质过敏有关，发作时推测是由于变态反应引起脑血管痉挛所致。用胆蚕附星散加加麻黄、地龙、丹参，具有活血化瘀，熄风止痉作用，起到抑制变态反应，缓急脑血管痉挛功效，故可收到良好效果。

治痫散（王烈经验方）

【组成】胆南星、川芎、全蝎、天麻、蜣螂、远志、紫石英、甘松、郁金 9 味药按比例调剂，粉碎加工为极细末，装入胶囊备用，每粒含生药 0.25 g。临床应用可依年龄适当加减用量，半岁以内者 1 粒/次，6～12 个月者 2～3 粒/次，1～3 岁者 3～4 粒/次，4～8 岁者 5～7 粒/次，9 岁以上者 8～10 粒/次，口服，每日 3～4 次，一般疗程 2～3 个月，可依病情延长疗程。

【功效】化痰通络，镇惊止搐。

【主治】癫痫之痰瘀相结，上攻于脑者。

【方解】方中胆南星味苦性凉，归肺、肝、脾经，清火化痰，是既可镇惊定痫，又可消痰的治痫良药。川芎辛温，归肝、胆、心包经，乃血中之气药，活血行气祛风，具有显著的镇静功能，用以治疗有头痛症状之痫证。全蝎味咸、辛，性平，有毒，归足厥阴经，祛风止痉、通络解毒，专治惊痫抽搐。天麻甘平，归肝经，能祛风活络、定惊。蜣螂咸寒有小毒，归手、足阳明经、足厥阴肝经，可定惊、破痰、攻毒。远志味苦、辛，性温，归心、肾、肺经，有益智安神、散瘀化痰之效，亦为治痫良药。紫石英味甘性温，专入心、肝经，可镇心安神、平肝疗惊。甘松味辛、甘，性温，归脾胃经，有理气止痛、开郁醒脾之效。郁金味辛、苦，性寒，归心、肺、肝经，温而不热、甘而不滞、香而不燥，能疏畅气机、活血止痛。诸药相合，共奏化痰通络，熄风定痫之效。

【现代研究】现代药理研究证实：全蝎具有对抗阵挛性惊厥及镇痛作用，可抑制癫痫反应的发生。治痫散中诸药可抗惊厥、益智，改善脑部血液循环，使脑神经细胞得到营养，从而促进中枢神经系统功能恢复正常，使痫证获愈。

【用方经验】痫证病因复杂，或由遗传、或由外伤所遗，或由孕母或小儿生后受惊所致，病位在心肝与脑。其病机有四：痰浊内蕴，肝风扰动，气郁不行，血瘀阻滞。病机关键在于痰瘀相结，上攻于脑，其标为惊搐，其本在血瘀。治疗上宜标本兼治。王氏自拟治痫散即为此证而设。治痫散中药物多归心肝二经，且性味辛香走窜可行气活血上达脑窍，苦则清热泻火除痰。全方既清泻心肝之火热，又可止惊熄风，有定惊、镇静、理气、祛风、祛痰作用，镇惊止搐治标，活血化瘀治本，标本兼治方可使痫证长期缓解。

王烈指出，痫证乃顽症痼疾，有反复发作的特点，因此地在临床症状消失后仍需坚持服药，大量临床观察证明，长期服用治痫散疗效肯定，且未见不良反应。

王烈曾治疗一 13 岁李姓男患，于 2003 年 8 月 15 日初诊。患儿有生后窒息史，8 岁时无明显诱因起病。发作时症见意识丧失，四肢抽动，口吐涎沫，持续 1～5 分钟后缓解如常。饮食少，睡眠及二便无异常。曾用苯妥英纳和中药治疗 1 年余，期间反复 3 次。查体：神乏、面白、唇淡，心肺腹部未见异常，舌暗、苔白腻，脉沉缓。脑电图检查有散发尖波、棘波、棘慢波。

诊为癫痫（痰瘀互结）。停用其他药物，服治痫散，每次 10 粒，4 次/d。用药 3 个月未见复发，改服每次 7 粒，3 次/d，继续口服半年，痫未作。随访 1 年，未见反复。

钩藤饮（赵心波经验方）

【组成】生石决明、天麻、钩藤、郁金、红花、桃仁、石菖蒲、僵蚕、龙胆、桑枝、全蝎、蜈蚣等。

【功效】镇痫止搐，清肝熄风，舒郁开窍。

【主治】小儿癫痫。

【加减】痰盛者，加青礞石、天竺黄、胆南星、半夏；中焦痰阻者，酌用黄芩、竹沥汁；正气虚者，酌用人参、茯神、远志；伴有消化不良、大便燥结者，除酌用消导药外，对 1 岁以上儿童适当使用熟大黄或大黄炭通便，并常加增液生津之品。小儿每有大便一通则病情立即减轻的情况，期所谓邪有出路。另有视病情需要酌加羚羊粉适量赵心波推崇"治风先治血，血行风自灭"，在治疗各种癫痫患者时，常用活血药物。

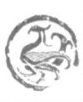

【方解】天麻、钩藤、全蝎、蜈蚣、僵蚕，能熄风、镇痫、止搐；石决明、龙胆、嫩桑枝，能清肝舒络；红花、桃仁能活血熄风；石菖蒲可舒郁开窍。诸药相合，共奏镇痫止搐，清肝熄风，舒郁开窍之效。

【用方经验】赵心波按小发作、痰痫、惊痫三型论治。痫小发作方治疗小发作型，组成：钩藤、半夏、全蝎、红花、桃仁、天麻、牡顿、远志等；痰痫方治疗痰痫型，组成：青磷石、石决明、天麻、天竺黄、胆南星、勾藤、全蝎等；惊痫方治疗惊痫型，组成：石决明、天麻、蜈蚣、郁金、红花、菖蒲、僵蚕、全蝎、朱砂等。20世纪五六十年代，西苑医院儿科曾对赵心波治疗癫痫病40例进行研究，制定随访观察原则。即经治疗1年以上再无发作者为缓解治疗后1年左右只偶见发作者为显效，发作次数明显减少者为好转；病情无变化者为无效。随访结果，40例中约三分之一达到缓解目标，多数显效和好转，仅3例无明显效果这个随访观察结果，当时曾引起儿科学界的重视。常用剂量：生石决明、天麻、钩藤各7g，郁金4g，红花2g，桃仁6g，石菖蒲5g，僵蚕、龙胆、桑枝、全蝎各2g，桑枝7g，蜈蚣1条。

颜德馨经验方

【组成】生半夏、胆南星、生蒲黄（包）、川芎、通天草、郁金、石菖蒲、灵芝、远志各9g，陈皮、橘络、天麻各6g，丹参15g，水蛭3g，生姜2片，礞石滚痰丸4.5g（另吞）。每日1剂，水煎服。

【功效】涤痰通络平痫。

【主治】癫痫之痰瘀互结证。

【方解】方中生半夏、胆南星、陈皮、橘络、礞石滚痰丸涤痰和胃，生蒲黄、川芎、通天草、郁金、天麻、丹参、水蛭化瘀通络；石菖蒲、远志醒脑开窍，灵芝健脾养心，生姜健脾和胃，并可制生半夏之毒。诸药相合，共奏涤痰通络平痫之效。

【注意事项】生蒲黄宜布包煎。

【用方经验】此方活血药与祛痰药同用，适用于痰瘀交结证。古人素有"怪病多痰"之说，其实津血同源，若机体失其常度，则熬津为痰，凝血为瘀，以致痰瘀互结为患，临床所见的痴呆、哮喘、癫痫等疑难病证，均有痰瘀交结之象，常配的祛痰药如半夏、胆南星、陈皮、白芥子等。颜德馨临床尤其常用生半夏，佐以活量生姜以制其毒，随症配伍，治疗疑难病证则能事半功倍。如用生半夏配黄连、竹茹、砂仁等治顽固性呕恶，配干姜、细辛、五味子治寒饮哮喘；配胆南星、郁金、菖蒲治癫痫，每能得心应手。

颜德馨曾治疗一12岁王姓女孩，患癫痫7年，近期发作频繁，月经已行，复加晕车，呕吐频繁，舌苔黄腻，脉沉细。诊断为癫痫之痰瘀交困于清阳之巅，拟痰瘀同治。予服此方14剂，神色渐振，宿疾未作，脉小数，舌红苔黄腻。守方再进。

第二节 吉兰-巴雷综合征

吉兰-巴雷综合征过去多译为格林-巴利综合征，其又称急性感染性多发性神经根神经炎，是小儿最常见的急性周围神经病。本病以急性或亚急性起病、四肢远端呈手套、袜子型分布的感觉障碍，对称性弛缓性肢体瘫痪为主要特征。其肢体麻痹为上行性进展，常有颅神经受累，重者可出现呼吸肌麻痹甚至危及生命。脑脊液呈现蛋白细胞分离现象。

本病属于中医痿证、痉证、痹证的范畴。外感湿邪，内有痰湿瘀血及脾胃虚弱、肝肾亏虚均可致病，其病位涉及肺、脾、肾三脏，初起以邪实为主，恢复期则为正虚，或虚中夹实。

疗瘫健步灵（蔡化理经验方）

【组成】天麻 500 g，鸡血藤 1000 g，淫羊藿 500 g，黄芪 500 g，牛膝 120 g，制胆南星 30 g，全蝎 30 g，蜈蚣 50 条，僵蚕 30 g，地龙 60 g。将前 6 味植物中药加适量水，煮沸 2 小时，去渣留液，加热蒸发成流浸膏，再将后 4 味中药碾碎过筛制成细粉。将此细粉掺入流浸膏内和匀，置于干燥箱内或自然干燥后，取出制成粉剂，装瓶备用。3 岁以下每次 0.5～1.0 g，3～6 岁每次 1.0～1.5 g，6～12 岁每次 1.5～2.0 g。每日 3 次，食后白开水送服。

【功效】舒筋活血，祛风通络，温肾强筋，恢复神经肌肉功能。

【主治】主治传染性多发性神经根炎，多发性神经炎、面神经麻痹、病毒性麻痹、婴儿麻痹后遗症早期等。

【加减】肾阳虚弱，下肢发凉者，加附子马钱散（制附子 90 g，制马钱子 1 g，共研细末，装瓶备用。3～6 岁每次 0.5～1.0 g，6～9 岁每次 1.0～1.5 g，9～12 岁每次 1.5～2.0 g。每日 3 次，温开水送服）以温阳通脉，祛寒活络。

【方解】天麻、鸡血藤、淫羊藿、制胆南星、黄芪合用，祛风止痉，行血通络，温肾补气；牛膝散瘀强筋，引药下行，为引经药；全蝎、蜈蚣、僵蚕、地龙配伍，祛风活络。诸药相合，共奏舒筋活血，祛风通络，温肾强筋，有增强神经肌肉功能作用，有利于弛缓性麻痹的恢复。

【注意事项】马钱子有剧毒，使用时应严格掌握剂量。成人量 0.3～0.6 g，仅能短期服用，否则有积蓄中毒的可能。为防止过量中毒，在长期服用时应用药 2 周，停药 5～7 日再服，或减量或服用。服药过量的表现为全身或四肢肌肉跳动、易惊、烦躁、视、听过敏等，此时应减量或暂停服用；中毒则表现为颈项强直、四肢强直性痉挛，甚至角弓反张，呼吸困难等，应立即抢救。

【现代研究】研究表明：天麻有减慢心率、保护心肌、降压、增强机体耐缺氧能力、抗氧化、增强机体细胞免疫的作用；鸡血藤能生血、增加动脉血流量、降低血管阻力；淫羊藿抑菌、抗炎、能促进生长及代谢、扩张外周血管；黄芪能增强机体免疫功能、维持机体内环境平衡、促进机体代谢、改善贫血、强心；牛膝有消肿、提高免疫功能、扩张血管、改善循环作用；制胆南星能镇静、镇痛、抗惊厥；全蝎有抗动脉硬化、促进胆碱能及肾上腺素能受体外周神经递质释放的作用；蜈蚣能抗惊厥、镇痛、抗炎、调节免疫功能；僵蚕有催眠、抗惊厥、抗癫痫、抗凝、抑菌作用；地龙有镇静、抗惊厥、抗血栓作用。

【用方经验】蔡化理曾以本方治疗 14 例传染性多发性神经根炎所致两下肢弛缓性麻痹后遗症，此 14 例患儿，均为患传染性多发性神经根炎后 3～6 个月未恢复者，均有两下肢弛缓性麻痹、膝腱、跟腱反射消失，轻度和中度肌肉萎缩，均不能行走，其中 5 例不能站立。服疗瘫健步灵后，大多于服药 10 日左右开始好转，两下肢肌肉张力增强，能扶走，平均服药 45 日左右，两下肢麻痹基本恢复。亦曾用此方治疗病毒性麻痹、婴儿麻痹后遗症（早期）、面神经麻痹的患儿，也收到较好的疗效。

传染性多发性神经根炎及婴儿麻痹后遗症，瘫痪的下肢往往很凉，冬季更甚，肾阳虚者夏季也有患肢明显发凉，如加用附子马钱散，则可增加疗效。

马钱子制法：取生马钱子 500 g，生绿豆 50 g，放入砂锅内，加水 2000 ml，用火煮沸至绿豆完全开花为度。取出全部马钱子投入冷水中，弃掉绿豆和药液（应埋入土中）。将全部马钱子用小刀刮净皮毛，再放入砂锅内，加入鸡血藤 250 g，加水 2500 ml，煮沸半小时左右，取出马钱子晾干后，再放入锅内加入沙子，用火炒至马钱子呈褐色为度（若炒焦过黑则药效大减，炒成黄色过生则毒性太大），然后将炒熟的马钱子研细，装瓶备用。

第三节　脑积水

脑积水是由于过量的脑脊液产生高压，扩大了正常脑脊液所占有的空间所致的神经系统疾病。以头颅及前囟异常地进行性增大，颅骨缝分离，眼球呈落日状为主要特征。本病多见于6个月至7岁的小儿。年龄小者颅骨缝尚未闭合，头颅容易扩大，颅内压增高的症状较轻；若颅骨缝已闭合，则头颅增大不一定明显，但颅内压明显增高。本病中医称为解颅，是指小儿头颅增大，颅骨缝解开不合，还常出现五迟、五软、囟填、囟陷等证候。中医认为其发生乃由先天不足，后天失养或外感时邪所引起，肾气亏损为其主要病机。其病位在脑，常累及脾、肝等。其病性以虚为主，水湿、痰浊、瘀血为主要病理产物。

镇静作用；泽泻有利尿、抗炎、调节免疫功能的作用；车前子有利尿作用；续断有抑菌、提高免疫力作用；沙苑子有增加脑血流量、降低血管阻力、提高免疫力、抗炎作用；桑寄生有降压、镇静、利尿作用；肉苁蓉有调整内分泌、促进代谢及强壮、降压、调节内分泌作用；何首乌有扩张脑血管的作用，能使脑血管能获得足够的血量，其所含卵磷脂为构成神经细胞特别是脑脊髓的主要成分，同时为血细胞及其他细胞膜的重要原料，并能促进血细胞的新生及发育，有强壮神经，旺盛新陈代谢，排除机体的代谢产物，以恢复神经细胞的功能，对衰弱的神经细胞有再振奋的作用，并有调节内分泌、提高免疫力的作用。

解颅通（何世英经验方）

【组成】熟地黄12 g，山茱萸9 g，山药9 g，牡丹皮6 g，茯苓9 g，泽泻6 g，车前子6 g，续断6 g，沙苑子9 g，桑寄生9 g，肉苁蓉9 g，何首乌12 g。上药共为细末，制成蜜丸，每丸重1.5 g。服法：1日总量，1岁2丸，2～3岁4丸，4～6岁6丸。

【功效】补肾健脾，醒脑利水。

【主治】脑积水。

【方解】本方用六味地黄丸滋阴补肾，续断、桑寄生、肉苁蓉、何首乌、沙苑子、车前子温阳利水，润肠通便。诸药相合，共奏补肾健脾，醒脑利水之效。故可用于小儿脑积水之脾肾两虚证。

【注意事项】注意保护患儿头部，抱起时应托起头部。

【现代研究】研究表明：熟地黄有提高免疫能力作用；山茱萸有抗菌、提高免疫力、抑制血小板聚集的作用；山药有调节免疫力、调节消化功能的作用；牡丹皮有双向调节神经系统、抗炎、利尿的作用；茯苓有利尿、

脑积水方（何世英经验方）

【组成】大熟地黄6 g，山药3 g，鹿角胶9 g，川牛膝3 g，茯苓9 g，山茱萸3 g，当归3 g，猪苓3 g，茺蔚子3 g，牡丹皮3 g，车前子9 g。

【功效】补肾健脑，行水化瘀。

【主治】先天性脑积水之肾虚瘀阻水停证。

【方解】脑为髓海，肾气不足则骨髓之成长充盈受阻，以至囟门宽大，颅缝分离而成解颅。治宜补肾利水化瘀。本方以六味地黄汤去泽泻补肾，加猪苓、车前子渗湿利水，鹿角胶、茺蔚子补益肝肾，当归和血，牛膝引油下达。诸药协同，共奏补肾健脑、行水化瘀之功效。故可用于先天性脑积水肾虚瘀阻水停之证。

【注意事项】方中鹿角胶宜烊化兑入；车前子宜布包煎。

【现代研究】熟地黄具有强身作用；山药具有抗衰老、调节血糖、提高免疫力作用；鹿角胶具有生血、提高免疫力、抗衰老作用；

川牛膝具有调节心血管系统、抗炎、镇痛、利尿作用；茯苓有强心、利尿、镇静作用；山茱萸有提高机体免疫力作用；当归具有强心、升高血红蛋白、预防溶血、抗氧化、护肝、提高免疫力作用；猪苓具有提高免疫力、利尿、保肝作用；茺蔚子具有强心作用；牡丹皮具有镇静、利尿作用；车前子有利尿作用。

【用方经验】何世英治疗本病，采用标本同治之法，补肾健脾以治本，行水化湿以治标。治疗越早，效果越好。本方剂用于先天性脑积水，近期即可取得效果。一般服药1～2周，头围开始减小，3～6周可恢复到正常。

熄风通络法（刘弼臣经验方）

【组成】羚羊角粉（冲服）0.2 g，钩藤10 g，僵蚕10 g，蝉蜕3 g，姜黄10 g，制大黄10 g。水煎分少量多次服用。

【功效】熄风通络，利水消积，升清降浊。

【主治】脑积水。症见头颅增大，头缝增宽，烦躁易哭，纳可，二便尚可，舌质红，苔薄白，脉滑。

【加减】肾虚明显者，加熟地黄、山茱萸、泽泻；小便不利或小便短赤者，加猪苓、茯苓、车前子；神志昏愦者，加菖蒲、郁金；气血两虚者，加黄芪、当归；气滞血瘀者，加赤芍、丹参；食滞内停者，加鸡内金、焦三仙。

【方解】风火相结，上犯于巅顶，致水积于颅内而发为脑积水。方中羚羊角、钩藤平肝熄风，且能清热，僵蚕、蝉蜕熄风通络，又可化痰；姜黄、蝉蜕能引药力上行；大黄可导痰瘀下降。诸药相合，共奏熄风通络，利水消积，升清降浊之效。

【注意事项】注意保护头部，患儿头大颈软，抱起时应托起头部，防止倾倒。

【用方经验】刘弼臣根据本病的临床特征提出"头颅在人体最高位，为至高至上之巅，清阳之府，诸阳之会"，风邪夹水上犯于巅顶，水积于颅内，则可发为脑积水。拟熄风

通络法治疗32例，用上每日1剂，水煎2次取汁100～150 ml，少量多次服用，以6个月为1个疗程，总有效率达75%。

张学文经验方

【组成】黄芪30 g，花椒15 g，桂枝10 g，川牛膝20 g，路路通12 g，川芎10 g，泽泻15 g，石菖蒲10 g，益智15 g，山药10 g。煎汤取汁，早晚温浴双足。

【功效】脾补肾填髓，利水通络消积。

【主治】脑积水之脾肾不足，髓海空虚，兼水瘀内停证。症见头颅增大，伴前囟饱满、五迟五软、面白无华，口涎不止，神情呆钝，舌胖大，质暗苔白，脉滑数，指纹青紫。

【方解】方中黄芪益气固表，花椒、桂枝、川牛膝、路路通温阳通络，川芎、泽泻化瘀利水，石菖蒲、益智开窍益智，山药、花椒健脾补肾。诸药相合，共奏健脾补肾填髓，利水通络消积之效。

【注意事项】注意患儿保护头部。

【现代研究】研究表明：黄芪有调节中枢神经系统，抗疲劳、抗缺氧、提高记忆力、降压、调节免疫力作用；石菖蒲有抑菌、镇静作用，对神经系统疾患有较好疗效；益智可提高能量代谢，有增加记忆及增强免疫的功能；川芎有增强免疫系统功能，从而提高机体免疫力；山药具有抗衰老、调节血糖、提高免疫力作用；川牛膝具有调节心血管系统、抗炎、镇痛、利尿作用；泽泻有利尿、抗炎、调节免疫功能的作用。

【用方经验】张学文曾治疗一2岁刘姓男患，因产后发头颅内血肿，后渐出现头颅增大呈方形，伴前囟饱满、五迟五软、面白无华，口涎不止，神情呆钝，舌胖大有痕，质暗苔白，脉滑数，指纹青紫。诊断为解颅之脾肾不足，髓海空虚，兼水瘀内停证。用此方煎汤取汁，早晚温浴双足。治疗1个月后，患儿口涎明显减少，面色红润，活动量增多，前囟饱满有所缓解，后带药于家中继续治疗，经随访病情进一步好转。

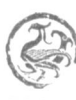

郭锦章经验方

【组成】补骨脂、当归各 10 g，泽泻、车前子（包煎）各 8 g，茯苓 15 g，川牛膝、桃仁、桂枝、鸡内金各 6 g，淫羊藿、巴戟天各5 g，红花 4 g。

【功效】温阳利水，活血通络。

【主治】脑积水之脾肾阳虚，升降失调，窍络阻塞，水液内停证。症见进行性头颅增大，前囟饱满，目珠下沉呈落日状，舌淡，苔白厚腻。

【方解】本方所治之证乃脾肾阳虚，升降失调，窍络阻塞，水液内停所致，治宜补肾健脾利水为主，佐以活血化瘀。方中补骨脂、淫羊藿、巴戟天、川牛膝、桂枝补肾温阳；当归、茯苓、鸡内金健脾助运；桂枝、茯苓、泽泻、车前子温阳化气，健脾利水；当归、桃仁、红花、川牛膝养血活血，化瘀通络。诸药相合，共奏温阳利水，活血通络之效。

【注意事项】配合外用加味封囟散（生南星 8 g，白芷、蜂房各 10 g，柏子仁 30 g，研末），猪胆汁调敷头顶。

【用方经验】马新超认为，小儿若先天亏损，可致气血不足，肾气不充而血行滞涩，瘀阻脑络，进而瘀血化水，水湿内停而发病，属本虚标实之证。运用补肾健脾利水为主，佐以活血化瘀，辅以外敷囟门，内外合治，标本兼顾，可获满意疗效。马新超曾治疗一10 个月朱姓男婴，于 1990 年 9 月 15 日就诊。患儿进行性头颅增大 5 个月。头颅摄片示：颅骨变薄，骨缝分离。头颅"B"超提示：双侧脑室明显增宽，第三脑室扩大，脑中线偏移。诊为脑积水。检查：头围 54 cm，头皮光急，头发稀黄，前囟饱满 4.5 cm×4.5 cm，目珠下沉呈落日状。面黄形瘦，舌淡，苔白厚腻，证属脾肾阳虚，升降失调，窍络阻塞，水液内停。用此温阳利水，活血通络方，每日 1 剂，水煎服；外用加味封囟散调敷头顶，每周 1 次。用药 1 周后，小便量多，精神好转。继用 2 个月，头围 52 cm，前囟平软3.5 cm×3.5 cm；继内服原方去桃仁、车前子，加白术 7 g，陈皮 8 g，炒山药 10 g。共治疗 5 个月，头围 48 cm，骨缝已闭，前囟2 cm×2 cm。患儿能站立扶手行走。1 年后追访，小儿发育、营养与同龄儿无异。

第四节　进行性肌营养不良症

进行性肌营养不良症是一组遗传性、进行性、家族性的肌肉变性疾病，其特征为骨骼肌进行性无力和萎缩，最后完全丧失运动能力。儿童以假性肥大型最为多见，先见肌肉假性肥大，活动受限，继而发展为进行性萎缩，不能行走，卧床不起，发生呼吸道感染或心力衰竭而死亡，一般存活 20 年左右。本病据其四肢无力，瘦弱，属中医痿证范畴，还与中医五迟五软相符。其治疗西尚无特殊疗法，中医认为本病乃因脾肾两虚、气血瘀阻，筋脉肌肉失养所致，治疗以补益脾肾、健筋壮骨、温阳活血等为主。

温阳活血法（董廷瑶经验方）

【组成】黄芪、桂枝、白芍药、大枣、生姜、桃仁、薏苡仁、木瓜、牛膝、鸡血藤。

【功效】温阳行气，活血通络。

【主治】先天不足，气虚血凝，运行不畅所致之血痹。症见骨骼肌进行性无力和萎缩，舌淡苔薄，脉细涩。

【方解】本方所治之证乃因先天不足，气虚血凝，运行不畅，筋脉肌肉失养所致，故出现肌肉无力和萎缩，舌淡苔薄，脉细涩等症。治宜温阳行气，活血通络。方中用黄芪桂枝五物汤温阳行气，桃仁、薏苡仁、木瓜、牛膝、鸡血藤活血通络，以达蠲痹振痿之效，故适用于阳虚血凝之血痹证。

【用方经验】董廷瑶曾治疗一4岁谭性男患，因步行困难，于1991年11月7日初诊。患儿半年来两小腿肥大，肌肉坚实，但步行登楼困难，只能爬行，有GOWER现象。经华山医院神经科作肌电图等检查，诊断为先天性肌营养不良症（假肥大型），治疗1月未果而求治于董廷瑶。患儿幼有立迟、行迟病史，现纳便均调，舌淡苔薄，两脉细小涩，小腿虽粗，按之不痛。证属先天不足，气虚血凝，运行不畅所致之血痹。初起本虚标实，先拟黄芪桂枝五物汤加桃仁、薏苡仁、木瓜、牛膝、鸡血藤等温阳行气，活血通络。服药3个月。小腿肌肉转软，行走尚不平稳，舌净脉细。此阳运痹蠲，气血尚亏，肝不养筋，再予四物汤加参芪，佐以乌梅、木瓜、牛膝、鸡血藤养肝舒筋。加减调治2个月，竟步行复常，自能提腿登楼，血酶化验恢复正常。终以圣愈汤酌加天冬、麦冬、黄精、鸡血藤等调补善后。常用剂量：黄芪7g，桂枝3g，白芍6g，大枣10枚，生姜3片，薏苡仁、木瓜、牛膝、鸡血藤各6g。

温阳振萎法（董廷瑶经验方）

【组成】花椒1.5g（炒出汗），黄厚附片4.5g，党参、炙黄芪、焦白术、鸡血藤、伸筋草各9g，甘草3g，当归、赤芍各6g。每日1剂，水煎服。

【功效】温阳振萎。

【主治】进行性肌营养不良症之气阳虚弱证。症见两足渐见软弱，大腿萎缩，步态蹒跚，不能登楼，蹲下难起。舌淡苔润，脉细无力。

【加减】初见微效后，可加入熟地黄、山药、淮牛膝、山茱萸等壮元气、补肝肾之药。

【方解】本方所治之证乃因气阳虚弱，故出现足软无力、肌肉萎缩，不能行走等症。治宜温阳振萎。方中花椒辛热通络，长于振萎强筋，为方中主药；椒附伍参芪术草以振奋阳气，参入归、芍活血养筋；佐以鸡血藤、伸筋草通络除萎。诸药相合，共奏温阳振萎之效，故对阳虚筋弱之萎证颇为适宜。

【注意事项】附片有毒，宜先煎2小时。

【用方经验】董廷瑶吸取近代名家恽铁樵的经验，对萎弱之属阳气虚弱者采用温通治法，主以花椒为君，屡见奇效。盖花椒辛热通络，长于振萎强筋。故对阳虚筋弱之萎证颇为适宜。董廷瑶曾治疗一5岁张性男患，因两足渐见软弱2年，于1984年9月1日初诊。患儿2年来两足渐见软弱，西医检查：腓肠肌假性肥大，而大腿萎缩，拟诊为进行性肌营养不良症。现虽能走，但步态蹒跚，不能登楼，蹲下难起。胃纳尚可，二便亦通。舌淡苔润。证属气阳虚弱，宜予温阳振萎。药用温阳振萎法原方，每日1剂，服2周，于9月15日三诊：步态稍稳，已能勉力上楼，能食便调，舌苔薄滑，脉转有力，尺部尚弱。前法增入滋肾之品：熟地黄、山药、党参、炙黄芪、焦白术、鸡血藤、淮牛膝各9g，山茱萸、当归各6g，花椒1.5g（炒出汗），黄厚附片4.5g。连服2个月，症情显有好转，行走自如，步态稳健，并能登楼，其症初步缓解。

第十五章 内分泌和遗传代谢性疾病

第一节　克汀病

克汀病又称先天性甲状腺功能减低症或呆小病，是由于先天因素使甲状腺激素分泌减少引起生长发育减慢、智力迟钝的疾病，见于非甲状腺肿流行地区。因地区性缺碘致妊娠期摄碘不足所致的散发性克汀病，由于我国碘化盐的广泛使用，其发病率已明显下降。本病属中医"五迟""五软""痴呆"范畴。《证治准绳·幼科》认为是"小儿禀受肾气不足，不能上荣"所致。其病位在脑，与肝、肾相关。其病性以虚为主。

补脑益髓方（史方奇经验方）

【组成】熟地黄 30 g，茯苓 30 g，山茱萸 30 g，枸杞子 30 g，巴戟天 60 g，制何首乌 30 g，制黄精 30 g，山药 30 g，续断 30 g，杜仲 30 g，牛膝 15 g，砂仁 12 g，龟甲 30 g，黄柏 15 g，甘草 15 g，党参 30 g，丹参 30 g，白术 15 g，兔脑髓 40 g，猪骨髓 60 g。将上药 3 剂煎汁 3 次，去渣，将汁浓缩至稠时，加蜂蜜 2 500 g 收膏。每服 10 ml，开水冲服，每日 3 次。

【功效】补肾益髓，强筋健脑。

【主治】禀赋不足，肾气亏损，脑髓不满，囟门难合，颅解筋骨软弱，语、立、行、走、坐等五迟五软，以及小儿病后五脏之精受损，眼目失明。

【加减】若患儿以五软为主，则加黄芪大补其气，若兼颤抖、仰头、手足强硬不灵，则重用白芍，加全蝎、僵蚕柔肝熄风，厌食纳呆加山楂、神曲、麦芽消食运脾，语言不利加菖蒲化痰开窍宁心，自汗、盗汗加浮小麦固表止汗。

【方解】本病属先天所禀气血不足，髓脑失充，方用地黄汤加减。其中熟地黄补血滋阴、补精益髓；山茱萸补益肝肾、涩精固脱；茯苓性平，味甘、淡，有利水渗湿、健脾和胃、宁心安神的作用；丹参入心肝，行血化瘀，安神宁心；枸杞子滋补肝肾、益精明目、润肺；巴戟天补肾阳、强筋骨、祛风湿；何首乌补肝肾、强筋骨、益精血、健脾消食，解毒疗疮；黄精健脾、补肾、润肺、生津；续断补肝肾、强筋骨、续折伤、止崩漏；砂仁化湿开胃，温脾止泻，理气安胎；党参、山药、甘草补脾肺之气；猪骨髓、兔脑髓填髓健骨。诸药相伍，有益气行血，补肾健骨之效，行守相济，五脏调和，气化血生，充养肌肉筋骨之功，使"足受血而能步，掌受血而能握，指受血而能摄"。

【注意事项】凡外感或饮食内伤症状明显，均停服该药，施以解表、消导之剂，待表解中安而再用此方。

【现代研究】山茱萸总苷有良好的抗炎免疫抑制作用，熊果酸在体外能快速有效地杀死培养细胞，使培养淋巴细胞几乎完全失去淋转，具有抑制 IL22 和 LAK 细胞产生的能力。枸杞子中含有的枸杞多糖（LBP）是促进免疫功能的有效成分，可增加小鼠外周血粒细胞数量，促进股骨骨髓细胞增殖、分化。巴戟天能延长小鼠的持续游泳时间，并具有抗衰老的作用，证明了巴戟天有强壮作用；口服给予巴戟天寡糖（MOO）对正常小鼠脾细胞增殖反应有明显促进作用，并能明显增强脾细胞抗体形成数目，表明 MOO 对正常小鼠的免疫功能具有明显的促进作用。何首乌可明显增强荷瘤动物的免疫功能，增加白细胞、ANAE（+）淋巴细胞、巨噬细胞数量和功能。黄精能增强和调节机体免疫功能、激活内源性防御自由基损伤的物质和抑制衰老动物体内氧自由基；黄精多糖可改善脑缺血引起的脑组织代谢活动，减轻机体在应激状态下的自由基损伤而保护脑细胞膜结构，维持大脑的正常功能。续断明显增强单核巨噬细胞吞噬活性，促进抗体形成，起到增强机体免疫防御功能。

【用方经验】老中医史方奇行医 65 年，

早年曾治愈数例脑瘫和脑积水患儿，此方对于五迟五软病的患儿有其独到的治疗经验。

第二节　尿崩症

尿崩症是指抗利尿激素分泌不足，或肾脏对抗利尿激素反应缺陷，导致患儿完全或部分丧失尿液浓缩功能，出现以多饮、多尿、尿比重低为特点的临床综合征，又称中枢性尿崩症。中医无尿崩症一病名，根据本病以多饮、多尿、遗尿为主要表现，属"多尿""遗尿""消渴"之"上消"与"下消"范畴，多由肺肾阴虚，津液不固、脾虚失摄或暴受惊恐所致。其病位在肾，与肺、肝相关，其病性以虚为主。

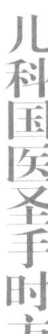

刘弼臣经验方

【组成】桑螵蛸 15 g，补骨脂 10 g，益智 10 g，乌药 15 g，黄芪 15 g，山药 12 g，五味子 10 g，白果 10 g，炙鸡内金 10 g，生姜 2 片，大枣 5 枚。水煎服，每日 1 剂。

【功效】温肾固摄、健脾益气。

【主治】肾虚不摄，膀胱失约，症见多饮多尿，面色萎黄，舌淡，指纹淡，尿色淡者。

【加减】面色苍白，四肢凉者，去乌药，加菟丝子 10 g，肉苁蓉 10 g，附子 10 g，以温补肾阳；如寐不醒者，加胆南星 5 g，半夏 5 g，远志 15 g，以化痰浊，开窍醒神；纳差、便溏者，加白术 10 g，茯苓 10 g，焦三仙 10 g，以健脾和中助运；夜梦多，易惊者，可加陈皮 5 g，半夏 5 g，竹茹 10 g，枳壳 3 g，以温胆宁神。

【方解】本方乃由桑螵蛸散、缩尿丸、固堤丸 3 方加减化裁而成。方中用桑寄生、益智、乌药温肾助阳，固精缩尿；黄芪、山药健脾益肾固小便；鸡内金涩小便，止遗尿；五味子、白果收敛固涩；生姜、大枣调和脾胃。诸药合用则脾气健、肾气旺，气化正常，精液得以疏布，则多饮多尿诸证消除。

【注意事项】除药物治疗外，应注意消除患儿心理负担，不能简单粗暴，羞辱、斥责及惩罚，增加精神负担性情抑郁，以致影响身心健康。

【现代研究】研究证实：桑螵蛸灌胃，在末次给药后 1 小时有抗利尿作用，其离体实验发现，桑螵蛸复方制剂能显著增强家兔尿道括约肌收缩力，并能抑制膀胱平滑肌的自动节律性收缩，同时可使平滑肌松弛，基础张力降低，并对氯化钾引起的离体膀胱平滑肌的收缩具有一定的抑制作用。补骨脂能明显地提高二倍体成纤维细胞的生长增殖速度，并对该细胞具有抗衰老作用，提高小鼠腹腔巨噬细胞的吞噬功能，提高机体非特异性免疫的能力。黄芪黄酮可使氢化考的松致免疫功能低下模型鼠的细胞免疫功能恢复至正常水平。北五味子提取物（SCE）能显著增加小鼠常压缺氧存活时间和负重游泳时间，表明 SCE 能够明显提高小鼠耐缺氧和抗疲劳的能力。白果含大量类胡萝卜素，其中 β-胡萝卜素是一种极有效的脂质抗氧化剂，具有抗癌、抗心血管疾病和抗白内障等保健功能。由鸡内金中提取其活性成分—胃泌素进行研究表明其具有明显的改善肠道功能的作用。

【用方经验】刘弼臣认为对于尿崩症患儿，常属虚症，多由于肾虚气化失司，水道失约，津液不能上承所致，故采用桑螵蛸散、缩尿丸、固堤丸 3 方加减化裁治疗小儿尿崩症，取得明显疗效。

二至丸加味方（何世英经验方 1）

【组成】墨旱莲、女贞子、麦冬、南沙参、玉竹各 9 g，山药 15.6 g。水煎服，每日 1 剂。

【功效】滋肾为主，兼益脾肺。

【主治】肺肾阴虚，脾气虚弱。症见多饮多尿，舌光红，脉细弱。

【方解】本方为二至丸加味而成。方中墨

旱莲、女贞子为二至丸，滋补肾阴、益精缩尿；麦冬、南沙参、玉竹、山药健脾益肺，生津止渴。诸药合用，共奏滋肾养阴，健脾益肺，生津止渴，缩尿止遗之效。

【用方经验】何世英认为尿崩症属消渴范畴，但因其既无糖尿，又很少并发痈疽，且无中消善饥的症状，甚至反而食量减少，故本症主要是突出上消和下消的证，因此治疗要着重滋肺益肾，结合小儿稚阴稚阳的特点，尤应重视滋补肾阴。

何世英用此方治疗一4岁莫姓女患，因患尿崩症1个月余，于1970年11月29日初诊。患儿1个多月前患病，口渴，饮水不能自已，尿量多而频。查其舌质光红微糙，脉细弱，尿比重1.000以下。辨证为尿崩症之肺肾阴虚证。予二至丸加味方，服6剂，口即不渴，饮水及尿量亦正常。守方再服月余而愈，复查尿比重为1.010。

何世英经验方2

【组成】天花粉12.5 g，肥知母12.5 g，枇杷叶6 g，北沙参、石斛、天冬各15.6 g，生山药31 g，乌梅5个。水煎服，每日1剂。

【功效】滋肺阴，补肾气。

【主治】尿崩症之肺肾阴虚证。症见口干喜饮，夜间为甚，尿量甚多，腰酸乏力，舌红少津，脉细弱。

【方解】方中天花粉、肥知母、枇杷叶、北沙参、石斛、天冬滋肺阴，生山药补肾气，乌梅酸敛涩泉，与天花粉、知母、沙参、石斛、天冬相合，生津液而止渴。诸药合用，共奏滋肺阴、补肾气、生津止渴、涩尿止遗之效。

【用方经验】何世英用此方治疗一10岁卞姓男患，因患尿崩症半年，于1972年10月7日初诊。患儿半年前患病，每昼夜共饮4暖水瓶水，尿比重为1.000以下，尿糖（－）。诊断为尿崩症。当时消瘦乏力，纳呆，口干喜饮水，夜间为甚，尿量特多，腰酸无力，舌红少津，脉细弱。辨证为尿崩症之肺肾阴虚证。予此方滋肺阴，补肾气，服药2个半月，食量与体力均增，饮水量从一昼夜4暖水瓶减为1暖水瓶，皮肤渐有汗出，尿比重为1.010。以后照方服用半年之久，美情较稳定。

第三节　儿童期糖尿病

儿童期糖尿病是由于胰岛素缺乏造成的糖、脂肪、蛋白质代谢紊乱症。胰岛素缺乏导致高血糖和糖尿，后期常有血管病变，最易累及眼、肾。临床特征为多尿、易饥、多食、烦渴、疲乏和消瘦，小儿易致酮症酸中毒。根据发病机制的不同，原发性糖尿病又分为Ⅰ型糖尿病（胰岛素依赖型）、Ⅱ型糖尿病、青年成熟期发病型；而继发性糖尿病多见于罕见疾病，如21－三体综合征等。98%的儿童糖尿病为Ⅰ型糖尿病，4～6岁和10～14岁为Ⅰ型糖尿病的高发年龄；Ⅱ型糖尿病甚少，但随儿童肥胖症的增多而有增加趋势。中医称此病为"消渴"，认为脏气虚弱是发病的内因，外因则是饮食失节、劳倦内伤、感受外邪和情志失调。根据临床表现不同，常分为"上消""中消""下消"。其病位在肺胃脾肾，其病性以虚为主。

滕宣光经验方

【组成】葛根6 g，麦冬6 g，天花粉12 g，石斛12 g，生地黄9 g，玄参9 g，茯苓12 g。水煎服。

【功效】育阴清热。

【主治】阴虚内热，灼伤津液，属"上消"者。症见口渴、喜饮、多尿，食量正常，大便正常，营养中等，舌干无苔，舌尖红，脉细数，尿糖阴性。

【加减】脾肾不足者去葛根、麦冬、玄参，加知母6 g、白芍9 g、甘草6 g、生石膏

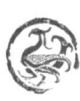

12 g、焦麦芽、焦神曲、焦山楂各 30 g、沙参 9 g、女贞子 9 g；胃肠积滞者去茯苓，加焦山楂 9 g、黄连 3 g、莱菔子 9 g、玉竹 12 g、生石膏 12 g、枳壳 6 g；脾虚胃热，症见多食、消瘦，属"中消"者，去生地黄，加山药 24 g、广藿香 6 g、玉竹 12 g、扁豆 12 g、炒薏苡仁 12 g。

【方解】本病病机为内热耗津，故治疗时，当以滋阴清热为其大法。故用天花粉、石斛、玉竹、石膏、葛根等甘寒清热生津，其中葛根与天花粉皆有甘凉之性及清热生津止渴之功，临床上二者常配伍应用，用于热病口渴、阴虚消渴等病证。黄连、知母苦寒清热，生地黄、麦冬、沙参、白芍、玄参育阴增液，莱菔子、焦麦芽、焦神曲、焦山楂等消食导滞，茯苓、甘草、山药、广藿香健脾补中。针对上中下消的不同，各有偏重。

【注意事项】多用于尿糖阴性的患儿。

【现代研究】临床试验葛根素治疗糖尿病大鼠，发现治疗组不仅血糖明显低于对照组，而且可减慢蛋白糖基化进程，减少糖基化终末产物（AGE）形成，下调 AGE 受体过度表达。茯苓主要成分茯苓素具有利尿消肿之效，从元参中分离得到的环烯醚萜类成分 scropolioside - D2 经动物试验证明具有抗糖尿病活性。麦冬多糖有降血压及稳定血糖的作用，能使周围组织对胰岛素抵抗降低。石斛合剂对肾上腺素和四氧嘧啶诱发的高血糖模型动物高血糖有明显降低作用。

【用方经验】滕宣光用此方治疗多位消渴患儿，经纯中药治疗，均治愈，且随诊多年未见复发。此方用于血糖增高但尿糖阴性的患儿。

第十六章 变态反应和结缔组织病

第一节　支气管哮喘

支气管哮喘是一种在多种细胞参与的气道慢性炎症基础上，对各种激发因子具有气道高反应性，导致气道缩窄所引起的，以反复发作的喘息、呼吸困难、胸闷、咳嗽为主要表现的呼吸系统疾病。其发病多与接触变应原、冷空气、物理、化学性刺激、呼吸道感染以及运动等有关，常在夜间和（或）清晨发作或加剧。该病相当于中医哮病、哮喘、肺胀等病症范畴。中医认为其发病乃因素体虚弱，痰饮内伏，复因外感风寒暑热，或饮食酸咸肥甘，生冷腥腻而致脾失健运，内酿痰湿，上干于肺，壅阻气道所致。也有因接触异物而诱发者。其病位在肺，涉及脾肾，病性虚实错杂。

喘逐平（何世英经验方）

【组成】海藻 18 g，昆布 18 g，北沙参 18 g，麦冬 18 g，天冬 18 g，茯苓 18 g，条黄芩 18 g，神曲 18 g，生石膏 18 g，原皮参 1.5 g，贝母 9 g，清半夏 9 g，橘红 9 g，旋覆花 9 g，桑白皮 9 g，百部 9 g，厚朴 9 g，炒枳壳 9 g，苦桔梗 9 g，枇杷叶 12 g，苦杏仁 12 g，蛤壳粉 30 g，马兜铃 15 g，冬瓜子 24 g，甜瓜子 24 g，五味子 3 g，净麻黄 3 g。共为细末，制成蜜丸。每丸重 1.5 g。服法：1 日总量，1 岁 2 丸，2～3 岁 4 丸，4～6 岁 6 丸。分 2～3 次服。

【功效】定喘，止嗽，化痰。

【主治】支气管哮喘、慢性支气管炎、支气管扩张、肺气肿、肺化脓症等。

【方解】方中昆布、海藻、蛤壳粉咸寒软坚，化痰散结；苦杏仁、桔梗、贝母、枇杷叶、百部、旋覆花、麻黄、生石膏、桑白皮、马兜铃、条黄芩、冬瓜子、甜瓜子宣肺化痰，止咳平喘；茯苓、半夏、厚朴、橘红、枳壳、神曲燥湿化痰，健脾理气；原皮参、北沙参、天冬、麦冬、五味子益气敛肺，生津止嗽。

诸药协同，共奏定喘化痰、益气敛肺之功。

【注意事项】禁用于肺结核的咳喘以及不属于呼吸道疾患的喘息。

【现代研究】研究表明：海藻有抑菌作用；昆布能镇咳平喘、扩张支气管平滑肌；北沙参有祛痰、解热作用；麦冬有抗菌、抗心律失常、改善心肌缺血、增强心肌收缩力和减慢心率、增强耐缺氧能力、提高免疫功能作用；天冬抗菌、提高免疫力；茯苓可护胃，抗金黄色葡萄球菌；黄芩有较广的抗菌谱，对流感病毒 PR8 株与亚洲甲型流感病毒有抑制作用，并有解热、抗炎作用；神曲能促进人体对食物中蛋白质的消化、吸收和利用；生石膏解热；贝母有镇咳、祛痰作用；清半夏有镇咳、祛痰、缓解咽痛，镇吐的作用；橘红有祛痰、平喘、抑菌、抗病毒作用；旋覆花有平喘、镇咳、抗菌作用；百部镇咳、祛痰，能抑制肺炎链球菌、乙型溶血性链奈瑟菌、脑膜炎奈瑟菌、金黄色葡萄球菌、白色葡萄球菌，缓解支气管平滑肌痉挛；厚朴健胃助消化，能抑制葡萄球菌、溶血性链球菌、肺炎链球菌等；炒枳壳抑制肠管收缩；苦桔梗能祛痰、镇咳、抗炎；枇杷叶有镇咳、祛痰、平喘作用；苦杏仁镇咳、平喘；蛤壳粉抗炎、增强免疫力；马兜铃止咳、扩张支气管；五味子有抑菌、强心作用；桑白皮可止咳；净麻黄扩张支气管，有抑菌、抗流感病毒作用。

【用方经验】本方有逐渐缓解哮喘症状的作用，早期如能坚持服用本药，并根据需要配合服用养阴润肺之药，可有远期疗效。大武口煤炭职工医院中医科于 1976 年在西医参加下，建立了慢性气管炎门诊及病房，其中儿童组一般病程为 1～3 年，一律给服喘逐平，多在服药 1 周内，症状缓解，且有较好的远期疗效。

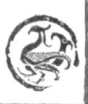
儿科国医圣手时方

通络平喘汤（王霞芳经验方）

【组成】麻黄、苦杏仁、款冬花、紫苏子、紫菀、百部、僵蚕、地龙、辛夷、苍耳子、蝉蜕、黄芩、半夏。

【功效】宣肺通络平喘。

【主治】风寒外袭、痰热内蕴之哮喘。症见咳嗽喘促，痰多气急，痰色黄稠，微恶风寒，舌苔黄腻，脉滑数。

【方解】王霞芳根据特点，总结哮喘急性发作期以风寒外袭，痰热内蕴多见，其发生乃为感受风邪，引动伏痰，内外相合，壅塞气道，使肺失宣降而发为哮喘；同时痰瘀互结，肺络不通是哮喘的主要病理机制。治宜在宣肺化痰、止咳平喘的基础上，突出祛风通络的治疗特点，故用自拟通络平喘汤加减。方中麻黄、杏仁宣肺平喘、降气止咳；辛夷、苍耳子、蝉蜕等药祛风通窍；僵蚕、地龙等虫类药搜风通络、活血化瘀；款冬花止咳化痰，紫苏子降肺气，黄芩清膈热，半夏化痰浊，紫菀、百部止咳化痰。诸药相合，在宣透达邪、清化痰热的同时，又能祛风通络解痉，从而可迅速止咳平喘，控制临床症状。

【注意事项】治疗期间，注意清淡饮食、调畅情志。

【现代研究】现代药理研究表明：麻黄中的主要成分麻黄碱能有效缓解支气管痉挛而起到平喘止咳的作用；黄芩、蝉蜕、地龙等能抑制炎性介质的释放、抗变态反应，从而控制炎症反应，缓解咳喘等症状。

【用方经验】王霞芳用通络平喘汤治疗风寒外袭、痰热内蕴之哮喘时注重辨证论治，认为治病的关键是把握疾病的基本病机。由于小儿为"稚阴稚阳"之体，容易为外邪所伤，痰饮留伏又是哮喘发作的凤根，所以内有痰热、外感六淫的哮喘在儿科临床中最为常见。故治疗应以宣发肺气、清化痰热、调畅气机为先，尤应注重选用僵蚕、地龙、辛夷、苍耳子、蝉蜕等祛风通络之品以畅通肺气、疏通经络。而瘀阻肺络致肺络不通则是哮喘发病中的另一个重要环节。外感六淫，肺气壅滞，可因气滞致瘀；或痰气交结而致

瘀。哮喘是慢性病证，与中医"久病入络""久病必瘀"的病机相符。同时现代医学理论认为，哮喘的发生是由于炎症细胞合成和释放多种炎症递质，引起支气管平滑肌收缩，肺上皮损伤，微血管渗漏，黏液腺分泌增加，形成纤维基质，在血小板凝血因子作用下形成血栓，产生肺内微栓堆积，从而产生血瘀。王霞芳根据肺络瘀滞的病因，选用僵蚕、地龙等虫类药搜风通络、活血化瘀，故能收到良好疗效。常用剂量：麻黄 3 g，苦杏仁 3 g，款冬花 6 g，紫苏子 10 g，紫菀 10 g，百部 10 g，僵蚕 3 g，地龙 6 g，辛夷 10 g，苍耳子 6 g，蝉蜕 3 g，黄芩 3 g，半夏 6 g。

截喘汤（姜春华经验方）

【组成】佛耳草 15 g，碧桃干 15 g，老鹳草 15 g，旋覆花 10 g，瓜蒌 10 g，姜半夏 10 g，防风 10 g，五味子 6 g。

【功效】降逆纳气，化痰截喘。

【主治】支气管哮喘，咳嗽痰多，气逆喘促。

【加减】气虚者，加白参 3 g，黄芪 30 g；肾虚者，加肉苁蓉、巴戟天、补骨脂各 15 g，亦可加蛤蚧 3～5 g；阴虚有热者，加黄柏、知母、玄参、生地黄各 9 g；咳甚引起喘促无痰或痰不多者，可加南天竹子、马勃各 6 g，天浆壳 3 只；热喘者，加石膏 15 g，知母、黄芩各 10 g；寒喘者，加炮附片 9 g，肉桂 3 g，并以鹅管石 9 g 研粉服或加服紫金丹（须特制，砒石 5 g、明矾 10 g、豆豉 100 g，糊丸绿豆大小，每服七八丸，日服 2 次，有肝肾病勿服，有效与否一星期为止，切勿多服常服）；痰多咯不爽者，加紫苏子、白芥子、莱菔子各 10 g；便秘者，加服调胃承气汤 1 剂；喘止后常服河车大造丸、左归丸或右归丸，每服 3 g，每日 2 次。

【方解】本方系姜氏对支气管哮喘的截治方法进行长期的研究，结合临床实际疗效筛选民间单验方优化而成。方中佛耳草功专化痰、止咳平喘；老鹳草祛风活血、清热解毒，民间有老鹳草平喘的单方；碧桃干酸苦收敛，《饮片新参》有"除劳嗽"记载，民间有用治

顽喘的经验。上三味除痰镇咳而平喘逆。辅以旋覆花开结化痰、降逆止咳。瓜蒌清上焦之积热，化浊痰之胶结，善开胸中痹阻。姜半夏清痰下气，去胸中痰满犹能治咳。佐以五味子补肾纳气，镇咳敛肺。防风《药法类象》谓"治风通用，泻肺实"。全方有清肺化痰，降逆纳气截喘之效。

【注意事项】旋覆花宜布包煎。

【现代研究】研究表明：佛耳草能祛痰扩张支气管；老鹳草对金黄色葡萄菌、肺炎链球菌、链球菌以及流感病毒均有抑制作用；碧桃干能控制支气管哮喘发作期的呼吸道感染，且能调节自主神经功能；防风抗过敏，能抑制支气管哮喘发作期的变态反应，清除过敏原的刺激。

【用方经验】姜春华的学术思想有两点：一是截断扭转，二是辨病与辨证相结合。所谓截断扭转，是根据《黄帝内经》"上工救其萌芽"之论，对清代叶天士治温病的"卫气营血"理论，"到气才可清气"的尾随疗法的挑战，主张截病于初，直捣病所。截断法的应用，在咳喘病的治疗中更为突出，其截喘常用截喘汤。姜春华认为：哮喘用平喘法，但有时不必平喘，观其主要矛盾所在。喘本是主要矛盾，但若有表证，则人证为主；痰多壅塞，则痰多为主；痰胶黏难咳，则胶痰为主；咳嗽剧烈，则咳嗽为主。治疗哮喘，平时要补肾纳气以固本，但若发作剧烈，则需标本同治，有表者解之，寒则温之，热则寒之，寒热交织则寒温并用，痰多者祛之、化之、燥之，无痰者润之，胶凝者稀释之，总之应随矛盾移化而灵活用药。然而咳喘难平，气急难卧，痰多气壅者当截喘降逆，以缓急迫。姜相明常以姜氏截喘汤合小青龙汤加减应用，并加黄荆子 10 g，广地龙 10 g，桑白皮 30 g 以助平喘之力，疗效满意。

止喘汤（姜春华经验方）

【组成】麻黄、苦参、桂枝、苦杏仁、地龙、鱼腥草、白芍、紫苏子、白鲜皮、桃仁、甘草、防风。

【功效】降逆纳气，化痰截喘。

【主治】支气管哮喘，寒湿证。

【加减】风寒证不明显时，麻黄改为炙麻黄。

【方解】方中生麻黄为辛温发汗、止咳平喘药，既发散风寒，又止咳平喘；苦参为清热燥湿药，药理研究其有抗过敏及止喘的作用，故与麻黄共为君药。桂枝助麻黄发汗之力，为风寒而设；苦杏仁配麻黄以肃肺降气止喘；地龙具有通络止喘、清热熄风之功；鱼腥草清热解毒，诸药共为臣药。白芍苦酸性凉，具缓急柔润之性，制麻桂之刚烈；紫苏子辛温降气化痰、润肺止喘；白鲜皮抗过敏；桃仁入血分，活血理气，配以杏仁入气分，以肃肺降气止咳；根据"气虚（滞）则血瘀"的理论，2 药合用，一理气一活血，气血畅而咳喘自平。白芍、紫苏子、白鲜皮、桃仁共为佐药。甘草调和诸药，防风祛风、解痉、抗敏，与甘草共为使药。诸药相合，共奏降逆纳气，化痰截喘之功。

【现代研究】麻黄有止咳平喘作用，苦参有抗过敏及止喘的作用；地龙有缓解支气管平滑肌痉挛、抗过敏的作用；鱼腥草有抗炎，提高机体免疫力作用；白芍有解痉、抗炎、解热作用；白鲜皮具有抗过敏的药理作用；防风有解痉、抗过敏的药理作用；甘草抗炎，有肾上腺皮质激素样作用。诸药共用，具有缓解支气管平滑肌痉挛、抗炎、抗过敏、提高机体免疫力作用。

【用方经验】姜春华主张辨病与辨证相参，治本与治体兼顾，处方遣药在辨证的基础上与辨病用药、专方专药相结合。他说："一病必定有一主方，一方必有一主药，临床治疗必须从众多方药中取其精华。选用经得起重复的有效方药，尽早顿挫病患。扭转病机，慎防它变。有是证即用是药，故一证有一证之主方。"实践证明这一学术思想是经得起考验的。

止喘汤中，姜春华用麻黄辛温发汗、止咳平喘，作为辨证之主药；苦参有抗过敏及止喘的药理作用，作为辨病之主药。用桂枝助麻黄发汗，杏仁配麻黄、止喘，地龙通络止喘、清热熄风、解痉抗敏；鱼腥草清热解毒又抗炎，提高机体免疫力。4 药作为辨证、

儿科国医圣手时方

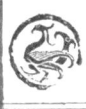

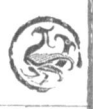
辨病治疗之臣药，协同用以止喘。白芍缓急柔润，制麻桂之刚烈，且有解痉、抗炎、解热作用；紫苏子降气化痰、润肺止喘；白鲜皮抗过敏，桃仁活血，苦杏仁理气，合用理气活血，气血畅而咳喘自平，四药作为辨证、辨病治疗之佐药。甘草和药，有肾上腺皮质激素样作用，防风祛风解痉，抗过敏，与甘草共为辨证、辨病治疗之使药。以上诸药从中医辨证和西医辨病两个方面配伍选药，既有疏风散寒、降气止喘之功，又有缓解支气管平滑肌痉挛、抗炎、抗过敏之药理作用。全方既辨证又辨病，既遵中医辨证理论，又合于西医对支气管哮喘的治疗观点，故用于支气管哮喘寒湿证，可获良效。常用剂量：麻黄 3 g，苦参 6 g，桂枝 6 g，苦杏仁 6 g，地龙 6 g，鱼腥草 15 g，白芍 10 g，紫苏子 10 g，白鲜皮 10 g，桃仁 10 g，甘草 3 g，防风 6g。

小儿止哮汤（王烈经验方）

【组成】紫苏子、地龙、前胡、川芎各 15 g，射干、黄芩、白鲜皮、北刘寄奴各 10 g，苦参、麻黄各 5 g。2 日 1 剂，水煎 2 次，分 6 次温服。

【功效】活血化瘀，理气除痰。

【主治】支气管哮喘、哮喘性支气管炎、急性毛细支气管炎、喘息性肺炎发作期。

【加减】喘甚者，重用紫苏子，加马兜铃；哮重者，重用地龙；痰盛者，加栝蒌、葶苈子、胆南星祛痰平喘；久哮多痰，重用桃仁；喘憋伴便秘，轻者用莱菔子以降气豁痰、消导通便，稍重者加枳实，干结者加番泻叶以清大肠而泻肺止喘。

【方解】方中紫苏子、射干、麻黄、前胡有通宣开肺、降气平喘之功；地龙有开肺解痉之力；苦参、黄芩、白鲜皮有宣肺清热之效；川芎、北刘寄奴、地龙有活血通络之用。方中一宣一降、一清一活，配伍甚妙，使哮喘发作时所致气逆于上，血瘀于内，痰阻于络的病理状态得以改善，令肺络通，治节复，哮喘自止。

【注意事项】剂量宜根据年龄大小增减。

【现代研究】支气管哮喘的发作是一组综合性病理变化的结果，包括有小支气管平滑肌痉挛、小支气管黏膜的水肿、腺体的分泌功能亢进，造成分泌物阻塞，黏膜组织、腺体及上皮细胞的增生与肥厚等。其中最主要的原因是变态反应。因此，其治疗应着眼于抗敏缓痉。方中麻黄有缓解支气管平滑肌痉挛的作用；白鲜皮能消除支气管黏膜水肿以及由此导致的分泌物阻塞、组织增生和肥厚；地龙有抗过敏的药理作用。

【用方经验】王烈几十年来研治小儿哮喘，认为小儿哮喘是"哮"与"喘"之综合征，其发作时以"气壅、血瘀、痰阻"为病理改变。故立法制方在注意止哮平喘的同时，还要活血化瘀。血活络自通，瘀自去；瘀去气可行，壅可散，痰自化。"小儿止哮汤"就是根据这个原则制定的。哮喘一证发作时多本虚标实，本方喻意攻其邪，故哮喘平即应止服，而当治其本，王烈多用自拟"防哮汤"调脾肾固本。

曾以小儿止哮汤加减治疗小儿哮喘性支气管炎 300 例，于哮喘发作时服用，4 日喘憋缓解，8 日内病情稳定，总有效率达 95.7%。

清肺养脾丸（张士卿经验方）

【组成】南沙参 9 g，北沙参 9 g，炒白术 9 g，天冬 6 g，麦冬 6 g，茯苓 9 g，山药 9 g，莲子肉 9 g，橘红 9 g，桔梗 9 g，甘草 3 g。研末蜜调为丸，每丸 6 g，每次 1 丸，日服 2 次。

【功效】清宣肺热，健脾养胃。

【主治】哮喘缓解期，肺胃阴虚证。

【方解】本方是清热生津健脾之剂。方中南北沙参养肺胃之阴，为方中主药；麦冬、天冬清肺胃之热，为方中臣药；莲子肉、白术、山药健脾补虚，为方中佐药。桔梗之苦以轻宣肺热，和以甘草之甘而生津液，2 药共为方中使药。诸药相合，津液生，燥热除，各证自愈。

【现代研究】桔梗煎剂给麻醉犬口服 1 g/kg 后，能使呼吸道黏液分泌量显著增加，作用强度与氯化铵相似，对麻醉猫亦有促进呼吸道黏液分泌的作用，其机制是由于桔梗中所含皂苷，能刺激胃黏膜，引起轻度恶心，反射性引起支气管腺体分泌增多，稀释痰液，而发挥祛痰作用；桔梗还有镇咳作用，用豚鼠气管刺激法，桔梗皂苷 15 mg/kg 有镇咳作用，粗制桔梗皂苷给麻醉豚鼠腹腔注射，其半数镇咳有效量 ED50 为 6.4 mg/kg，提示其有较强的镇咳作用。沙参水煎液对家兔有祛痰作用，可持续 4 小时以上，但较紫菀、天南星的效果稍差。

【用方经验】张士卿认为，小儿哮喘不只是药物治疗，而且重要的是善后调理，中医主张"三分医药，七分调理"，而调理的重点在于脾胃。临证证时，可用清肺养脾丸作为善后之方。

育阴定喘汤（张士卿经验方）

【组成】制何首乌 9 g，五味子 6 g，海浮石 9 g，炙紫菀 9 g，款冬花 9 g，补骨脂 9 g，麦冬 9 g，蛤壳粉 9 g，甘草 6 g。

【功效】育阴定喘。

【主治】肾阴虚咳喘。

【加减】四肢逆冷不解者，加制附片 9 g，肉桂 3 g；尿频者，加菟丝子 9 g，桑螵蛸 9 g。

【方解】制何首乌甘、涩、微温，补肝肾，益精血，配五味子育阴，滋补肝肾。款冬花性味苦辛，是专治咳嗽的良药，其性温而不燥，且能润肺，顺肺中之气，清肺中之血，入肺经气分，兼入血分，所以无论寒证或热证咳嗽，都可以与不同药物配伍来治疗，与五味子、海浮石、海蛤粉配伍具有化痰镇咳的效果；款冬花、紫菀配伍，紫菀重在祛痰，2 药合用，是化痰止嗽平喘的佳品。炙紫菀宣肺化痰止嗽，补骨脂补肾平喘，麦冬养阴润肺，甘草和药。诸药相合，共奏育阴定喘之效。

【现代研究】有报告认为，何首乌浸出液中可能有肾上腺皮质激素类似物，故有兴奋肾上腺皮质功能的作用，并能增强机体免疫功能，特别是增强依赖胸腺的 T 细胞的功能；何首乌能显著增加小鼠胸腺、腹腔淋巴结、

肾上腺的重量，脾脏有增重趋势；同时亦能增加正常白细胞总数、对抗强的松龙免疫抑制作用及所致白细胞下降作用，提高小鼠腹腔巨噬细胞的吞噬能力。五味子成分 GomisinA 对鼠的同种被动过敏性皮肤反应（PCA）具有明显的抑制作用，其抗过敏机制与抑制组胺释放、对抗化学调节介质和抑制钙移动有关。

【用方经验】张士卿认为，小儿哮喘病之成因，乃肺脾两虚，风寒痰火；哮喘的治则：发时平喘，缓时固本；平喘之法：开宣肺气，化痰降逆；哮喘的辨治：内外结合，注重善后调理，预防复发；调理的重点在于脾胃，配合"小儿咳喘贴"敷贴背俞穴，临床疗效显著。"小儿咳喘贴"系用白芥子、紫苏子、莱菔子等研末蜜调为丸（每丸重约 2 g），置于胶布上外贴双侧肺俞、膈俞、脾俞穴以及膻中、丰隆、足三里等穴位，每周 1 次，每次贴敷 6～8 小时，连用 4～6 周。经临床观察，疗效肯定。

清肺止哮汤（王烈经验方）

【组成】紫苏子、前胡、地龙、射干、麻黄、白屈菜、黄芩、贝母、马兜铃、重楼、白鲜皮、苦参、僵蚕、全蝎。

【功效】清肺化痰止哮。

【主治】哮喘，内蕴痰积、外感邪毒证。

【加减】若体温高者，可加柴胡、石膏；哮吼甚者，加石韦、马兜铃；哮鸣声锐者，加赭石、麻黄；夜卧不安者加僵蚕、蝉蜕；大便干者加枳实，合服小儿哮咳喘囊（黄芩、射干、重搂、白鲜皮、白屈菜、苦参、地龙、石韦、僵蚕等，每粒含生药 0.25 g，为哮喘专用制剂）。

【方解】方中射干消寒痰，散结气，降逆气而主咳逆上气；射干配伍麻黄主要是温化寒痰，治疗寒痰所致的气逆咳喘，消除咳而上气，痰气互结而产生的喉中痰鸣如水鸡声；黄芩、重搂、白鲜皮、苦参诸药皆苦寒之品，不仅清解肺热，而且化致热之毒；紫苏子降气平喘，地龙开肺止哮，白屈菜镇咳，枳实消积泻痰、通利肠腑，马兜铃味苦性寒，治

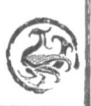

肺热咳嗽喘促，地龙，僵蚕，全蝎合用，通络化痰，平喘止咳。诸药相合，清肺化痰止哮之功。

【现代研究】现代研究证实：白屈菜含多种化学成分，概可分生物碱和非生物碱两大类，主要包括白屈菜酸、白屈菜醇、苹果酸、琥珀酸、甲胺、胆碱、挥发油、维生素等，药理作用主要有镇痛、催眠、镇咳、祛痰、平喘、减慢心率、降低血压、调节平滑肌、抗菌、抗癌、抗炎等。蝎毒中含有较复杂的毒性蛋白和非毒性蛋白，系一种蛇神经毒的蛋白质，能对肾上腺素能神经产生作用。僵蚕中所含蛋白质具有刺激肾上腺皮质作用。地龙具有抗敏、抗组胺作用。苦参对组胺引起的豚鼠哮喘具有明显的对抗作用，该作用可维持2小时以上，苦参所含苦参总碱、黄酮有明显的祛痰作用。

【用方经验】小儿热性哮喘，一般均认为哮喘性支气管炎症，起病较急。治疗失宜，常可迁延或反复发作，因此早期治愈意义甚大。本证的发生与病儿内蕴食积、外感邪毒有关。临证初起多见热象，尤其肺热体征明显。既往治疗多用止哮定喘及化痰等法。本组病症均以清法为主治原则。夫热多由内毒而起，而清法的适用范围甚广，诸如人体脏腑气血等不同部位，一旦发生热变，皆宜选清法。本病之变在肺，所以，选用清法之中的清肺之法，王氏所拟的清肺止哮汤为基本方剂。

本方中白屈菜属罂粟科，古代药用本草书籍均未见记载，但在民间则传有治疗腹痛、疮毒等作用，其治咳为王烈首创。1969年王烈首将其引用于儿科临床，先后治疗小儿百日咳、支气管炎、哮喘、腹泻、腹痛等病症；1982年，又将其应用于哮咳的治疗，效如桴鼓。

王烈曾治疗一王姓男患，1.5岁，1989年8月11日就诊。患儿于外感寒邪后起病，症见咳嗽连声、少痰、夜晚重，咳时伴有哮喘，乳食减少，大便干，小便黄。病后1日复查：神烦，面赤，口唇干红，咽峡稍红，舌苔白厚，舌质偏红，脉数有力。听肺部散在哮鸣音伴少许湿性啰音。既往有湿疹和

鼻炎史，对青霉素过敏，其母有哮喘史。诊为急性哮喘性支气管，证属哮喘发作期邪热壅肺证。治用清肺止哮汤化裁，药用黄芩5 g，射干5 g，重楼5 g，白鲜皮5 g，苦参3 g，紫苏子5 g，地龙5 g，白屈菜5 g，枳实5 g。每日1剂，水煎2次，混合药汁，浓缩至30 ml，分3次口服，同时口服小儿哮喘胶囊，每次2粒（0.5 g），1日3次。治疗1日症状减轻；服药2日哮喘消失，咳嗽大减；经治4日而愈，继服4日未见反复。本方常用剂量：紫苏子5 g，前胡5 g，地龙5 g，射干5 g，麻黄3 g，白屈菜5 g，黄芩5 g，贝母3 g，马兜铃5 g，重楼5 g，白鲜皮5 g，苦参3 g，僵蚕3 g，全蝎3 g。

小儿防哮汤（王烈经验方）

【组成】黄芪、熟地黄、当归、女贞子、补骨脂、五味子、玉竹、牡蛎、山药。

【功效】调阴阳、和气血、健脾肾、益气固本。

【主治】哮喘的恢复期。

【方解】补骨脂、牡蛎、熟地黄、五味子补肾纳气；黄芪、当归益气补血；山药健脾和胃；玉竹养阴，可防止过热伤阴。女贞子苦甘、平，入肝、肾经。补肝肾，强腰膝。《本经》云其"主补中，安五脏，养精神，除百疾，久服肥健。"诸药相合，其奏调阴阳、和气血、健脾肾、益气固本之功。

【用方经验】哮喘一证经治哮止、痰去、咳停，病情稳定，王烈将此时称为哮喘的恢复期。并认为哮喘稳定后重在治本，防止复发，这往往比治标止哮平喘更困难，原因是病家认为患儿病已除而忽略治疗和护理，不懂致小儿发病的机体内在的阴阳、气血的调和决非短期内可奏效的；临证虽血瘀、气痰壅塞之实邪已去而哮止、痰除、咳停，但气虚之象尚存，小儿稍动则气促、多汗，若有感寒、伤热等因素可致哮喘即刻ValueError作。因此，王烈指出"哮易止，根难除，故治哮必防哮，防哮必固本。这是哮喘治疗成功与否的关键"。"小儿防哮汤"即是以此为宗旨所拟定。王烈始终强调恢复期疗程不可短于前两期，

临证凡进入此阶段治疗的小儿服药 4 周后，不仅哮喘未作，也极少患感冒，偶有感冒者，病程亦短，症状亦轻，恢复亦快，而哮终未作。常用剂量：黄芪 6 g，熟地黄 6 g，当归 3 g，女贞子 6 g，补骨脂 6 g，五味子 3 g，玉竹 6 g，牡蛎 10 g，山药 6 g。

第二节　咳嗽变异性哮喘

咳嗽变异性哮喘是一种以阵发性、反复性、突发性的慢性咳嗽为主要或唯一临床表现的特殊类型哮喘，很少出现喘息和呼吸困难，又称过敏性咳嗽、痉挛性咳嗽、咳嗽性哮喘、变异性哮喘、隐匿型哮喘。主要表现为儿童年龄不分大小，咳嗽持续或反复发作大于 1 个月，夜间或清晨发作性咳嗽、痰少、运动后加重，无明显喘息、气促症状或体征，但有气道高反应性，临床无感染征象或经长期抗生素治疗无效，用支气管扩张剂可使咳嗽发作减缓（基本诊断条件），有个人过敏史或家庭过敏史。本病若不及时给予有效治疗，约 1/3～1/2 的患者可发展为典型哮喘。本病属于中医"咳嗽"范畴，又名"哮咳""风嗽"。中医认为其发病乃因风、燥、热邪郁闭于肺，肺失宣肃所致。其病位在肺，与脾、肾相关，其病性初期以实为主，中期多虚实夹杂，晚期以虚为主。

定喘汤合过敏煎（张士卿）

【组成】炙麻黄 3 g，白果、苦杏仁、桑白皮、款冬花、法半夏、紫苏子、黄芩、葶苈子、莱菔子、乌梅、五味子各 10 g，鱼腥草、石韦各 15 g，地龙 12 g，防风 6 g，水蛭、炙甘草各 3 g。

【功效】宣降肺气，止咳平喘，清热化痰。

【主治】过敏性咳嗽。

【方解】方中麻黄辛温，解表散寒，宣肺平喘；白果甘涩，敛肺定喘，止咳祛痰，2 药合用，一散一收，相得益彰，既能增强平喘止咳之功，又防辛散太过耗伤肺气之弊，二者共为君药。苦杏仁利肺气、止咳嗽，与麻黄同用更能加强定喘之功，故前人有"杏仁是麻黄的臂助"之说；款冬花温肺化痰，与苦杏仁相伍，镇咳平喘之力甚强；兼之半夏化痰降逆，紫苏子下气平喘，四药共为臣药，以加强君药祛痰定喘之功。黄芩、桑白皮、鱼腥草、石韦，清热泻肺，以解内蕴之痰热，所谓"热不解则痰不能遽除"；葶苈子泻肺祛痰，莱菔子下痰和胃；防风助麻黄宣肺散寒；乌梅、五味敛肺，以防宣散太过；地龙、水蛭通络蠲痰，诸药合为方中佐药。甘草和中，调和诸药，用以为使药。以上诸药合用，有收有散，有补有泄，有升有降，能使肺气宣降，热清痰除，而咳喘得平。

【现代研究】研究表明：麻黄所含伪麻黄碱的极稀溶液与麻黄碱一样，能兴奋交感神经而使支气管扩张；浓溶液因能麻痹肌肉，也能使气管肌松弛；而中等浓度则使支气管收缩。白果所含黄酮醇对豚鼠离体肠管有解痉作用，并能对抗组胺及氯化钡引起的痉挛，其作用强度与罂粟碱相似，但较持久，其叶的乙醇提取物对组胺和乙酰胆碱引起的豚鼠离体气管和回肠痉挛有拮抗作用；腹腔注射可制止组胺引起的豚鼠哮喘。苦杏仁中的苦杏仁苷在体内能慢慢分解，逐渐产生微量氢氰酸，服用小量杏仁，能起到轻度抑制呼吸中枢，而达镇咳、平喘作用。苦杏仁苷对正常动物可促进肺表面活性物质的合成，在油酸型呼吸窘迫综合征实验动物中不仅可促进肺表面活性物质的合成，并且可使病理改变得到改善。款冬花具有止咳，祛痰并略有平喘作用，口服款冬花煎剂有显著镇咳作用，但不持久，小鼠口服煎剂亦有明显止咳作用。地龙的某种组分可阻滞组胺受体，对抗组胺使气管痉挛及增加毛细血管通透性的作用，此为平喘的主要机制；从广地龙提取出的淡黄色结晶，能使已孕和未孕大鼠或豚鼠离体

儿科国医圣手时方

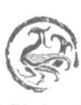
儿科国医圣手时方

子宫紧张度明显升高，浓度增加可使之呈痉挛收缩状态。

【用方经验】张士卿认为，过敏性咳嗽的阵发性、反复性、突发性的特征符合风邪"善行数变""其性轻扬""风盛则挛急"的特性，且其发作时以痰甚为突出表现，因痼痰内伏，发时痰随气动，气因痰阻，相互搏结，阻塞气道，搏击喉间，发为气促喘呼，喉间哮鸣。故选用定喘汤合过敏煎宣降肺气、止咳平喘、清热化痰、抗过敏，使痰热清、外邪解、肺气降，则咳嗽痰喘诸症自除。张士卿曾治疗一郑姓患儿，2岁，因咳嗽月余，加重两天，伴喘息，于2003年12月8日就诊。症见咳以晨起为甚，呈阵发性，胸闷气促，咽赤，双肺呼吸音粗，可闻及哮鸣音及散在的粗湿啰音，平素纳呆，便干，舌红苔白厚腻。既往有湿疹史。咳嗽经抗生素治疗效果不著。现处方如下：炙麻黄3g，白果、苦杏仁、桑白皮、款冬花、紫苏子、黄芩、葶苈子、莱菔子、乌梅、五味子各10g，鱼腥草、石韦各15g，地龙12g，防风6g，水蛭、炙甘草各3g。3剂后，咳停喘平，去水蛭，继服原方4剂，病情平稳，改服健脾益气之剂以善后。

哮咳饮（王烈经验方）

【组成】白屈菜10g，紫苏子10g，前胡10g，地龙10g，射干10g，桃仁5g，苦杏仁5g，贝母5g，挂金灯10g，冬瓜仁10g，莱菔子10g，芦根10g。水煎服。

【功效】降气镇咳，化痰止哮。

【主治】小儿咳嗽变异性哮喘发作期（咳期）实型，症见反复咳嗽半个月以上，呈阵发性痉挛样咳，早晚为甚，或活动后加剧，或遇气味、气温变化突然发作，抗生素及止咳药无效。

【加减】大便干者，加枳实、番泻叶；食欲不佳者，加佛手、麦芽；夜卧不安者，加蝉蜕、僵蚕；鼻不利者，加苍耳子、辛夷；咳重者，加百部；痰多者，加清半夏。

【方解】方中紫苏子有降气化痰之功，前胡有清肺止咳化痰之力，地龙有开肺活血通络之用，白屈菜有解痉镇咳之效。四药同用，一清一降一升一解，使哮咳发作时气壅逆于上、血瘀于内、痰阻于窍的病理状态得以改善。桃仁、苦杏仁，一入血分，一入气分，有活血降气、化痰止咳之效，以调肺间气血痰瘀；芦根、冬瓜子可清肺化痰；莱菔子可下气祛痰；贝母润肺止咳；射干、挂金灯解毒消痰利咽。众药协同，使气壅、血瘀、痰郁之病得以缓解而咳止。

【注意事项】此方用于咳嗽变异性哮喘发作期（咳期），禁用于稳定期（根期）。

【现代研究】现代药理研究表明：地龙具有组织胺样物质，能与组织胺竞争H受体，从而抑制体内组织胺使气管痉挛舒缓，另外，地龙还能通络活血，以改善肺部血循环，有利于气道炎症的愈合，增强止咳之功。白屈菜能抑制平滑肌痉挛，并有镇静、镇痛、催眠、祛痰、平喘、抗菌、抗炎等作用，止咳作用强。紫苏子能平喘、润肠，对变形杆菌、黑曲霉、青霉及自然界中的霉菌均有抑制作用，有抗氧化、抗病毒、抗炎、抗菌作用，且能减少支气管分泌物，缓解支气管痉挛，有明显的止咳祛痰作用。苦杏仁能对呼吸中枢产生抑制作用，使呼吸运动平稳而起到镇咳平喘作用；贝母能使支气管平滑肌松弛，而有平喘作用，通过影响气管纤毛黏液运动而有祛痰作用；射干具有抗微生物、消炎作用；僵蚕中所含蛋白质具有刺激肾上腺皮质作用；地龙具有抗敏作用，并具有组织胺样物质，能抗组织胺竞争H受体，从而抑制体内组织胺使气管痉挛舒缓。

【用方经验】咳嗽久治不愈，历时月余难解，其咳多反复、阵发、顽固，早晚咳重，无痰或少痰，查体无明显阳性体征者，在咳证中所占比例绝非少数。王烈以"久咳痰郁终成哮"和"以哮论治"之观点将此种咳嗽命名为"哮咳"，基于"治病求本"的原则，在从哮论治理论的基础上提出三期证治法——发作期（咳期）、缓解期（痰期）、稳定期（根期），在整个治疗过程中都体现着痰、气、血与标、本的内在联系。本方即是遵"急则治其标"的原则所拟定的治疗哮咳第一阶段发作期（咳期）的效方，旨在平咳，以防止咳久伤肺。

王烈基于"治病求本"的原则，在从哮论治理论的基础上提出三期证治法——发作期（咳期）、缓解期（痰期）、稳定期（根期）。本方治疗咳嗽变异性哮喘发作期，止咳效果明显。曾治为儿童咳嗽变异性哮喘180例，均为咳嗽激期、肺热实证，用药疗程12日，结果有效168例，占93.3%，其中咳止者61例，减半者74例，减少者33例，无效者12例。应用本方疗程结束时咳嗽未愈者，加服7日可提高止咳疗效，部分病例连服2个疗程（24日）而获愈。

缓哮方（王烈经验方）

【组成】紫苏子、前胡、白前、桃仁、苦杏仁、白屈菜、莱菔子、胆南星、茯苓、款冬花、半夏、沙参。

【功效】健脾和中，化痰止咳。

【主治】咳嗽变异性哮喘缓解期（痰期）。症见哮咳缓解，于活动后咳痰明显者。

【方解】紫苏子、前胡、桃仁、苦杏仁、莱菔子、白屈菜以调气、治血、除痰，加用清半夏、胆南星燥湿化痰，且胆南星专治顽痰，款冬花、沙参润肺化痰止咳，茯苓甘淡渗湿，既能使湿从小便而去，又能健脾和中，中焦健运则湿自化，痰亦无由生，从而杜绝生痰之源。

【注意事项】哮咳发作期慎用。

【现代研究】研究表明：地龙具有组织胺样物质，能与组织胺竞争 H 受体，从而抑制体内组织胺使气管痉挛舒缓。白屈菜能抑制平滑肌痉挛，并有镇静、镇痛、催眠、祛痰、平喘、抗菌、抗炎等作用，止咳作用强。紫苏子能松弛支气管平滑肌，具有明显的止咳祛痰作用；苦杏仁能对呼吸中枢产生抑制作用，使呼吸运动平稳而起到镇咳平喘作用；地龙能阻止组胺受体，有抗过敏和免疫抑制作用，能抗炎和抑制毛细血管通透性亢进。

【用方经验】此方为咳嗽变异性哮喘第二阶段——缓解期（痰期）治疗方，要在治痰，若咳止而急于收功，无异于贼邪内留，酿成后患，故用此方健脾和中，化痰止咳，咳止

痰清后，方可以扶正为治疗大法。

该方为王烈治疗任何型哮喘必用之剂，凡发作期缓解者，均以此方为计划治疗的第二阶段主要方药。临床观察，在无干扰的情况下，本方对缓解期病例全部有效，其止咳化痰、恢复气力效果明显。服药疗程为14日，遇有余候未尽者，加服数剂多可获得痊愈。常用剂量：紫苏子10 g，前胡6 g，白前6 g，桃仁10 g，苦杏仁6 g，白屈菜10 g，莱菔子6 g，胆南星3 g，茯苓10 g，款冬花16 g，半夏5 g，沙参10 g。

防哮汤（王烈经验方）

【组成】黄芪、玉竹、太子参、五味子、女贞子、补骨脂、牡蛎、大枣。

【功效】固本培元、截痰止咳。

【主治】咳嗽变异性哮喘稳定期（根期）。

【方解】黄芪、太子参可益气健脾补肺，玉竹养肺胃之阴，黄芪、玉竹可增强机体免疫力；补骨脂可补肾阴而不腻滞，女贞子补肾阳，2 药同用可调肾之阴阳，抑制变态反应，有舒张支气管平滑肌的作用；五味子可收敛肺气，益肾纳气，可镇咳祛痰，增强机体对特异性刺激的防御能力，牡蛎潜纳固敛，大枣健脾补中。诸药合用可调阴阳、健脾肾、益气固本除伏痰。

【注意事项】哮咳发作期禁用。

【现代研究】研究表明：黄芪、玉竹可增强机体免疫作用；女贞子抑制变态反应，有舒张支气管平滑肌的作用；五味子可镇咳祛痰，增强机体对特异性刺激的防御能力。五味子成分 GomisinA 对鼠的实验性过敏性皮肤反应、豚鼠抗原诱发性气管肌收缩及对鼠的同种被动过敏性皮肤反应具有明显的抑制作用，其抗过敏机制与抑制组胺释放、对抗化学调节介质和抑制钙移动有关。

【用方经验】此方用于咳嗽变异性哮喘第三阶段——稳定期（根期），以扶正为主，补肾固本而强身。

小儿各类型哮喘，包括咳嗽变异性哮喘，经过发作期和缓解期治疗取得成效，病情恢复进入稳定期者，均可服用本方。服药疗程

儿科国医圣手时方

儿科国医圣手时方

为 4～6 周。疗程结束停药 3 个月，再巩固用药 4 周，然后停药。王烈临床应用时，在防哮汤原方基础上，第 1 周要加山药；第 2 周加熟地黄；第 3 周加何首乌；第 4 周加海螵蛸；第 5 周加黄精，第 6 周加白芥子。这种系列用药旨在加强防哮，安全有效。

王烈指出，治疗哮咳的总疗程一般需 2～4 个月，经过 2 个疗程治疗，患儿不仅咳嗽缓解较快，而且少有反复，从而达到根治的目的。常用剂量：黄芪 6 g，玉竹 10 g，太子参 6 g，五味子 3 g，女贞子 6 g，补骨脂 6 g，牡蛎 10 g，大枣 6 g。

风嗽方 1（汪受传经验方）

【组成】麻黄、川芎、防风、款冬花、苦杏仁、前胡、紫菀、炙枇杷叶、僵蚕、地龙、胆南星、细辛、辛夷、地肤子、白鲜皮、蝉蜕、白蒺藜、苍耳子。

【功效】祛风化痰，宣肺止咳。

【主治】咳嗽变异型哮喘发作期，风痰内蕴、肺失宣肃证。

【方解】方中麻黄、川芎、防风等宣肺祛风；款冬花、苦杏仁、前胡、紫菀、炙枇杷叶等宣肺止咳；僵蚕、地龙、胆南星消风化痰；细辛、辛夷、苍耳子宣通鼻窍；地肤子、白鲜皮祛风止痒；蝉蜕、白蒺藜熄风解痉。其中麻黄轻清上浮，专疏肺郁，宣泄气机，为祛风宣肺第一要药。细辛辛温，解表散风通窍，温阳化饮，有窜透开泄的功用，温散风寒、宣通鼻窍效佳。苦杏仁苦辛温，降气止咳平喘。枇杷叶、紫菀、苦杏仁等，升降同施，寒温并用，有祛风止咳、降气化痰之功。僵蚕外疏风热，内平风痰，配胆南星祛风化痰之力更著。蝉蜕性甘微寒，既可疏外风，又可熄内风，治咳嗽变异型哮喘颇为适宜。

【注意事项】麻黄夏季可用浮萍代替。

【现代研究】研究表明：僵蚕中所含蛋白质具有刺激肾上腺皮质作用；地龙具有抗敏、抗组胺作用；防风抗过敏，有抑制 DNCB 所致的迟发型超敏反应的作用。其醇浸剂 0.2～0.4 g（生药）/kg 静注于家兔，可对抗

吗啡所引起的呼吸抑制，其甲基丁香油酚对豚鼠离体气管有明显的松弛作用；紫菀水煎剂 1 g/kg 给家兔灌胃，显著增加气管分泌量，祛痰作用持续 4 小时以上，紫菀浓缩水煎剂 10 g（生药）/kg 给小鼠灌胃，有显著祛痰作用。辛夷对鼻黏膜有收敛和保护作用，使分泌物减少，局部微血管扩张，循环改善，可促进分泌物吸收和炎症消退，辛夷局部应用，有抗炎和镇痛作用，辛夷尚有抗过敏作用。

【用方经验】汪受传认为本病病机为风痰胶结伏肺，临床主症为咳嗽，故当命名为"风嗽"。风痰内蕴、肺失宣肃，治当祛风化痰、宣肃肺气以止咳，病情缓解后须补肺固表御风以防复发。风痰内蕴为基本病机。汪受传认为，风痰内蕴，肺失宣肃是本病的病机关键。肺脏娇嫩，脾常不足，肾常虚，水液代谢失常，痰饮内伏，易于与外风胶着而蕴伏，俟时而发病。因此，汪受传认为，风痰之生，是小儿过敏体质形成的发病凤因。外邪常以风邪为先导侵袭人体。中医所说的"风邪"还包括某些致敏因素，如花粉、烟尘、异味气体等，然风有内风和外风之分，多由于治不得法而外邪不解，邪郁于肺，引动内风，风动上扰，内外风相合则摇钟而鸣，外风引动内风与内蕴之痰饮聚居于肺，成风痰内蕴之证。《活幼心书·咳嗽》云："有热生风，有风生痰，痰实不化，因循日久，结为顽块，圆如豆粒，遂成痰母，……故痰母发动，而风随之，风痰渐紧，气促而喘，乃成痼疾。"风痰内蕴之后，又使患儿易感外风，其痰与风胶结，则痰难消而风难祛，且风与痰皆能令儿作热，致风痰久存，留著难祛。且此类患儿多有内外风相合，而易患诸种风证的特点，如易冒风邪，常见鼻眼作痒、咽痒、喷嚏、婴儿期湿疹较重，可伴见荨麻疹等。故汪受传自拟此风嗽方 1 以祛风化痰，宣肺止咳。方中药性多辛，轻清上升，向外趋表，具有升、托、发、散、化、达、窜、通等作用，故宜于咳嗽变异型哮喘发作期之风痰内蕴、肺失宣肃证。风嗽方 1 常用剂量：麻黄 3 g，川芎、防风、款冬花、苦杏仁、前胡、紫菀、炙枇杷叶各 3 g，僵蚕、地龙、胆南星各 3 g，细辛 1.5 g，地肤子、白鲜皮各

6 g，蝉蜕、白蒺藜、苍耳子各 3 g。

风嗽方 2（汪受传经验方）

【组成】黄芪、防风、煅龙骨、煅牡蛎、百部、前胡、紫菀、贝母、法半夏、陈皮、黛蛤散、五味子、乌梅、甘草。

【功效】健脾化痰，补肺固表。

【主治】咳嗽变异型哮喘缓解期，肺脾气虚证。

【方解】方中以黄芪、防风、煅龙骨、煅牡蛎益气固表；苍耳子、辛夷、细辛宣窍通鼻；百部、前胡、紫菀等止咳；贝母、法半夏、陈皮、黛蛤散等化痰；地肤子、白鲜皮祛风止痒；五味子、乌梅、甘草等酸甘敛肺固肺御风。诸药相合，共奏健脾化痰，补肺固表之功。

【注意事项】注意防寒，避免接触过敏原。

【现代研究】研究表明：百部生物碱能降低动物呼吸中枢的兴奋性，抑制咳嗽反射而具镇咳之效。紫菀水煎剂 1 g/kg 给家兔灌胃，显著增加气管分泌量，祛痰作用持续 4 小时以上。紫菀浓缩水煎剂 10 g（生药）/kg 给小鼠灌胃，有显著祛痰作用，其粗提取物给大鼠灌胃，气管分泌物明显增加。贝母芯粉及乙醇浸剂，给小鼠灌服或腹腔注射，均有明显的镇咳作用。姜半夏、姜浸半夏和明矾半夏的煎剂，口服或静脉注射，对碘液注入猫胸腔或电刺激喉上神经所引起的咳嗽有明显的镇咳作用，药效能维持 5 小时以上，其镇咳作用优于浙贝母。乌梅有脱敏作用，可能由于非特异性刺激产生了更多的游离抗体、中和了侵入体内的过敏原所致。乌梅具有钙离子拮抗作用，有较强的拮抗由钾离子引起的豚鼠结肠带收缩的活性，已分离出其活性成分是 5-羟甲基-2-糠醛，小鼠玫瑰花环试验表明，乌梅对免疫功能有增强作用。

【用方经验】汪受传认为，本病在缓解期应注重御风，既应注意避免接触过敏原，又需注重防风痰滋生，固护肺脾，以健脾化痰，补肺固表以御风。汪受传曾治疗一宋姓 3 岁男患，其自出生 8 个月后，经常感冒发热、

扁桃体发炎、咳嗽、流涕不断已 1 年。就诊时仍咳嗽声作或连作，喷嚏、流浊涕，晨起加重，多汗，咽红，苔薄白。辨证为风痰内蕴，肺失宣肃，治以宣肺祛风，化痰止咳。药用炙麻黄、细辛各 3 g，苦杏仁、黄芩、蒺藜各 10 g，辛夷、制僵蚕、款冬花、五味子、乌梅各 6 g，蝉蜕 5 g，生甘草 3 g。服 7 剂，患儿咳嗽明显减轻，喷嚏亦少作，前方去乌梅、生甘草，加焦山楂、神曲 10 g，继服 7 剂，诸症悉平。患儿经常感冒，发热、咳嗽，喷嚏流涕，平时多汗，家长要求调理治本，希能增强体质，减少咳嗽变异型哮喘发作。认为患儿为肺脾气虚，风痰内蕴，治以补益肺脾，祛风化痰。拟方：炙黄芪、浮小麦各 15 g，白术、碧桃干、薏苡仁各 10 g，防风、辛夷、五味子、蝉蜕各 6 g，陈皮 3 g，煅龙骨、煅牡蛎各 20 g。熬糖浆服用 3 个月，此后间断服药。1 年后随访，患儿很少患病，临床效果满意。风嗽方 2 常用剂量：黄芪 15 g，防风 6 g，煅龙骨、煅牡蛎各 20 g，百部、前胡、紫菀各 10 g，贝母 4 g，法半夏、陈皮、黛蛤散各 6 g，五味子 3 g，乌梅 6 g，甘草 3 g。

搜消合剂（丁樱经验方）

【组成】白僵蚕、蝉蜕、地龙、橘络、莪术、红花、党参、山楂、神曲、莱菔子、炙麻黄、苦杏仁、炙枇杷叶、甘草等。

【功效】搜风消暗瘀、止咳降逆气。

【主治】咳嗽变异性哮喘久病入络、风邪内伏证（伏风）。以咳嗽为主要症状，临床特点主要为咳嗽时间长（连续咳嗽达 2 个月以上）、发作时间多在夜间，用一般疏风解表药无效者。

【方解】变异型哮喘病机非等同于一般咳嗽的风邪侵袭肺卫之表，而是久病入络、风邪内伏（意即伏风）。风邪袭肺，治不得法，邪易留恋；风性走窜，加之小儿"肝常有余"，内风易动，同气相求，内外相引，则应叶天士"久病入络"之说；风邪入里，内伏络脉，与瘀相搏，气道挛急，咳嗽时作，缠绵不愈。因风邪不在肺卫之表而深伏肺络，

儿科国医圣手时方

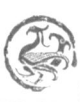

儿科国医圣手时方

故疏风解表罔效且久咳难愈，又因与瘀搏于络脉，病属阴分，故咳嗽夜甚。总之，久病入络、风邪内伏是变异型哮喘区别于典型哮喘，更有别于一般咳嗽的中医病机本质。方中白僵蚕、蝉蜕、地龙、橘络搜风通络，以祛伏风；党参、甘草益气健脾，助血运行；山楂、神曲、莱菔子化食消滞；莪术、红花活血消暗瘀；炙麻黄、苦杏仁、炙枇杷叶宣降肺气以平喘咳。诸药相合，共奏搜风消暗瘀、止咳降逆气之效。

【注意事项】神曲宜布包煎。

【用方经验】丁樱遵叶天士"久则邪正混处其中，草木不能见效，当以虫蚁疏逐"之训，搜风消暗瘀方中用白僵蚕、蝉蜕、地龙、橘络搜风通络，以祛深伏肺经之风邪；其中白僵蚕、蝉蜕实为升降散，尚有顺肺之升降之功、悦肺之喜宣发之性的功效；橘络功专通络化痰，橘之丝络，犹如肺之络脉，实有同声相应、同气相求之妙。党参、甘草益气健脾，助血运行；山楂、神曲、莱菔子化食消滞；莪术、红花活血消暗瘀；共奏健脾旺气、消食化滞之效，暗瘀自除。炙麻黄、杏仁、炙枇杷叶宣降肺气以平喘咳，如《别录》云炙枇杷叶"疗卒喘不止，下气"。综观全方，谨扣病机，标本兼治，理法方药完备，临床应用，效果甚好。

丁樱曾治疗一10岁男患者，于2007年1月10日就诊。自诉咳嗽2月余，夜间或清晨发作，呛咳较甚，无痰，喉鼻发痒，喷嚏时作。曾先后以头孢类、大环内酯类抗生素输液2周，并结合对症治疗，效欠佳，求治于中医。刻诊：舌红，苔厚腻，脉滑，观其症见同前。查双肺呼吸音清，未闻及干湿啰音，肺功能及胸片正常，五官科检查未见异常，乙酰胆碱激发试验阳性。诊断，西医：咳嗽变异型哮喘；中医：哮咳（暗瘀伏风、搏结络脉）。治宜搜风消暗瘀、止咳降逆气。选用自拟搜风消暗瘀方：僵蚕10 g，蝉蜕10 g，地龙10 g，橘络6 g，莪术6 g，红花6 g，太子参15 g，山楂15 g，神曲15 g，枇杷叶15 g，甘草6 g。服药10剂，病情明显好转，继服20剂，咳嗽消失，随访半年未见复发。搜消合剂常用剂量：僵蚕、蝉蜕、地龙各10 g，橘络、莪术、红花各6 g，党参、山楂、神曲、炙枇杷叶各15 g，莱菔子、炙麻黄、苦杏仁、甘草各6 g。

第三节　过敏性紫癜

过敏性紫癜又称亨-舒综合征，是一种因感染、食物过敏、花粉、昆虫咬伤等所致的过敏累及毛细血管，从而出现以血小板不减少性紫癜、关节肿痛、腹痛、便血、血尿和蛋白尿为主要表现的微血管变态反应性出血性疾病。多发生于2～8岁的儿童，男孩多于女孩；起病前1～3周往往有上呼吸道感染史。该病属于中医血证、肌衄、发斑、葡萄疫、斑毒范畴，中医认为其发病乃因外感时邪，入里化热，与气血相搏，灼伤脉络，血不循经，溢于肌肤；内因正气不足，久病体虚或禀赋不足，导致气不摄血或脾不统血，以致血溢脉外。其病位在血分，涉及肝脾肾，病性以阳证、热证、实证居多，若迁延不已，反复发作，亦可见虚证及虚实夹杂。

加味八正散（张琪经验方）

【组成】白花蛇舌草50 g，蒲公英30～50 g，金银花30～50 g，大黄7.5 g，生地黄20 g，萹蓄15 g，瞿麦15 g，车前子15 g，滑石20 g，小蓟50 g，白茅根30 g，甘草15 g。

【功效】清热解毒，凉血止血。

【主治】毒热蕴结、迫血妄行之过敏性紫癜。症见肌肤突然出现红色紫斑，分布稠密，痛痒不明显，舌红绛，脉滑数。

【加减】实火盛者，加金银花、连翘、牡丹皮；血瘀者，加桃仁、红花；血尿者，加藕节。

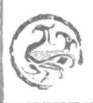

【方解】方中萹蓄、瞿麦、车前子、滑石清热利水通淋；生地黄、小蓟、白茅根清热凉血止血；邪热侵入肾与膀胱，伤及血络而出现血尿，邪热蕴结则白细胞增多，故加入白花蛇舌草、蒲公英、金银花加强清热解毒之力；大黄为苦寒泻下药，此处取其清热解毒化瘀、利水通淋之效，用量宜小，一般5～10 g，多用则导致泄泻，少量则通淋止痛散瘀，对小便涩痛疗效显著，为方中不可缺少之药。

【注意事项】肝经实火或湿热者，不宜使用本方；虚寒性出血忌用。

【现代研究】研究表明：白花蛇舌草具有抗菌消炎、抗炎免疫的作用；蒲公英具有抗病原微生物、提高免疫功能、利尿的作用；金银花具有抗炎解热的作用；大黄具有凉血止血、清热解毒的作用；生地黄具有清热凉血作用；萹蓄具有抗菌利尿、止血的功效；车前子具有利尿、拟胆碱作用及降血压、缓泻、降低胆固醇的作用；滑石具有保护皮肤黏膜、抗菌作用；小蓟具有止血、升压、抗菌作用；白茅根具有利尿、止血作用；甘草有类肾上腺皮质激素样作用。

实验研究证实，全方组合具有良好的抑制自体免疫性损伤、抗炎、改善血管功能的作用，可以阻止免疫复合物的形成，防止肾小球损伤的发生。

【用方经验】张琪根据长期多年大量临床实践指出，治疗此病最好是将辨病与辨证论治有机的结合起来，达到优势互补，相辅相成。另外，通过大量临床观察，张琪发现，本病大多发生于农村患者，尤其以儿童为多见，而且患儿家庭大多经济条件较差，家长对患儿照顾不周，不避寒暑，尤其值得着重强调的是患儿往往很少洗澡，皮肤常年附着污垢，这些污垢是否构成了过敏原，从而诱发本病，值得深入研究。另外，本病与 IgA 肾病有着较多相似之处，对于本病血尿反复发迁延不愈者，张琪强调应及早进行肾脏活检，以进一步明确诊断，鉴别是否为 IgA 肾病，以免贻误治疗时机。

荆翘饮加减（刘弼臣经验方）

【组成】荆芥 10 g，连翘 10 g，赤芍 10 g，生地黄 15 g，当归 10 g，蝉蜕 3 g，牛蒡子 10 g，木通 10 g，淡竹叶 10 g，灯心草 1 g，黄芩 10 g，黄连 1.5 g，山楂 15 g。每日1 剂，水煎服。

【功效】清热利湿，凉血止血，解肌消斑。

【主治】湿热内蕴、迫血妄行、外溢肌肤之过敏性紫癜。症见肌肤突然出现红色斑点，分布稠密，痛痒不明显，迁延难愈，舌红，苔黄腻，脉滑数。

【加减】急性期表热明显者加薄荷；毒热重者加重楼；皮疹顽固、久而不消者，加露蜂房、刺猬皮。

【方解】湿热内蕴，动血外溢肌肤，故肌肤出现红色斑点；湿热互结，耗血动血，故迁延难愈。方中荆芥为血中气药，其性辛温，连翘苦寒，前者解表，后者清里，二者一温一寒，一表一里，互相配合，相得益彰；蝉蜕、牛蒡子解表透疹，淡竹叶、木通、灯心草清热利尿祛湿，使内热里湿从小便而去；生地黄、当归、山楂凉血止血；黄芩、黄连清热利湿；荆翘饮解肌透疹，引生地黄、当归、赤芍达于肌表，化其已成之斑点。诸药相合，共奏清热利湿，凉血止血，解肌消斑之功，体内湿清热解，血液宁和而不外溢。故适用于湿热内蕴、迫血妄行、外溢肌肤之过敏性紫癜。

【注意事项】虚寒性出血忌用。

【用方经验】刘弼臣此方系从其自拟方"荆翘饮"化裁而来。"荆翘饮"由荆芥 10 g、连翘 10 g、赤芍 10 g、蝉蜕 3 g、蒺藜 10 g、牛蒡子 10 g、木通 10 g、淡竹叶 10 g、灯心草 1 g 组成，专用于出疹性疾病。刘弼臣认为，出疹性疾病的共同特征是内有邪热，外有皮疹斑点，可采用异病同治的方法治疗，解表清里，表里双解。过敏性紫癜因有血热内盛，迫血妄行，溢于肌肤，故加用凉血止血之生地黄、当归、山楂、清热利湿之黄芩、黄连以加强凉血解毒之功，使表邪得解，里

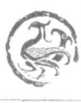
儿科国医圣手时方

热得清，血热得凉而紫斑可消，疾病可愈。

刘弼臣曾用此方治疗一11岁女患，因咽痛发热3日后，双下肢及躯干部散见点片状出血斑点，经某医院检查，诊断为过敏性紫癜，予青霉素、维生素C等治疗2周未见缓解，出血斑点此起彼伏，遂求中医诊治。查躯干部及双下肢有针尖、黄豆大小的出血斑点。经某医院检查，诊断为过敏性紫癜。予青霉素、维生素C等治疗2周，症状未见缓解，出血斑点此起彼伏，而转中医治疗。查：躯干部及双下肢针尖、黄豆大小的出血斑点，尤以小腿内侧为多。舌质红，苔黄腻，脉滑数。诊断为过敏性紫癜。证属湿热内蕴，迫血妄行，外溢肌肤。治宜清热利湿，凉血止血，解肌消斑。方用荆翘饮加减。服药1周后出血点全部消散。继以原方加减服药1个月，病情无反复。

养营疏风汤（李凤林经验方）

【组成】桑白皮、地骨皮、粳米、甘草、麻黄、艾叶、蝉蜕、红花、当归、川芎、熟地黄、白芍。

【功效】补血养阴，散风宣肺，活血化瘀。

【主治】过敏性紫癜等属营血亏虚、风湿热郁阻于肺之病证。

【方解】外感时邪袭体，客邪化热，邪热客于心、肝、脾、肺、肾诸脏，使脏腑机能失调，伤及气血，而现血虚、血瘀、气虚、气滞等气血逆乱之病证。治当扶正祛邪，拟从肺论治，立宣肺清热除湿，养血活血之法。方中泻白散（桑白皮、地骨皮、粳米、甘草）宣散肺卫中邪气，清泻肺中之虚热，使肺之气机畅达，百脉随之疏通。麻黄、艾叶、蝉蜕宣肺祛风，解热救阴，"开鬼门"驱逐客邪，红花与麻黄合用治血、通经达络，使血流畅达，循环不已。当归、川芎、熟地黄、白芍养营补血、滋阴，使其"正气存内，邪不可干"。诸药相合，共奏补血养阴，散风宣肺，活血化瘀之效。

【现代研究】研究表明：当归对维生素E缺乏症有一定疗效，对志贺菌、伤寒沙门菌、大肠埃希菌、白喉棒状杆菌、乙型溶血性链球菌等均有抑制作用；川芎少量对大脑有抑制作用，对心脏微呈麻痹作用，直接扩张周围血管；熟地黄有降低血糖的作用；白芍对志贺菌、伤寒沙门菌、大肠埃希菌、铜绿假单胞菌、葡萄球菌、肺炎链球菌、乙型溶血性链球菌、百日咳杆菌等均有抑制作用，对胃肠平滑肌有不同程度的松弛作用，故有缓痉挛止痛作用；桑白皮有降低血压及显著利尿作用；地骨皮有解热作用，并能直接扩张血管而降压，并能降糖；白鲜皮对皮肤真菌有抑制作用；麻黄能舒张支气管平滑肌，故有平喘作用，能使血压上升，有发汗作用，有明显的利尿作用，对流感病毒有抑制作用；红花有兴奋子宫、肠管、血管和支气管平滑肌，使其加强收缩的作用，大剂量则抑制；甘草有解毒作用，有明显的抗利尿作用，有镇咳作用及肾上腺皮质激素样作用。全方有利水消肿、抑制细菌、病毒及解热、镇咳作用。

【用方经验】凡因风湿热邪袭肺又耗伤气血之相同病机的疾患，不论其病位在肺、在鼻、在皮毛，应用本方，均可收到异病同治的效果。

李凤林曾治一7岁冯姓女患，一周前双下肢皮下出现针尖样及绿豆大小的出血点，从下而上至臀部，由少逐渐增多，诱因不明显。血常规示：WBC17×109/L，HB90 g/L，Pt正常。查体：双下肢散在鲜红出血点，心律不齐，肝脾未触及，舌红苔薄白，脉浮细数，投以养营疏风汤9剂。复诊时症状消失，紫癜消失。血常规示：WBC9.3×109/L，HB150 g/L，Pt正常。继服养营疏风汤6剂巩固疗效。常用剂量：桑白皮、地骨皮各10 g，粳米20 g，甘草、麻黄各3 g，艾叶6 g，蝉蜕、红花各3 g，当归、川芎各6 g，熟地黄、白芍各10 g。

清热凉血化瘀法（汪受传经验方）

【组成】水牛角20 g，生地黄10 g，赤芍10 g，牡丹皮10 g，大小蓟各10 g，鸡血藤10 g，紫草10 g，玄参10 g，雷公藤10 g，生甘草 4 g。

【功效】清热解毒，凉血散瘀。

【主治】过敏性紫癜之血热妄行证。

【加减】风热伤络证，加用大青叶、金银花、连翘、蝉蜕、牛蒡子等；血热妄行证，加用板蓝根、黄芩、栀子、白茅根等；肝肾阴虚证，加用女贞子、墨旱莲、阿胶、荠菜花等。其中伴鼻血者，加炒藕节、三七粉；伴关节肿痛者，加桑枝等；伴腹痛者，加延胡索、芍药等。疗程为 8 周。

【方解】方中生地黄养阴清热；水牛角清热解毒熄火；牡丹皮、茜草、大蓟等药物既能收敛止血，又能化瘀生新；血液一旦离经即成瘀血，瘀血不去新血不生，诸药合用，对"出血"之症具有双向调节作用，从而在治疗中达到活而不破，止而不滞的功效。

【注意事项】方中水牛角宜先煎。

【现代研究】现代药理学研究表明：本方中的生地黄具有促凝血、收缩血管的作用；紫草、水牛角、大小蓟、茜草等可增加血小板数量，缩短凝血时间；牡丹皮、雷公藤等对人体体液免疫有抑制作用，能明显抑制抗体的产生及肾小球上皮下 lgG、C3 的沉积。

【用方经验】本方治疗热毒深陷于血分所致之症。营热不解，每多深入血分，热入血分，心肝受病。温热之邪燔灼血分，一则热盛血沸，且必扰于心神，烦乱谵语；二则热盛迫血妄行，阳络伤则血外溢，阴络伤血内溢，离经之血又可致瘀阻而发斑。用此清热凉血化瘀法治疗，可获良效。汪受传曾治疗一 6 岁王姓男患者，因双下肢紫癜 1 周，于1999 年月 9 日初诊。患儿起病前 1 周发热、咳嗽、咽痛。自服感冒胶囊、扑热息痛，体温下降，仍咳嗽咽痛，继而双下肢见黄豆大瘀斑，微痒，伴关节痛、腹痛、食少。查体：咽红，两肺呼吸音清，未闻及干湿啰音，腹部压痛（＋），四肢外侧见密集的黄豆粒大瘀斑，膝关节痛，舌红苔黄腻，脉数。血常规（一），尿常规、尿素氮、血肌酐均在正常范围，肾 B 超未见异常。辨证为瘀热动血，血热妄行。治以祛风凉血，清热通络，药用板蓝根、炒防风、赤芍、紫草、防己、海桐皮、丹参、牡丹皮各 10 g，水牛角 15 g（先煎），

甘草 4 g。每日 1 剂。服 7 剂，紫癜颜色变淡，关节痛、腹痛减轻，咳嗽咽痛消失。上方去板蓝根、炒防风，加鸡血藤、茜草各10 g，再服 14 剂，紫癜消失，复查各项指标均正常，停药。随访半年无复发。

茜根散瘀汤（汪受传经验方）

【组成】茜草、黄芩、炒阿胶、生地黄、女贞子、墨旱莲、牡丹皮、地骨皮、侧柏叶、玄参。

【功效】滋阴降火，散瘀止血。

【主治】过敏性紫癜之阴虚内热证。

【加减】食欲不振者，加陈皮、鸡内金、焦山楂等；鼻衄者，加仙鹤草、炒蒲黄、乌梅炭、牛膝等；潮热者，加鳖甲、银柴胡等；盗汗者，加炒枣仁、煅龙骨等；尿血经久难消者，加三七粉冲服；蛋白尿高，不易下降者，加用雷公藤制剂。

【方解】本方由《重订严氏济生方》中的茜根散加减而得。其中阿胶能补虚，黄芩能养阴，甘草能缓急，茜草、侧柏、生地黄则皆去血中之热，能生阴于火亢之时者也。女贞子、墨旱莲为二至丸，能滋阴降火、补益肝肾。牡丹皮、地骨皮、玄参凉血滋阴。诸药相合，共奏滋阴降火，散瘀止血之功。

【现代研究】现代药理研究表明：本方中的生地黄具有促凝血、收缩血管的作用；侧柏叶、茜草、墨旱莲等可增加血小板数量，缩短凝血时间；炒阿胶、牡丹皮具有提高免疫力作用。

【用方经验】过敏性紫癜进入缓解期，因邪毒渐退，脏气损伤，气血耗损日久，阴血耗伤，虚火内生，多继发过敏性紫癜性肾炎。病程长，紫癜反复发作，色泽淡紫或暗红，尤其是血尿、蛋白尿缠绵难尽，或腹痛隐隐关节酸痛无力，多见于阴虚内热型和气不摄血型，茜根散瘀汤即为阴虚内热证而设。现代医学认为，过敏性紫癜在病理变化上主要为真皮毛细血管及小动脉无菌性炎症改变，血管壁有灶样坏死和血小板血栓形成，胃肠黏膜及关节腔内亦有类似病理改变，这与中医学离经之血不能及时排除消散，而停滞于

儿科国医圣手时方

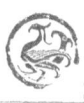

儿科国医圣手时方

经脉或器官的瘀血形成过程极为相似，故对本病的治疗应在病之始终重视活血化瘀治疗，正如唐容川所说"此血在身，不能加于好血，而反阻新血之化机，故凡血证，以祛瘀为要"，故茜根散瘀汤中有诸多活血散瘀药。

汪受传曾治疗一9岁男任某，初因感冒，咽痛发热，继而四肢出现出血点，尤以下半身居多，色泽鲜红。伴有关节肿痛，5日后又出现肉眼血尿，双眼浮肿，查尿常规：尿蛋白（++），红细胞（+++）。白细胞3-5/HP，管型2-3/HP，于1998年1月入院，查血常规、出凝血时间、尿素氮、血肌酐、大便潜血均在正常范围，双肾B超未见异常。诊为紫癜性肾炎，予西药抗生素，加清热解毒凉血中药。治疗2个月。尿常规尿蛋白（+），红细胞（++），白细胞、管型无，病情好转出院。出院后求治于我门诊，见患者病程长，紫癜色暗，口干，五心烦热，舌质红苔少，脉细数，辨为阴虚内热，治以清火化瘀，方用茜草、丹参、生地黄、女贞子、墨旱莲、牡丹皮、地骨皮、益母草、玄参各10 g，生甘草4 g。服药14剂。紫癜消失，口干、五心烦热减轻，尿常规蛋白（±）、红细胞偶见。再服14剂，复查各项指标均正常，随访1年，未见发作。茜根散瘀汤常用剂量：茜草、生地黄、女贞子、墨旱莲、牡丹皮、地骨皮、侧柏叶、玄参各10 g、黄芩、炒阿胶各6 g。

金蝉脱衣汤（董廷瑶经验方）

【组成】连翘12 g，金银花12 g，防风4.5 g，蝉蜕4 g，茵陈12 g，薏苡仁12 g，猪苓6 g，苍术9 g，赤芍4 g，红枣3枚，桂枝18 g，郁金4.5 g。

【功效】清热疏风，化湿解郁，通脉和营。

【主治】过敏性紫癜初期之风邪夹湿证。

【方解】方中连翘、金银花、防风、蝉蜕清热疏风；茵陈、薏苡仁、猪苓、苍术清化湿浊；赤芍、红枣和其血脉；桂枝性温，力善宣通而散其邪气，但用量不宜重；郁金既能解郁理气以助化湿，与桂枝、赤芍、红枣合用又能调和营卫。诸药配伍，使毒清湿化，血归经脉，则紫癜自退。

【用方经验】董廷瑶认为，此种过敏性紫斑临床上最为多见由于风邪挟湿，郁于肌表，气机不宣，郁而化热，灼伤血络，血不循经而溢于肌肤，这类患儿大都在发病前1～2周有呼吸道感染病史，其临床表现以皮肤紫斑为主要症状。此时应"急则治其标"，予清热疏风，化湿解郁，通脉和营，董师用此经验方"金蝉脱衣汤"加减治疗，每获良效。

曾治疗一7岁林姓男患者，因臀部、两下肢出现紫斑10余日，于1978年12月12日就诊。予验血小板、出凝血时间均正常。西医诊断为过敏性紫癜，首用强的松治疗1周，未见效，转来中医门诊。刻下患儿发病已旬余，两下肢臀部有紫斑，纳谷尚可，二便均调，体温37.7 ℃，舌质红，苔薄白腻、两脉带浮。证属风邪郁于肌肤、化热伤络，治拟散风化血。处方：桂枝18 g，薏苡仁12 g，连翘12 g，金银花12 g，防风4.5 g，茵陈12 g，郁金4.5 g，蝉蜕4 g，猪苓6 g，苍术9 g，赤芍4 g，红枣3枚。4剂尽，臀部紫癜渐隐，舌苔薄净，再予原方加墨旱莲12 g冬青子12 g，服4剂后紫癜基本退净，待症状完全消失，以归芍六君汤合二至丸调治收功。

祛血化斑汤（董廷瑶经验方）

【组成】黑栀子9 g，连翘9 g，金银花9 g，牡丹皮9 g，赤芍6 g，小生地黄10 g，黄芩6 g，藕节炭10 g，茜草炭9 g，仙鹤草9 g，百草霜3 g，芦根15 g，白茅根15 g。

【功效】清热解毒、凉血化斑。

【主治】过敏性紫癜之风热伤络证。

【方解】方中连翘、金银花疏风清热；牡丹皮，赤芍，小生地黄凉血活血化斑；芦根，白茅根配伍，清热疏风，凉血利尿；仙鹤草，百草霜味涩，能收敛止血。诸药相合，共奏清热解毒、凉血化斑之效。

【注意事项】方中百草霜宜布包煎。

【现代研究】现代药理学研究表明：本方中的生地黄具有促凝血、收缩血管的作用；藕节炭、茜草、仙鹤草等可增加血小板数量，缩短凝血时间；赤芍、牡丹皮具有提高免疫力作用；白茅根能明显缩短兔血浆的复钙时间，减少出血。

【用方经验】本方适用于过敏性紫癜之风热伤络证。董廷瑶曾治疗一9岁胡姓男患者，于1962年7月9日初诊。患儿高热后出现皮肤紫癜3日，西医诊断为过敏性紫癜，已用抗生素，止血药等药，热虽下降，然紫癜不退。诊见面黄略浮，身热不清，纳呆，体温37.7℃，精神萎倦，口唇红而干裂，舌红苔黄腻，两下肢小腿处有紫斑，两脉细软带数，便通色黑，小便通赤。大便隐血（＋），尿中红细胞15～20/HP。证属邪热伤络，阴液受耗，治拟清热解毒。处方：黑栀子9 g，连翘9 g，金银花9 g，牡丹皮9 g，赤芍6 g，小生地黄10 g，黄芩6 g，藕节炭10 g，茜草炭9 g，仙鹤草9 g，百草霜3 g，芦根15 g，白茅根15 g。3剂尽，热度渐退，舌质稍红，苔光，面部肿平，口唇亦滋，便血已和，脉象弦数，原方去芦根、白茅根，加侧柏炭、墨旱莲、冬青子。5剂尽，热度退净，紫癜渐隐，胃纳转佳，再加活血养胃滋阴之剂而愈。

解毒化瘀汤（王烈经验）

【组成】重楼、赤芍、紫草、虎杖、射干、白鲜皮、白茅根、牡丹皮各10 g，水牛角15 g。

【功效】解毒清热，凉血化瘀。

【主治】过敏性紫癜之毒热瘀阻证，症见急性起病，以皮肤紫癜为主，多见发热咳嗽，咽红咽痛，紫癜颜色鲜红，呈丘疹或红斑，或有痒感。可有腹痛、关节痛。

【方解】过敏性紫癜早期发病较急，以皮肤紫癜为主，多见发热咳嗽，咽红咽痛，紫癜颜色鲜红，呈丘疹或红斑，或有痒感等，此皆为"毒"邪侵及机体的临床表现。根据以上"毒"邪致病特点，重楼、射干、紫草、虎杖、白鲜皮、紫荆皮、黄芩等解毒清热。水牛角、赤芍、牡丹皮、丹参、白茅根、茜草、白及等凉血化瘀。共奏解毒清热，凉血化瘀之效。

【注意事项】方中水牛角宜先煎。

【现代研究】现代药理研究表明：本方中的生地黄具有促凝血、收缩血管的作用；侧柏叶、茜草、墨旱莲等可增加血小板数量，缩短凝血时间。炒阿胶、牡丹皮具有提高免疫力作用。白茅根白能明显缩短兔血浆的复钙时间，减少出血。

【用方经验】王烈根据多年的临床经验和绝大多数病例所示，本病紫癜颜色多鲜红或紫红。多因"毒"而起，有自外而感或饮食失宜所致。自外而感者，多由温热邪毒、疫毒所侵，或六淫之邪间接转化而致；饮食失宜者，多为食鱼虾荤腥类等食品及药物，邪毒滞中，胃热炽盛，薰发肌肉，血不循经而成紫癜。本病早期、急性期多见于皮肤型、关节型、胃肠型，病因病机上要着眼于"毒""热""瘀"，宜用清热解毒、凉血化瘀。后期多见于肾型，病机上要着眼于"虚"和"瘀"，治疗上宜扶正祛邪，常用益气补肾化瘀。病情反复，则须随症施以凉血清热或解毒清热法。若本病反复发作。日久肾元虚衰，肾失蒸化而致水湿、湿热、湿浊内阻，内犯五脏则预后不良，故早期积极治疗有非常重要意义。解毒化瘀汤即为早期毒热瘀阻证而设。

王烈曾治疗一8岁男患者张某，因双下肢紫癜5日，患儿超病前5日自觉咽喉肿痛，周身痛，发热。自服感冒药病情不见缓解，继而双下肢见瘀斑，微痒。膝关节酸痛，腹痛，食少，尿血。查体：双侧扁桃体Ⅱ度肿大，咽后壁黏膜充血，心肺正常，腹部压痛（＋），四肢伸侧见密集的黄豆粒大瘀斑，膝关节痛。舌红苔薄黄，脉数。尿常规：尿蛋白（＋），红细胞（＋＋）.管型0～2个HP。血常规、尿素氮、血肌酐均在正常范围，双肾B超未见异常。辨为毒邪内侵，血热妄行，血不循经，溢于脉络。治宜解毒清热，凉血化瘀。方用：重楼、赤芍、紫草、虎杖、射干、白鲜皮、白茅报、牡丹皮各10 g，水牛角15 g。服10剂，诸症减轻，但仍尿检蛋白（＋），红细胞（＋）。无管型，伴口干。上方去重楼、射干，加女贞子、茜草各10 g。再服14剂，尿常规全部（－），又给予前方加黄芪10 g，治疗1周，复查各项指标均正常，

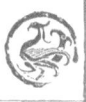
随访 1 年未见复发。

紫草散（王鹏飞）

【组成】青黛 3 g，紫草 10 g，白及 10 g，乳香 5 g，沉香 3 g，寒水石 10 g。每日 1 剂，随年龄大小煎 250～500 ml，分 2～3 次口服，1 周为 1 个疗程。

【功效】清热解毒、凉血活血消斑。

【主治】过敏性紫癜之热伤经络证。

【加减】关节疼痛明显者，加钩藤、千年健、威灵仙；皮损严重者，加红花、焦山楂、白芷；血尿、蛋白尿，加益母草、牡丹皮、茜草；腰痛明显者，加茴香、沉香；气血虚者，加黄精、黄芪、何首乌等。

【方解】王烈认为，紫癜的发生多属温病后期，风热毒邪未尽蕴郁血分，热伤经络迫血妄行而致，属血热、血瘀；而腹型紫癜之腹痛因气血郁滞、瘀血作痛；关节型属风、热、毒、瘀凝于关节筋聚之处而作痛，为"痛则不通，通则不痛"，均与气滞血瘀有关。治宜清热解毒、凉血活血消斑。方中青黛、紫草咸寒，入心肝经，清热解毒、凉血活血消斑，为方中主药；白及苦、涩微寒，入肝、肺、胃经，凉血止血，清宣肺胃；寒水石咸寒，清热降火，除烦止渴，共为佐辅；乳香、沉香辛苦温，归肝、心、脾经，理气、活血温中，监制主辅之寒凉使不伤正，为佐使药。诸药合用，共奏清热解毒凉血、行气活血消斑之效。思其独到之处：诸药均走肝经，肝主血脉，为气机之枢，以行气温中之品合咸寒凉血解毒之药，共取"气行则血行，血行风自灭""瘀血不化、新血不生"之意。建方奇特，简约明快，随症加减，可获奇效。

【注意事项】方中青黛、乳香、沉香、寒水石均宜布包煎。

【用方经验】王烈曾治疗一 8 岁女患者，因双下肢出现出血性皮疹 2 日，于 2004 年 4 月 3 日就诊。1 周前有发热、流涕、轻咳等上呼吸感染史，2 日前放学后诉两膝、踝关节疼痛，发现两下肢、足底、足踝部有散在的大小不等的点斑状出血点、瘀斑，在村卫生所诊治，口服头孢氨苄片、芦丁片、维生素

C 片，效不佳。关节疼痛明显，不能行走，由其父背着来诊。查体：T36 ℃，神清、精神一般，心肺（－），腹软，无压痛，肝脾肋下未触及，两下肢可见散在大小不等的紫斑，以膝以下及两踝部为多，对称性分布，色红，压之不褪色；关节无红肿，伴口渴，纳差，舌质红，苔薄黄，脉数。实验室检查：血常规及凝血 4 项均正常；尿常规：RBC（＋＋），PRO（＋＋），余（－）。大便隐血（－）。西医诊断为过敏性紫癜（关节型）。中医诊断为紫癜热伤血络证。治宜清热解毒、凉血消斑、佐以行气活络止痛。处方：青黛（另包）3 g，紫草 10 g，白及 10 g，乳香 5 g，寒水石 10 g，千年健 10 g，钩藤 10 g，茜草 10 g，生甘草 5 g。每剂水煎服 400 ml，分 2 次 1 日服完。嘱注意休息，避免剧烈活动，进流食。并服用芦丁片、扑尔敏片、维生素 C。3 剂后关节疼痛基本消失，紫斑变淡、减少，无新出；6 剂后精神佳，紫斑基本消失，关节疼痛消失，尿检：RBC（－），PRO（＋）。查舌质淡红，苔白，去木瓜、寒水石，停服扑尔敏；继服 6 剂，诸症消失，尿检正常，随防半年无复发。

抗敏消癜汤（蔡化理经验方）

【组成】麻黄 4.5 g，蝉蜕 12 g，地龙 15 g，细辛 3 g，防风 7.5 g，荆芥 7.5 g，羌活 6 g，独活 6 g，丹参 15 g，红花 9 g，制川乌头 3 g，制草乌头 2.4 g，川牛膝 7.5 g，甘草 6 g。水煎服。

【功效】散风清热，活血化瘀。

【主治】过敏性紫癜。

【加减】腹型紫癜，加木香 9 g，延胡索 9 g；肠出血者，加仙鹤草 15 g，大小蓟 15 g，车前子 30 g。关节型紫癜，疼痛剧烈者，加秦艽 9 g。对并发肾小球肾炎伴有高血压者，去麻黄，加白茅根 30 g，泽泻 9 g，车前子 30 g。

【方解】麻黄、蝉蜕、地龙疏风活络，散瘀解痉；细辛、防风、荆芥、羌活、独活、制川乌、制草乌祛风止痛，通经活络；丹参、红花活血化瘀；川牛膝引药下行，以增强活

血化瘀功效；甘草调药和中。诸药相合，共奏散风清热，活血化瘀之效。

【注意事项】制川乌、制草乌应先煎 2 小时。

【现代研究】研究表明：麻黄抗过敏；地龙有抗组织胺作用，可以降低血管的渗透性；蝉蜕清热、解痉，能降低横纹肌的紧张度，并对神经节有阻断作用；制川乌、制草乌对神经末梢及中枢神经系统先兴奋后麻痹，细辛对局部及黏膜（舌）有麻醉作用，三药相伍，镇痛力强，因此对关节的消肿止痛收效迅速；丹参、红花活血化瘀，有抗凝作用，可防治血管内瘀血及血栓，加速皮疹紫癜的吸收，并有扩张血管的作用，可缓解血管狭窄。

【用方经验】紫癜消失，肾炎迁延者，应按肾炎治疗而不用此方。

蔡化理曾用此方治疗过敏性紫癜 45 例，服药 7～21 日，除 1 例因肠套叠转诊手术治疗外，其余 44 例全部治愈。

陈建丰在给予常规西药治疗的同时，予抗敏消癜汤，药用：麻黄 4.5 g，蝉蜕 12 g，地龙 15 g，细辛 3 g，防风 7.5 g，荆芥 7.5 g，羌活 6 g，独活 6 g，丹参 15 g，红花 9 g，制川乌头 3 g，制草乌头 2.4 g，川牛膝 7.5 g，甘草 6 g。对并发肾小球肾炎伴有高血压者，去麻黄，加白茅根 30 g，泽泻 9 g，车前子 30 g。1 日 1 剂，治疗 14 日后，治疗组 32 例，治愈 29 例，好转 2 例，未愈 1 例，总有效率 96.9％；常规西药对照组 32 例，治愈 18 例，好转 7 例，未愈 7 例，总有效率 78.1％。治疗组疗效优于对照组（$P < 0.05$）。

第四节 湿 疹

湿疹又称浸淫疮、湿毒等，婴儿湿疹又称奶癣、乳癣、头面疮等，是一种以皮肤表面出现细粒红疹，奇痒流水，反复发作，蔓延迅速为临床特征的皮肤病。可发生于体表任何部位，多对称分布，常见于面颊、额部及头皮、耳后、四肢远端、手、足露出部位及前阴、肛门等处，形态可为红斑、丘疹、水疱、糜烂、渗液、结痂、脱屑等多形性损害。搔抓、肥皂洗、热水烫等均可使皮损加重，痒感增剧。其病有虚实两端，实证为湿热内蕴，复感风邪，治宜清热化湿，解毒祛风；虚证为血虚受风，皮肤失养，治宜养血祛风，并当配合外治法，双举并施。

解毒退疹汤（王静安经验方）

【组成】黄连 9 g，黄柏 30 g，苦参 60 g，苦丁茶 60 g，大青叶 30 g，地肤子 30 g，寒水石 300 g。加水适量，煎煮半小时，去渣取汤，待温度适宜时，用药汤洗浴，每日 3～4 次。

【功效】清热除湿，凉血解毒。

【主治】湿热内蕴，侵及血分，流于肌肤所致湿疹。症见遍体发疹，疹红肤灼，奇痒难忍，搔后皮肤湿润，苔黄腻，脉滑数。

【方解】"有诸内必行于诸外"，湿热内蕴，侵及血分，流于肌肤，故见遍体发疹，疹红肤灼，奇痒难忍，搔后皮肤湿润，苔黄腻，脉滑数亦皆湿热内蕴之征。治宜清热除湿，凉血解毒。方中黄连、黄柏、苦参、苦丁茶、大青叶、地肤子清热解毒除湿以除病根，辅以寒水石凉血之品以泄血热，标本兼治，是治外即治内也。

【注意事项】忌用于血虚受风、皮肤失养之干性湿疹。

【现代研究】研究表明：黄柏具有抗菌、显著抑制应激性溃疡、促进胰腺分泌、促进胆汁分泌和排泄的作用，并有降低血中胆红素及解热的功能；地肤子有抗皮肤真菌、利尿作用；黄连有抗菌、抗炎、解热、利胆、抗腹泻及增强白细胞吞噬能力的作用；大青叶有解热、镇痛、抗炎、抗菌作用。

【用方经验】王静安指出，《理瀹骈文》"外治之理，即内治之理，外治之药，即内治

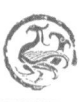
之药，所异者，法耳"的论述充分肯定了外治法的优越性。外治法和内治法的最大区别是用药方法和给药途径的不同。外治法不仅用途广泛、方法简单易行、临床疗效确切，还可弥补内治法的不足。如对一些因多种原因不能服药的患者，尤其是对不能配合内服给药的婴幼儿，适当运用中药外治法，常常可收到明显的疗效。解毒退疹汤外洗治疗湿疹湿热内蕴型，即是其简便易行、效果突出的外治方法之一。此方治疗湿疹湿热内蕴之实证疗效显著，但对于湿疹因血虚受风、皮肤失养之虚证则不适宜。

除湿灵（何世英经验方）

【组成】地肤子 30 g，煅炉甘石 9 g，冰片 0.3 g。

【功效】除湿，止痒。

【主治】渗出性皮肤湿疹。

【加减】可配合茯苓、川萆薢、忍冬藤各 3 g（1 周岁量），每日代茶服用，以增强疗效。

【方解】除湿灵方中地肤子善清湿热，配合煅炉甘石、冰片加强收湿止痒之功。本药对渗出性湿疹效果比较满意。

【注意事项】本方剂型为软膏。制法：上药共为细末，以凡士林 90 g 调匀成膏。用法：外用涂抹患处，每日 2 次。

【现代研究】研究表明：地肤子有抗皮肤真菌、利尿作用；炉甘石作为中度的防腐、收敛、保护剂治疗皮肤炎症或表面创伤。一般用 5%～10% 水混悬液（洗剂），亦有用油膏者。有人认为，本品对葡萄球菌有抑制作用；冰片有抑菌、抗炎作用。

【用方经验】何世英配合茯苓、川萆薢、忍冬藤各 3 g（1 周岁量），每日代茶服用，效果尤著。

解毒渗湿法（张士卿经验方）

【组成】苍术 6 g，黄柏 6 g，白鲜皮 10 g，地肤子 10 g，茯苓 10 g，薏苡仁 15 g，蒲公英 15 g，滑石（包）10 g，防风 6 g，荆芥 6 g，炒山药 15 g，甘草 6 g，白蒺藜 10 g，皂角刺 10 g，苦参 6 g，竹茹 6 g，当归 6 g，炙百部 10 g，焦山楂 6 g，炒麦芽 6 g，焦神曲 6 g。

【功效】清热解毒，健脾渗湿。

【主治】湿疹之湿热内蕴证。症见皮肤出现红色皮疹，破溃流水，结黄痂。

【方解】小儿湿疹的主要病因是湿热为害，由禀受胎温热毒，或素禀脾虚湿盛，再感风邪所致。由于其母在孕期或哺乳期恣意饮食，过食辛辣刺激荤腥腥动风之物，伤及脾胃，致使本证患儿脾失健运，湿热内蕴，浸淫血脉，内不得疏泄，外不得透达，郁于肌肤腠理之间，故见皮肤出现红色皮疹，破溃流水，结黄痂。皮肤瘙痒、游移不定的皮疹与风邪有关；渗液、肌肤水肿与湿邪有关，治宜清热解毒，健脾渗湿。解毒化湿法即为此证而设。此方系由四妙丸加味而来。方中苍术、薏苡仁、茯苓清热除湿；黄柏、蒲公英、野菊花、苦参清热解毒；白鲜皮、白蒺藜、皂角刺、炙百部、地肤子、当归、荆芥、防风等祛风养血止痒；滑石利小便，使湿从小便而去；竹茹、焦山楂、炒麦芽、焦神曲、炒山药等健脾助运。诸药相合，共奏清热解毒，健脾渗湿之效。配合外洗杀菌止痒，清热解毒，临床常收良效。

【现代研究】研究表明：黄柏具有抗菌、显著抑制应激性溃疡、促进胰腺分泌、促进胆汁分泌和排泄的作用，并有降低血中胆红素及解热的功能；地肤子有抗皮肤真菌、利尿作用；当归有降低毛细血管通透性及抗组胺作用；甘草有抗菌消炎及增强免疫力作用。

【用方经验】张士卿所拟解毒化湿法有清热解毒、健脾渗湿、祛风止痒之效，系由四妙丸加味而来。张士卿曾治疗一 7 个月李姓男患者，因全身红疹瘙痒 1 个月，于 2010 年 1 月 26 日就诊。家长诉患儿 1 个月来不明原因逐渐出现全身红疹，瘙痒甚，后患部破溃流水，边缘结黄痂，饮食减少，时有食后呕吐，外院诊断为湿疹，予皮炎平等多种西药治疗不效。诊见：患儿头面、胸背、上肢和下肢遍布红疹，有些破溃流水，边缘结黄痂；虚胖，精神尚可；舌红、苔黄，指纹紫。张教授辨为湿性湿疹，治以清热解毒，健脾渗湿，祛风止痒。予解毒化湿汤 3 剂，2 日 1 剂，水煎服，药渣再煎用纱布蘸取轻敷患部。嘱患儿家长勿让患儿进食辛腥发散之品，尽量勿搔抓皮肤。6 日后复诊：患儿无新皮疹出现，破溃减少，结痂脱落，瘙痒减轻，饮食正常，无呕吐症状。原方去淡竹茹、焦山楂、炒麦芽、焦神曲，加野菊花 10 g，3 剂，按上述方法口服、外敷。再 6 日后，诸症明显好转。上方去白蒺藜，加牡丹皮 6 g，赤芍 6 g，2 剂，服法、外敷同上。治疗 1 个月后，诸症悉除。

养血祛风法（张士卿经验方）

【组成】生地黄 15 g，熟地黄 15 g，当归 10 g，赤芍 10 g，白芍 10 g，川芎 6 g，火麻仁 10 g，元参 10 g，天冬 10 g，麦冬 10 g，防风 6 g，制何首乌 15 g，乌梅 10 g，远志 6 g，炒酸枣仁 10 g，银柴胡 10 g，玉竹 15 g，五味子 6 g，白鲜皮 10 g，石斛 10 g，女贞子 10 g，炙甘草 3 g。

【功效】养血润燥、祛风止痒。

【主治】干性湿疹之血虚风燥证。症见身发红疹，反复发作，皮肤粗糙，起皮脱屑，呈苔藓样变，舌淡，脉细。

【方解】干性湿疹乃因素体血虚津亏，肌肤失养，复感风邪，以至气血津液难达肌表，肌肤失润，血燥生风，故见皮疹反复发作，皮肤粗糙，起皮脱屑，呈苔藓样变；舌淡，脉细亦血虚风燥之征。治宜养血润燥、祛风止痒。养血祛风法即为此证而设。方中四物汤养血补血，以养肌荣肤；制何首乌、元参、玉竹、石斛、天冬、麦冬等滋阴润燥；白鲜皮、地肤子、防风、荆芥祛风解毒止痒；远志、炒酸枣仁、焦山楂、炒麦芽、焦神曲健脾安神；火麻仁、五味子等润肠生津。诸药合用，能使血充肤润，风消痒止，故可收佳效。

【注意事项】饮食宜清淡，忌辛腥发散之物。

【现代研究】研究表明：当归、赤芍有降低毛细血管通透性及抗组胺作用；黄芪有增强细胞免疫的作用；生地黄有抗炎、抗过敏作用，地黄煎剂灌胃对大白鼠甲醛性关节炎和蛋清性关节炎有明显的对抗作用，并能抑制松节油皮下注射引起的肉芽肿和组胺引起的毛细血管通透性的增加，地黄水提取液对组胺引起的血管通透性增加和醋酸引起的小鼠腹膜炎有明显抑制作用，对蛋清所致急性炎症也有抗炎作用；五味子所含的五仁醇有较强的免疫抑制作用。

【用方经验】张士卿所拟养血祛风法有养血润燥、祛风止痒之效，系由四物汤加味而来，用于治疗血虚风燥之干性湿疹。张士卿曾治一 2 岁刘姓男患者，因周身皮肤红疹反复发作 1 年，于 2010 年 12 月 14 日就诊。家长诉患儿 1 年来周身皮肤泛发红疹，反复发作，以头面、胸背为甚，剧痒难忍，常搔抓致破溃，夜寐难安，大便干。诊见：患儿全身红疹处起干皮，破溃处皮肤呈苔藓样变，消瘦，舌质淡、苔薄白，脉细。询问病史得知其母怀孕期间喜食鱼虾等发物。张士卿认为病属干性湿疹，治以养血润燥、祛风止痒。予养血祛风汤 6 剂，1 日 1 剂，水煎服。药渣再煎水外洗患处。嘱患儿忌食辛腥发散食物，饮食以清淡为主。6 日后复诊：患儿无新皮疹出现，皮疹红色减轻，瘙痒减轻，大便正常，睡眠好转。上方去火麻仁、天冬、麦冬、玉竹、石斛、女贞子、远志、炒酸枣仁，加白蒺藜 10 g，地肤子 10 g，桔梗 6 g，继服 6 剂，1 日 1 剂。6 日后诸症明显好转，上方去白蒺藜、地肤子、五味子、银柴胡、乌梅，加麦冬 10 g，荆芥 6 g，知母 10 g，焦山楂 10 g，炒麦芽 10 g，焦神曲 10 g，5 剂，1 日 1 剂，按上法服用。治疗 2 个月后诸症悉除。

当归饮子加减（张士卿经验方）

【组成】当归 10 g，生地黄 15 g，白芍 10 g，川芎 6 g，何首乌 10 g，荆芥 6 g，防风 6 g，蒺藜 10 g，黄芪 10 g，生甘草 3 g。

【功效】养血祛风。

【主治】慢性湿疹，血虚风燥证。

【加减】热毒较甚、皮损发红者，加金银花、元参；皮损紫暗者，加赤芍、牡丹皮；

儿科国医圣手时方

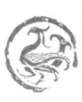
儿科国医圣手时方

皮损以面部为主者，加蝉蜕、苍耳子；痒痛甚者，加徐长卿、地肤子；兼大便干结者，加制大黄、火麻仁；兼夜寐不安者，加远志、炒酸枣仁；伴有瘙痒者，加皂角刺、白鲜皮；伴口干者，加玄参、麦冬；纳差者，加焦山楂、炒麦芽、神曲。

【方解】方中黄芪大补脾肺之气，以资气血化生之源，使气旺而血自生，同时气旺使得防御功能增强，腠理致密，抵御外邪的功能加强；当归补血、行气活血，既能加强补血的强度，又能使气血运行通畅，防止留而为瘀，气属阳，血属阴，二者相须为用，体现了"阳得阴助而生化无穷，阴得阳生而泉源不竭"。生地黄养阴生津。制何首乌补益精血，滋阴润燥。白芍养血平肝，敛阴和营，以增强卫外功效；荆芥轻扬透散，祛风止痒；防风辛温发散，气味俱升，以辛为用，善于祛风，既可散肌表风邪，又可除经络留湿，荆防相配，乃祛风止痒之主药，能入肌肤宣散风邪；白蒺藜平肝疏肝，祛风止痒，与白芍相配，收平抑肝风之效，与荆防合用，增祛除外风之力。甘草和药调中。诸药相合，共奏养血祛风之效，适用于慢性湿疹之血虚风燥证。

【注意事项】注意生活调护，饮食宜清淡，忌鱼腥海味、牛羊肉、辣椒等刺激性食物。应用纱布套住患儿双手，定期修剪指甲，头部可戴柔软布帽，以减轻后枕部摩擦。内衣应宽大、清洁、柔软，不宜太厚，以免出汗而加重瘙痒，不穿化纤类织物，勤换内衣、尿布，保持皮肤干燥。忌用肥皂或热水烫洗患处，禁止搔抓和摩擦患处，以免加重病情。

【现代研究】现代药理研究证实：当归、赤芍有降低毛细血管通透性及抗组胺作用。生地黄有抗炎、抗过敏作用，地黄煎剂灌胃对大白鼠甲醛性关节炎和蛋清性关节炎有明显的对抗作用，并能抑制松节油皮下注射引起的肉芽肿和组胺引起的毛细血管通透性的增加；地黄水提取液对组胺引起的血管通透性增加和醋酸引起的小鼠腹膜炎有明显抑制作用，对蛋清所致急性炎症也有抗炎作用。黄芪有提高免疫力的作用，其对正常机体的抗体生成功能有明显的促进作用；黄芪多糖

对小鼠的抗体生成亦具有增强作用，给小鼠腹腔注射黄芪多糖 100 mg/kg，连续 4 日，能增加其抗体生成主要器官脾脏的重量、脾细胞数及抗体反应；除多糖外，黄芪中的蛋白大分子、氨基酸、生物碱及苷类均有促进抗体和免疫反应作用。

【用方经验】张士卿用养血祛风之当归饮子加减治疗小儿慢性湿疹，确与其血虚风燥病机相符，正如唐代《千金方》描述："痒症不一，血虚皮肤燥痒，宜四物汤加防风"，《外科正宗》亦云："当归饮子治疗血燥皮肤作痒及风热疥疮瘙痒或作疼痛"，因方证相应，临床应用每获良效。张士卿曾治一 3 岁刘姓男患者，因颈、面、四肢皮疹瘙痒脱屑 1 个月，于 2010 年 9 月 7 日初诊。患儿母亲诉近 1 个月来患儿四肢、面部、颈部皮肤出现皮疹，瘙痒，有鳞屑，经外院皮肤科多次治疗未愈，伴纳呆、怠倦、便干等症状。查体：四肢及颜面、颈部可见泛发的红斑、丘疹，四肢尤甚，可见明显的苔藓样变及抓痕，无明显水疱和渗出，部分皮损附着白色鳞屑，自觉皮肤瘙痒，微发热，咽干，口渴，大便干，夜寐不安，舌质红，苔少，脉沉弦数。详询患儿母亲得知其在孕期多食用鱼肉、鸡肉等。诊断为慢性湿疹之血虚风燥证，治以养血祛风润燥。处方：生地黄 15 g，当归、赤芍、白芍、制何首乌、白鲜皮、桃仁、盐白蒺藜、元参、麦冬、皂角刺、徐长卿、焦山楂、炒麦芽、神曲、石斛、炒酸枣仁各 10 g，川芎、荆芥、防风、远志各 6 g，甘草 3 g。水煎服，每日 1 剂，分 3 次口服。同时嘱其忌食生冷辛辣鱼腥之物。7 日后复诊，除苔藓样变无变化外，上述症状均有明显缓解。效不更方，继以此方治疗。1 周后再诊，症状基本消除。随访未再复发。

顽固性湿疹内服外洗方
（刁本恕经验方）

【组成】内服方：茵陈、炒黄柏、川牛膝、薏苡仁、焦麦芽、焦神曲、焦山楂、炒谷芽各 30 g，炒苍术 3 g，金银花 20 g，鸡内金 15 g。

外洗方：青蛙草、蛇倒退、徐长卿、生黄柏、生大黄、千里光、野菊花各100 g。

【功效】清热除湿，健脾和胃。

【主治】顽固性湿疹。

【方解】内服方中茵陈、炒黄柏祛湿解毒；川牛膝、金银花清热调气，引热下行；薏苡仁、焦麦芽、焦神曲、焦山楂、炒谷芽、炒苍术健脾和胃。其奏清热除湿，健脾和胃之效。

【注意事项】饮食宜清淡，忌油炸腌卤、辛辣海鲜发物和酸敛水果、调味品及饮料等。

【现代研究】研究证实：牛膝有抗炎、镇痛作用，牛膝酒剂对大鼠甲醛性脚肿有明显治疗作用；牛膝根200%提取液有较强的抗炎消肿作用，其机制是提高机体免疫功能，激活小鼠巨噬细胞系统对细菌的吞噬作用以及扩张血管、改善循环、促进炎性病变吸收等。金银花有提高免疫功能的作用，其煎剂能促进白细胞的吞噬功能，对细胞免疫有抑制作用；小鼠腹腔注射金银花注射液，也有明显促进炎性细胞吞噬功能的作用。

【用方经验】顽固性湿疹主要病因是禀赋不足、喂养不当、失治误治等，病机着眼点为湿热，其病位在脾胃，病理实质为本虚标实。虽然小儿顽固性湿疹治疗要分祛湿解毒、清热调气、健脾和胃等步骤，各阶段病机各有侧重，但治湿热、调和脾胃是贯穿整个治疗过程的基本原则。《脾胃论》云："调饮食者，医中之王道也"，明确指出调理饮食的重要性；且小儿"脾常不足"，极易受伤失运，故易生湿，湿聚生热，又与体内余火相夹杂，无形之邪与有形之邪合而为病，最难治疗，这也是小儿湿疹顽固难治的主要因素。实践证明，内外合治法是治疗小儿顽固性湿疹的有效方法，是刁本恕反复强调的临证治疗思路，亦是能临证取效的治疗原则。

第五节　荨麻疹

荨麻疹俗称风疹块，是一种以风团瘙痒为特征的变态反应性皮肤病。其病因较复杂，系因变应原、热、精神因素等导致皮内毛细血管扩张，血管渗透性增加，血清蛋白与水分渗出和大量进入皮内组织，引起局部水肿，从而发生风团。中医称此病为"瘾疹"或"风疹"，分急、慢性两种。禀赋不耐、气血虚弱、营卫不和是其内因；虚邪贼风、鱼腥辛辣、膏粱厚味等是外因。内因是发病的基础，为本；外因是发病的条件，为标。标象明显则发病急，来势猛，本虚突出时，则反复发作，缠绵难愈。治疗初宜以疏风清热，凉血止痒为法；慢性者治宜养血滋阴为主，清热凉血和疏散风邪为辅。

养血熄风汤（蔡化理经验方）

【组成】生何首乌9 g，黄芩15 g，地龙15 g，乌梢蛇9 g，蝉蜕15 g，麻黄6 g，蛇床子9 g，刺蒺藜12 g，地肤子9 g，防风9 g，荆芥9 g，细辛3 g，甘草9 g。

【功效】养血熄风。

【主治】慢性顽固性荨麻疹。

【方解】方中何首乌滋阴养血，黄芩清热凉血。地龙、乌梢蛇、蝉蜕、麻黄疏风活络，清热透疹。蛇床子、刺蒺藜、地肤子、防风、荆芥、细辛祛风燥湿，消疹止痒，甘草调和诸药。全方共奏养血滋阴，清热凉血，疏风燥湿，消疹止痒之功。

【注意事项】避免接触易致过敏的物品、食物。

【现代研究】研究表明：黄芩能降低毛细血管的通透性，有抗炎、抗变态反应的作用；地龙有抗组织胺作用；麻黄、防风具有抗过敏作用。

【用方经验】慢性荨麻疹反复发生风团，病程经年累月，迁延日久，长期的瘙痒折磨，实在不堪忍受，且皮肤易继发细菌感染。本方治疗慢性顽固性荨麻疹，收效快、疗程短，疗效巩固。蔡化理曾单纯以此方治疗慢性顽

儿科国医圣手时方

固性荨麻疹 19 例，均根据典型皮疹，瘙痒，昼轻夜重，皮肤划痕症阳性，病程迁延日久，反复发生风团样皮疹，并与其他皮疹鉴别后，诊断为慢性荨麻疹者，作为治疗对象。结果大都于服药 3～5 日疹退，瘙痒消失，平均服药 10～16 日，随访半年至 1 年，均未再复发。

蔡化理通过临床观察，发现本方去何首乌、黄芩，对慢性荨麻疹虽有效，但容易复发，从而证明了"治风先治血，血行风自灭"之说这一整体观念的正确性。

过敏煎（祝谌予经验）

【组成】银柴胡 10 g，防风 6 g，乌梅 10 g，五味子 6 g，甘草 6 g。

【功效】御卫固表、抗过敏。

【主治】荨麻疹等过敏性疾病。

【加减】随症加减，如合消风散治疗荨麻疹等。

【方解】过敏性疾患，虽证情不同，但其发病机制则一，皆由过敏源所致。方中防风辛温解表，散风胜湿；银柴胡甘寒益阴，清热凉血；乌梅酸涩收敛，化阴生津；五味子酸甘而温，益气敛肺，补肾养阴。诸药组合，有敛有散，有补有泻，有升有降，阴阳并调，具有御卫固表、抗过敏之效，故适用于过敏性疾病。

【现代研究】现代药理研究证实：防风具有抗过敏作用；乌梅具有钙离子拮抗作用，且对免疫功能有增强作用。五味子成分 GomisinA 对鼠的实验性过敏性皮肤反应和豚鼠抗原诱发性气管肌收缩实验表明，GomisinA 对鼠的同种被动过敏性皮肤反应（PCA）具有明显的抑制作用，抗过敏机制与抑制组胺释放、对抗化学调节介质和抑制钙移动有关。甘草有抗炎及肾上腺皮质激素样作用。

【用方经验】过敏煎具有御卫固表、抗过敏作用，可治疗各种过敏性疾病。张士卿以之合消风散加减治疗荨麻疹，疗效满意。曾治疗一 7 岁女患者，于 2009 年 10 月 31 日初诊。患儿时起风团、瘙痒，每于春秋季节加

重。昨日，患儿不明原因开始出现大小不等的红色风团样斑疹，灼热瘙痒，高出皮肤，边界清楚，皮肤划痕呈阳性反应，伴有发热、咳嗽、食欲减退，舌质红，苔黄，脉浮数。服用马来酸氯苯那敏、开瑞坦后上述症状稍减轻。中医辨证为瘾疹，证属风热犯表，方用过敏煎合消风散加减。处方：银柴胡、乌梅、牛蒡子、杏仁、赤芍、白芍、当归、牡丹皮、使君子、知母各 10 g，防风、五味子、桔梗、甘草各 6 g，生石膏 30 g，炙麻黄 3 g。6 剂，1 日 1 剂，水煎分 3 次温服。服药后，症状减轻，张士卿在上方基础上加白蒺藜、白鲜皮各 10 g，黄柏 6 g，继服 4 剂后痊愈。

《诸病源候论·风瘙身体瘾疹候》云："邪气客于皮肤，复逢风寒相折，则起风瘙瘾疹。"其发病原因多与机体正气不足，风邪入侵所致。小儿稚阴稚阳之体，机体卫外不固，易受风邪侵袭，而风为百病之长，常与寒邪或热邪相兼，搏击于肌肤腠理，而成风寒或风热之证。患儿素体正气虚弱，感受风邪易化热化火，风邪、热邪与气血相搏于皮肤腠理之间，形成荨麻疹。此时治疗当以疏风清热、凉血止痒为法。"治风先治血，血行风自灭"，故以过敏煎为基础方抗过敏、御风固表，合消风散凉血祛风止痒，二方合用，标本同治，疗效显著。

祛风散（张士卿经验方）

【组成】麻黄 10 g，生石膏 30 g，甘草、生姜、白术、荆芥、防风各 10 g，蝉蜕 12 g，苦参、连翘、赤小豆、凤眼草、蒺藜各 20 g。

【功效】宣肺散瘀、清热利湿解毒。

【主治】荨麻疹。

【加减】瘙痒较甚者，加生何首乌、白蒺藜；兼有渗出、糜烂者，加黄柏、苦参、蛇床子；血分热甚而见发热、舌绛或有肌衄者，加赤芍、牡丹皮、紫草；大便干结者，加枳实。

【方解】本方由越婢加术汤合消风散加减而成。方中越婢加术汤（去大枣）疏风宣肺，清热利湿，消风散（去牛蒡子、知母、当归、麻仁、生地黄、木通）消风散邪、解毒祛湿，

荆芥配伍防风，荆芥芳香而散，气味轻扬，性温而不燥，以辛为用，以散为功，偏于发散上焦风寒，又入血分，可发散血分郁热；防风气味俱升，性温而润，善走上焦，可治上焦之风邪，又走气分，偏于祛周身之风，且能胜湿。二者均为辛温解表之品，荆芥发汗散寒之力较强，防风祛风之功较胜，相须为用，可使其解表散寒、祛风胜湿之功效更著，防风乃风药之润剂，与荆芥伍用，尚有祛风止痒之功效，加连翘、赤小豆、赤芍疏风清热、凉血散瘀、渗湿解毒，蝉蜕、凤眼草、白蒺藜祛风散邪、脱敏止痒。全方合用，共奏疏风宣肺、清热利湿、解毒散瘀、脱敏止痒之功，方证合拍，故变态反应性皮肤病服之效优。

【现代研究】药理研究证实：氧化苦参碱对天花粉所致大鼠被动皮肤过敏以及皮内注射天花粉引起的大鼠主动皮肤过敏均有明显抑制作用，其作用机制是抑制了血清抗体的效价升高；尚能抑制家兔血清IgE抗体生成，提示其有显著抗Ⅰ型变态反应作用；麻黄、防风具有抗过敏作用。

【用方经验】张士卿曾治疗一13岁宋姓

男患者，因全身出风团并瘙痒10年，于2004年9月5日初诊。患者自述10年来全身出风团并瘙痒，逢热遇冷或饮食不慎时加剧，病情时好时坏，西医诊断为荨麻疹。曾用钙剂、抗组织胺类西药及多种中药治疗，均未能治愈。1周前又遇风吹而出现胸腹背部及四肢瘙痒性风团、丘疹，发无定处，骤起骤退，因惧西药嗜睡等副作用，故来张士卿处就诊。刻诊：胸背部风团、丘疹，抓痕累累，大便干结，舌尖红，苔薄白，脉浮数。诊为瘾疹，辨为风湿邪毒客表，肺气失宣，气血失和，治拟疏风解表、除湿止痒、行气和血，方用越婢加术汤和消风散加减。药用：麻黄10 g，生石膏30 g，甘草、生姜各10 g，苍术12 g，荆芥、防风、蝉蜕各10 g，苦参、连翘、赤小豆、凤眼草、白蒺藜各20 g，生何首乌30 g，枳实、槟榔各10 g。水煎分2次服。服药7剂，风团、丘疹消退，瘙痒消失，大便变软。为巩固疗效，将上方去槟榔后改汤为丸，继续治疗。2005年6月20日因感冒来诊，问荨麻疹治疗情况，诉说服用丸药一料，治疗50日，停药半年，至今未再复发，病告痊愈。

第六节　川崎病

川崎病又称皮肤黏膜淋巴结综合征，是一种以全身性中、小动脉炎性病变为主要病理改变的急性、热性、发疹性疾病。最重要的危害是冠状动脉损伤所引起的冠脉扩张和冠状动脉瘤的形成，是儿童期后天性心脏病的主要病因之一。发病年龄以婴幼儿多见，80%在5岁以下，成人罕见，男多于女。主要临床表现为：持续性发热、口腔黏膜呈弥漫性充血、口唇潮红破裂、杨梅舌、多形性红斑皮疹、眼结合膜非化脓性充血、手足早期硬性水肿、后期膜性脱皮、非化脓性淋巴结肿大等。西医治疗以控制炎症、抗血小板凝集为主，主要采用阿司匹林肠溶片、丙种球蛋白静脉滴注、肾上腺皮质激素、双达嘧莫等。现代医学固然有其迅速控制症状、减

轻病苦的优势，各种药物在一定时间内能使人症状获得不同程度的好转。然而，随着临床的不断实践，西药均有诸多副作用与并发症。

刘弼臣经验方 1

【组成】生石膏25 g，知母5 g，生地黄10 g，生甘草3 g，天竺黄5 g，玄参10 g，蝉蜕3 g，赤芍10 g，黄连1 g，栀子2 g。

【功效】清热生津，解毒透疹。

【主治】川崎病之温毒发疹，气营两燔证。症见急性病容，烦躁不安，全身皮肤充血性皮疹，肛门周围皮肤潮湿，眼结膜充血，扁桃体肿大，颌下淋巴结肿大，舌苔黄腻，

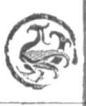

儿科国医圣手时方

指纹浮紫达气关。

【方解】本证因感受温毒时邪，蒸腾肺胃，气营两燔为显著，故用生石膏、知母大清气分之热，元参、生地黄、赤芍清解营分之毒，黄连、栀子清热泻火，蝉蜕宣肺透邪，天竺黄清热豁痰，生甘草解毒和中，诸药相伍，"清解未犯寒凉，养阴而不滋腻，透疹未伤津液"，共奏清热生津，解毒透疹之效。

【注意事项】方中生石膏宜先煎。

【现代研究】研究表明：石膏具有抗病毒、退热、调节免疫的作用。体外试验中知母对伤寒沙门菌、志贺菌属、结核分枝杆菌、白喉棒状杆菌、肺炎链球菌、葡萄球菌等有一定的抑制作用，皮下注射知母对大肠埃希菌所致的家兔发热有解热作用。生地黄不同溶剂提取物均具有抗氧化活性，且鲜生地具有改善临床症状和保护肠黏膜屏障功能的双重作用。甘草具有抗炎抗变态反应、肾上腺皮质激素样作用。元参具有对心血管系统的影响和镇痛、抗炎、抑菌、增强免疫等药理作用。蝉蜕具有解热、抗惊厥、镇静等作用。赤芍具有清除活性氧自由基的作用，其复方对小鼠变应性接触性皮炎有明显的抑制作用。黄连具有抗菌、抗病毒、止泻、抗炎、健胃、调节免疫等作用。山栀具有抗菌和抗炎作用，去羟栀子苷能抑制小鼠醋酸扭体反应，有镇痛作用。

【用方经验】本方一般服用三剂即能快速退热，后可根据病情以上方酌情出入，再服至体温正常，继之以养阴清热法善后。

刘弼臣经验方 2

【组成】柴胡 6 g，枳实 6 g，赤芍 10 g，炙甘草 3 g，生石膏 30 g，野菊花 15 g，升麻 6 g，黄芩 10 g，蝉蜕 3 g，灯心草 1 g。

【功效】泄热解郁，透疹解毒。

【主治】川崎病之疹出不透，阳热内郁证。症见高热，全身散在红色丘疹，烦躁不安，四肢冰凉，咳嗽有痰，口渴喜饮，大便不调，口唇红干皲裂，舌质呈杨梅状，口腔黏膜充血，咽充血，指纹淡紫致风关。

【加减】皮疹融合成片，伴大便稀者，去

枳实、野菊花、黄芩，加葛根、煨木香、黄连；若出现大便泄利，则可予以葛根升提，木香、黄连宽中厚肠，以使清升降浊，调畅阴阳。

【方解】方中柴胡解郁达邪、调燮寒热，枳实理气消滞、泄热降浊，芍药和血敛阴，甘草和中益气，生石膏、黄芩清宣肺胃，蝉衣、升麻透疹，野菊花解毒，以希解郁泄热，达阳于表。诸药相合，共奏泄热解郁，透疹解毒之效。

【注意事项】方中生石膏宜先煎。

【现代研究】研究表明：柴胡具有抗炎、保肝、解热、镇痛等功效。枳实的挥发油不但对胃肠平滑肌产生效应，而且可显著减少醋酸引起的小鼠扭体反应次数及自发活动次数，表现了一定程度的镇痛和中枢抑制作用。赤芍具有清除活性氧自由基的作用，其复方对小鼠变应性接触性皮炎有明显的抑制作用。甘草具有抗炎抗变态反应、肾上腺皮质激素样作用。石膏具有抗病毒、退热、调节免疫的作用。野菊花具有抗菌、抗病毒、抗氧化、降压、抗炎、抑制血小板聚集等药理作用。黄芩有抗炎、抗过敏、提高免疫作用。蝉蜕具有解热、抗惊厥、镇静等作用。灯心草具有镇静作用。

【用方经验】此方为柴胡四逆汤加减，以求泄热解郁，达邪透疹。此证寒凉解热强行遏邪，以致阳气内郁，高热肢厥，疹出不畅，心烦渴饮，大便不调，与阴寒内盛的阴厥截然不同。

王烈经验方

【组成】紫草 5 g，石膏 20 g，寒水石 10 g，生地黄 10 g，玄参 10 g，栀子 5 g，黄连 3 g，黄芩 10 g，重楼 10 g，菊花 10 g，连翘 10 g，柴胡 10 g。

【功效】清营凉血，解毒退热。

【主治】川崎病之毒犯营血证。症见发热、皮疹、目赤、杨梅舌、淋巴结肿大、手足脱皮。

【方解】《诸病源候论·小儿杂病诸候·患斑毒病候》云："斑毒之病，是热气入胃，

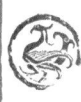

而胃主肌肉，其热挟毒蕴积于胃，毒气熏发于肌肉，状如蚊蚤所啮，赤斑起，周匝遍体，此病或是伤寒，或时气，或温病，皆由热不时歇，故热入胃，变成毒，乃发斑也。"温热邪毒窜入营血，故出现毒热损伤之病变而见发热、皮疹、目赤、杨梅舌、淋巴结肿大、手足脱皮。治宜清营凉血，解毒退热。遂以《疫疹一得》之清瘟败毒饮与《小儿药证直诀》之紫草散化裁成此方。方中紫草、石膏、寒水石、生地黄、玄参、栀子清营凉血；黄连、黄芩、重楼、菊花、连翘、柴胡解毒退热。其中石膏清浅部热，寒水石除深部热，柴胡降外热，黄芩解里热；菊花兼清目赤，重楼尚可消咽部红肿，紫草治温疹，连翘散毒结。诸药相合，共奏之效。

【注意事项】热退之后，应以养阴益气之剂善其后，方可收全功之效。

【用方经验】王烈用此方治疗5例川畸病典型患儿，年龄在3～5岁之间，起病至就诊的过程全部在8日以上，均有咽红、目赤、杨梅舌、皮疹、淋巴结肿等症象，2例有手足脱皮，结果，平均退热时间3日，一般疗程大约2周，均全部治愈。

王烈曾治疗一3岁半宋姓男患者，因发热8日、伴胸背发疹5日，于1992年9月21日初诊。患儿8日前发热（38.8℃），不流涕，未咳，病后3日出现胸背发疹，伴杨梅舌，以猩红热论治，用抗生素治疗，迄今8日热不降，疹未退。食纳减，大便干，小便黄。查其神乏、面赤，双目红赤，口唇干裂，舌刺红肿，少苔，舌质赤，咽红肿，颈双侧淋巴结肿大，躯干散在有多形性红色斑疹，压之色退，掌跖潮红而肿。心肺及腹部未见异常，脉数有力。检验白细胞总数 $20 \times 10^9/L$，中性 0.65，淋巴 0.35；尿常规（－），X线胸透心肺（－），心电图示心动过速。诊为川畸病，中医辨证属温毒病毒犯营血证，治以清营凉血，解毒退热。药用：柴胡、黄芩、寒水石、生地黄、连翘、玄参、菊花、重楼各10g，石膏20g，黄连3g，栀子、紫草各5g。每日1剂，水煎2次，分4次于饭前服下，停用抗生素。治疗3日，热降、疹退、精神好转，手足有片状脱皮。二诊处方：黄芩、生地黄、重楼、玄参、青蒿、白薇、石斛、天花粉、当归各10g。服4日，患儿一般情况尚好，但气阴两伤之候未除，拟方：黄芪、当归、石斛、麦冬、生地黄、白薇各10g，太子参5g。服4剂，诸症悉除而痊愈。

第十七章 心理、情绪、行为异常疾病

第一节 小儿厌食

小儿厌食症又称消化功能紊乱，是一种由于不良习惯、药物和疾病等因素影响及微量元素缺乏等引起的，以非在急慢性疾病过程中出现较长时间（连续 2 个月以上）食欲不振，食量减少，甚至恶食为主要表现的一种心理生理障碍性疾病。病程长者可伴面色少华、形体偏瘦，但精神尚好，腹部坦然无苦。血常规可有红细胞及血红蛋白减少；电解质检测可有锌缺乏；内分泌素检测可有甲状腺功能减退或肾上腺皮质功能不全；顽固性神经性厌食可能与间脑－神经内分泌功能缺陷有关。该病相当于中医厌食范畴。中医认为其发病乃因喂养不当、他病伤脾、先天不足、情志失调等导致脾胃不和或脾胃虚弱致其受纳运化功能失职所引起。其病位在胃，与脾、肝有关，其病性有虚有实，亦可有虚实夹杂。

刘弼臣经验方

【组成】生地黄 10 g，麦冬 10 g，石斛 10 g，沙参 10 g，玉竹 10 g，扁豆 10 g，炒白术 10 g，生谷芽 10 g，麦芽 10 g，生山楂 10 g。

【功效】滋阴养胃。

【主治】胃阴不足型厌食，症兼见：时胃脘隐痛，面色萎黄欠光泽，大便干燥，舌质红，少苔有剥脱，脉细数。

【加减】胃脘痛明显加延胡索 5 g，川楝子 10 g，病程长者可加茯苓、太子参健脾助运，大便干结难行加郁李仁、火麻仁润肠通便。

【方解】本方所治证因胃阴亏虚，阴阳失和而致厌食之证，嗜食香燥食品，日久伤及胃阴，导致胃阴不足，则胃失受纳，故不思饮食，阴阳失和故胃脘隐痛，气血生化之源，不能上荣于面，故面色萎黄欠光泽，胃阴不足，肠腑失润，故大便干燥，舌质红，少苔

有剥脱，脉细数均为胃阴不足之象，治宜滋阴养胃。方中麦冬、沙参功善滋养胃阴，共为君药，白芍、石斛、生地黄、玉竹助君药养阴增液，共为臣药，炒白术、扁豆补气、化湿，共为佐药，不但有佐助君药补养胃气的功用，且有化湿而使君药滋阴而不碍胃，具有反佐之功，使以生谷麦芽、生山楂消积导滞，醒脾开胃，诸药合用，共奏滋阴养胃之功。

【注意事项】脾胃虚寒者忌用本方。

【现代研究】现代药理研究表明：生地黄有保护肝脏、降血压、降血糖及促进血液凝固的作用；麦冬能提高免疫功能、降血糖及抑菌等多种作用；石斛能够促进胃液分泌、助消化，还有增强代谢及退热作用；沙参有抗真菌、强心及祛痰作用；玉竹有调节血糖、强心及降血压作用；白术有保护肝脏、强壮、利尿、降血糖及抗凝作用；扁豆含有蛋白质、碳水化合物、维生素及微量元素，并有降血糖作用；生谷麦芽含有多种消化酶及维生素，并能促进胃酸及胃蛋白酶的分泌，有促进消化及增进食欲的作用。

厌食基本方（王烈经验方）

【组成】佛手 9 g，香橼 6 g，石菖蒲 9 g，麦芽 9 g，木香 3 g，荷叶 9 g。

【功效】醒脾开胃。

【主治】小儿厌食证。症见食欲不振、食纳减少。

【加减】脾胃虚弱者，加白术、九香虫；胃阴不足者，加沙参、石斛；偏寒者，加山柰；偏热者，加龙胆；便溏者，重用白术；便干者，加番泻叶；腹胀者加枳壳；乏力者，加党参。

【方解】小儿厌食病初在胃，久则伤脾。饮食无节，克伐胃气，胃气受伤，机能被抑，受纳无主而致食欲不振、食纳减少，故治疗

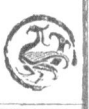
儿科国医圣手时方

应开胃醒脾。方中用佛手、香橼、石菖蒲等，其味辛，辛开发散；佛手专破气滞，和中行气；香橼苦温，通行气滞，石菖蒲理气开窍，开胃宽中；麦芽性温，温中下气、开胃；荷叶轻清发散，开胃消食。诸药合用，通力在"开"，开胃之气滞，开发其机能，开发胃气，运转枢机，使胃之受纳腐熟，脾之运化转输复其常道。胃气开则食欲增，食欲增则入食纳入，厌食可消。

【注意事项】剂量宜根据年龄大小增减。

【现代研究】研究表明：石菖蒲能促进消化液的分泌及制止胃肠异常发酵而改善消化机能，并有缓解肠管平滑肌痉挛的作用；麦芽能促进胃酸和胃蛋白酶分泌以助消化；木香能使离体兔肠蠕动幅度和肠肌张力明显增强。

【用方经验】王烈认为小儿厌食，其证型有脾胃气虚、胃阴不足及脾寒胃热之分，若仅为脾胃不和，无气虚、阴虚、偏寒、偏热者，服用基本方即可。否则，当随症加减，如脾胃气虚者加白术、党参健脾益气，胃阴不足者加沙参、石斛滋养胃阴，偏寒者加山奈温中，偏热者加龙胆泄热等，以期药证相符，从而获得预期疗效。

健脾开胃方（王烈经验方）

【组成】白术 10 g，苍术 3 g，石菖蒲 10 g，佛手 10 g，白芍 10 g，山楂 10 g，麦芽 10 g，石斛 10 g，党参 10 g。

【功效】健脾开胃助食。

【主治】厌食之脾胃气虚证。症见厌恶进食，久治不愈，喜食甘甜零食，体质量不增，大便不整，小便清。神倦体瘦、面白唇淡，舌淡，苔少，脉沉缓。

【方解】厌食日久，神倦体瘦、面白唇淡，舌淡，苔少，脉沉缓，乃脾胃不足，气虚不纳失运之象，治以健脾开胃进食为法，方中白术、苍术为常用对药，白术甘微温，补中，健脾力强，以补为多；苍术苦温，燥湿力大，偏于平胃。两药合用，健脾燥湿。脾以运化为健，胃以受纳为和，脾胃和调，胃和脾运则可促进食欲而增强进食。石菖蒲

辛温，化痰开窍、化湿和中，在此取其开胃之意；佛手辛苦微温，和中理气、醒脾止呕；白芍苦酸微寒，养血敛阴、柔肝止痛；山楂酸甘微温，消化肉积、散瘀消结；麦芽甘平，消乳面食积、和中开胃；石斛甘微寒，滋阴养胃、清热生津；党参甘平，补中益气。诸药合用，开胃助化、调中进食。

【用方经验】王烈指出，目前虽生活水平高，但小儿平素多喜食甜食，碍运脾胃，故久则厌恶进食，而成厌食症。迁延日久，可致疳证之变。脾胃不足，气虚不纳失运之证，以此开胃进食法治之，可获良效。服药的同时，尚需指导调护，节制零食及甘甜之品，饮料改饮白开水。注意食欲不振者勿勉强喂食，脾虚不受，强喂反致厌食日重，如此用药与指导饮食调护始能获愈。

增食丹（何世英经验方）

【组成】焦神曲 9 g，焦山楂 15 g，云茯苓 9 g，清半夏 6 g，陈皮 9 g，连翘 6 g，莱菔子 6 g，焦麦芽 6 g，焦谷芽 6 g，炒枳壳 6 g，厚朴 6 g，砂仁 3 g，焦内金 9 g，焦槟榔 9 g。

【功效】健胃，化食，消胀满。

【主治】纳呆、食后胀饱、停乳、停食、嗳气、矢气、消化不良，有腹泻及大便黏稠腥臭者。

【加减】大便秘结，可酌加用量 1/2～1/3。

【方解】本方系由保和丸（山楂、神曲、半夏、茯苓、陈皮、连翘、莱菔子）加槟榔、谷芽、炒枳壳、厚朴、砂仁、焦内金、焦麦芽而成。婴幼儿伤于饮食、食积不化，郁滞生热者适用。保和丸功专消积和胃，清热利湿。又加以上诸药，可增强其消食导滞之功，故为解决停水停食、湿热内生之专药。

【注意事项】本方剂型为片剂。每片重 0.3 g。服法：1 日总量，1 岁 4 片，2～3 岁 9 片，4～6 岁 12 片，分 2～3 次服。脾虚胃弱者忌用。

【现代研究】研究表明焦神曲可促进物质代谢，并通过氧化功能促进人体对食物中蛋

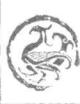

白质的消化、吸收和利用；焦山楂具有增加胃中酶类，促进消化作用；云茯苓保护胃黏膜；清半夏促进胆汁分泌，增强肠道的输送能力；陈皮拮抗肠管痉挛性收缩；连翘抑制延脑的催吐化学感受区；莱菔子增强胃肠运动；焦麦芽、焦谷芽助消化；炒枳壳抑制肠管运动；厚朴刺激味觉，反射性的引起唾液、胃液分泌、胃肠蠕动加快，而有健胃助消化作用；砂仁助消化；焦内金提高胃液分泌量、酸度及消化力，增强胃排空能力；焦槟榔增加胃肠平滑肌张力，增加肠蠕动，消化液分泌旺盛，食欲增加。

厌食基本方（黎炳南经验方）

【组成】党参 10 g，麦冬、龙骨各 10 g，五味子、鸡内金、白术各 5 g，陈皮 3 g，白芍 8 g，独脚金 6 g。（此为 2～5 岁小儿用量，余可酌情加减）。

【功效】健脾胃，益气阴。

【主治】小儿厌食之脾胃虚弱，气阴不足证。症见食欲不振，面色萎黄或苍白，体瘦神疲，自汗盗汗，口干唇燥，大便溏泄或秘结，舌淡脉弱。

【加减】兼伤食积滞而见便溏，腹胀，苔厚腻者，加火炭母、神曲各 10 g，布渣叶 8 g，砂仁 5 g；胃阴不足而见口干多饮，皮肤干燥，大便干结，小便短少，舌红少津，苔多光剥，脉细数者，去五味子、白术、加石斛、天花粉各 10 g，乌梅 4 g，玉竹 8 g；手足心热，夜寐不宁者，去白术，加胡黄连、莲子心各 5 g，牡丹皮 8 g；大便秘结者，去五味子、龙骨，加胖大海、枳实各 6 g，冬瓜仁 10 g；肝郁脾虚而见闷闷不乐，孤独寡言，或烦躁失眠者，可酌加柴胡 8 g，郁金、钩藤各 10 g，蝉蜕 5 g。

【方解】本方所治之证乃因脾胃虚弱，气阴不足所致，治宜健脾胃，益气阴。方中党参、麦冬、五味子为生脉散，益气健脾，生津养阴，使体内生化有源，纳食自胜；白术健脾燥湿，温运脾阳，固表止汗；龙骨和胃涩肠，能收敛浮越之气，固涩止汗，使汗止而气阴不泄；白芍平肝柔肝，安脾和胃，免使肝木乘脾，使肝平而胃气自和；陈皮运脾助运，使补而不滞。独脚金清肝和胃，消食去积；鸡内金消积滞，健脾胃。诸药相合，消中有补，补中含攻，温而不燥，清而不寒，对厌食患儿每获显效。

【注意事项】忌食肥甘厚味、生冷寒凉之品；对肝郁脾虚者应从精神上多方开导。

【用方经验】黎炳南认为脾胃虚弱，气阴不足是小儿厌食症之本，治疗上应重在脾胃，补其气阴。因本证多发于久病重病之后，或因用药失误，病后失调所致，以致中气怯弱，脾胃受纳运化功能失常。症见食欲不振、饮食不化，甚则五脏失于滋养、气阴不能化生而见面色萎黄或苍白，体瘦神疲，自汗盗汗，口干唇燥，大便溏泄或秘结，舌淡脉弱。临床上常以上诸证并见，专以消导、运脾、温中或清热等难以根治。应以健脾胃，益气阴为主，佐以消导运脾或平肝之品，临床应用此方加减，常获良效。

黎炳南还强调饮食辅助疗法，可用腊鸭肫（鸡肫也可）或鲜品（连内皮）1 个切碎，加山药、薏苡仁各 10 g，大米适量，文火煮稀粥。有健脾开胃，益气生津之功，夏于烦渴者，食之尤佳。

厌食养胃汤（董廷瑶经验方）

【组成】桂枝 3 g，炒白芍 6 g，炙甘草 3 g，生姜 2 片，红枣 3 枚，炒谷芽 9 g，石斛 9 g，炒枳壳 6 g，陈皮 3 g，糯稻根 10 g，炒藕节 9 g。水煎服。

【功效】调和营卫，健脾苏胃，敛汗止衄，增强抵抗力，预防感冒。

【主治】小儿厌食，自汗盗汗，体弱易感，或发热鼻衄，面白少华，腹软无积，大便偏干，舌润少苔，两脉濡软。

【加减】舌淡阳虚者，加淡附片；衄止者，去炒藕节。

【方解】小儿厌食而又汗多苔净，腹软无积，乃因营卫不和，影响脾胃气机。本病证治，消既不宜，补又不合，选用桂枝汤加味，调和营卫，以促醒卫气，使之思食，故谓之"倒治法"。方中生姜助桂枝以和表寒，大枣

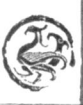

儿科国医圣手时方

配白芍以调营阴；甘草合桂枝、生姜辛甘化阳；甘草合白芍又能酸甘化阴。药仅五味，轻简而效宏，既能调和营卫以解肌，又能协调阴阳以醒胃。临证据症加入石斛配谷芽养胃生津，加枳壳、陈皮理气运脾，糯稻根敛汗和胃，炒藕节凉血止血衄。诸药相合，共奏调和营卫，健脾苏胃，敛汗止衄之效。

【注意事项】忌食膏粱厚味。

【用方经验】治疗小儿厌食症运用桂枝汤，是董廷瑶儿科特色的一大创新。《医宗金鉴》中记载："营卫二者，皆胃中后天之谷气所生，其气之清者为营，浊气为卫，卫即气中剽悍者也，营即血中精粹者也。"董廷瑶认为营卫二气，皆由脾胃后天的水谷之气所化生。脾为营之源，胃为卫之本。营卫之气与人体脾胃功能、正气的虚实强弱关系密切。它们在生理上互为而用，病理上互为因果。桂枝汤能调和营卫，对于证属营卫不和、脾肺不足的厌食症患儿，通过调和脾胃，而达到脾胃强盛，气血运行自如，脾健胃和的效应。临床屡用疗效颇为满意。董廷瑶曾治疗一3岁赵姓女患者，因厌食数月来诊。患儿体弱，盗汗浸衣，容易感冒，厌食数月，面色萎黄，舌苔薄润，时有鼻衄，大便间隔干结。乃因禀赋不足，营卫不和，腠疏易感，脾胃气机失调。治宜桂枝汤加味，予小儿厌食养胃汤7剂。二诊时汗出减少，营卫已和，胃气亦动，衄止便通。再拟原方去藕节，加佛手，7剂。终以异功散加味调养告愈。

儿宝冲剂（江育仁经验方）

【组成】苍术、陈皮、鸡内金、焦山楂等。

【功效】调脾助运。

【主治】小儿厌食脾运失健证，症见食欲不振，饮食不香，伴面色欠华，形体消瘦，无明显脾虚、食滞见症。

【方解】江育仁认为厌食的病因主要为饮食失节，喂养不当，过食肥甘厚味，煎炸黏腻及补品。"饮食自倍，肠胃乃伤"，致使焦枢机转运失司，不喜受纳。脾为后天之本，化生气血，濡养脏腑四肢百骸；脾失健运则食欲不振，饮食不香。脾的正常运化直接关系到机体的健康和生长发育，所以治疗厌食必须重视脾的运化功能。从厌食患儿的临床症状看，大部分仅有食欲不振之主症，伴面色欠华，形体消瘦，并无神萎、乏力、便溏等明显脾虚症状，亦无腹痛、腹泻、嗳腐吞酸、呕吐乳食、大便腥臭、舌苦厚腻，垢浊等食滞见症，故治疗上补则易致脾胃呆滞，消则又会克伐生机，唯有运用调脾助运的方法才能切合病机，利于症状的改善，恢复脾胃功能。方中苍术、陈皮调脾理气，鸡内金、焦山楂消食助化，共奏调脾助运之效，适宜于小儿厌食脾运失健证。

【注意事项】忌过食肥甘厚味，煎炸黏腻及补品。

【现代研究】研究表明：运脾法治疗小儿厌食的主要作用机制是增进机体对微量元素及其他营养物质的吸收和利用，从而改善食欲，增加体重，达到治疗目的。儿宝冲剂有增强肠道吸收和促进胰酶分泌作用；提高患儿尿D－木糖排泄率，改善模型大鼠胃肠激素的紊乱状态，其对家兔在体回肠的不同生理病理状态具有双相调节作用，并能提高家兔十二指肠在离体状态下对葡萄糖、组氨酸、赖氨酸、蛋氨酸、缬氨酸、色氨酸和甘氨酸的吸收率。运脾法可提高厌食患儿T淋巴细胞比值，并有提高胃肠道局部免疫作用。厌食患儿经儿宝冲剂治疗后，食欲改善，体重增加，与小肠吸收功能的增强密切相关的，而动物实验为运脾法治疗厌食提供了实验药理学依据。

【用方经验】江育仁依据小儿时期"脾常不足"的体质特点，提出在治疗儿童脾胃病时需掌握病情的本质，时时以维护脾气为主，在此基础上提出了"脾健不在补贵在运"的学术论点。经过系列实验及临床研究，证明"运脾法"在治疗小儿厌食中具有较强的指导意义，曾经用苍术为主药，制成的成药"儿宝冲剂"（以苍术、陈皮、鸡内金、焦山楂等药组成）治疗小儿厌食脾运失健证178例，治疗组疗效显著高于口服复合维生素B的对照组，证实了"运脾学说"是调整小儿脾胃功能的重要法则。

第二节 小儿遗尿

遗尿症是一种以3岁以上小儿在睡中不自觉的排尿，醒后方知为主要临床表现的常见症状。没有明显尿路或神经系统器质性病变者称为原发性遗尿，占70%～80%。继发于下尿路梗阻（如尿道瓣膜）、膀胱炎、神经原性膀胱（神经病变引起的排尿功能障碍）等疾患者称为继发性遗尿。该病属于中医遗尿范畴。中医认为其发病乃因心肾亏虚，或湿热内蕴，膀胱失约所致。其病位在心、肾、膀胱，与肝脾有关；其病性多虚少实。

补肺敛肝，温肾缩尿法
（陆长清经验方）

【组成】黄芪15g，党参15g，柴胡3g，升麻3g，乌梅15g，五味子10g，石菖蒲12g，郁金9g，补骨脂6g，肉桂6g，桑螵蛸15g，益智12g。每日1剂，水煎服。

【功效】补肺敛肝，温肾缩尿。

【主治】小儿遗尿症。

【加减】兼有脾虚证者，加白术、炒山药；肾阳虚者，加附子、鹿角胶；遗尿量多者，加枳壳，加重柴胡、升麻量；睡眠不易醒者，加远志、木通。

【方解】遗尿不仅与肾气不固，膀胱失约

有关，而且与肺气虚弱，制节无权；肝气偏旺，疏泄过度以及心主不明，神思朦昧有关。因此在治疗中，应从调整全身整体机能的观点出发。方中用参芪补肺气；乌梅，五味子敛肝气；升麻，柴胡升清气；石菖蒲、郁金开心窍，醒神志；补骨脂，肉桂固肾气；桑螵蛸、益智束约膀胱之气。诸药相合，共奏补肺敛肝，温肾缩尿之效。

【用方经验】小儿遗尿，一般认为，是肾气不固，膀胱失约，常用补肾缩尿之品治之，而陆长清认为尚与肺气虚弱，制节无权；肝气偏旺，疏泄过度以及心主不明，神思朦昧有关，而以补肺敛肝，温肾缩尿法治之，比单纯用补肾缩尿之法疗效更显，此为陆长清治病求本思想的体现。

陆长清曾治疗一13岁周姓女患者，于1989年4月5日初诊。患儿多年遗尿，几乎每夜必遗，常用补肾缩尿之方诊治，有所减轻，但仍时有所遗，伴心情烦躁，疲乏无力，舌边红苔白，脉沉细弦。治以补肺敛肝，温肾缩尿法，药用：黄芪15g，党参15g，柴胡3g，升麻3g，乌梅15g，五味子10g，石菖蒲12g，郁金9g，益智12g，桑螵蛸15g，肉桂6g，补骨脂6g。连诊3次，服药18剂后恢复正常。

第三节 精神发育迟缓

精神发育迟滞又名大脑发育不全，是一类由于遗传、环境及社会心理等各种有害因素导致精神发育缺陷所引起的，以18岁前智力明显低于平均水平和社会适应能力缺损为主要表现的育障碍性疾病。该病属于中医呆病、五迟、五软、解颅等病症范畴，乃由心肾肝脾不足、髓海不充或痰、瘀痹阻清窍所致。

益智丹（何世英经验方）

【组成】益智9g，何首乌30g，合欢花9g，石菖蒲9g，女贞子9g，生地黄、熟地黄各9g，紫贝齿24g，炒杜仲9g，牛膝9g，莲子心4.5g，淡竹叶4.5g，楮实子

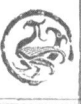

9 g，墨旱莲 9 g，瓦松 9 g，黄精 9 g，神曲 9 g。

【功效】健脑，益智，补肾。

【主治】小儿智能低下，或由颅内感染、中毒性脑病等引起的智力障碍后遗症，表现痴呆无语、不懂人事者。

【方解】方中益智、何首乌、女贞子、生熟地黄、紫贝齿、炒杜仲、黄精、牛膝、墨旱莲、楮实子、瓦松滋补肝肾，健脑益智；合欢花、石菖蒲、莲子心、淡竹叶、神曲补益心脾，悦心安神。诸药相合，共奏补肝肾、益心脾、健脑益智之效。

【注意事项】本药为丸剂。制法：上药共为细末，制成蜜丸，每丸重 1.5 g。服法：1日总量，1 岁 2 丸，2～3 岁 4 丸，4～6 岁 6 丸。

【现代研究】研究表明：益智可提高能量代谢，促进 CA 类物质及 cAMP 的合成，可提高小鼠脑 NE、DA、cAMP 及血浆 cAMP 的含量，对学习记忆障碍有改善作用，并有增加记忆及增强免疫的功能；何首乌有调节内分泌、提高免疫力作用；合欢花有降压作用；石菖蒲有抑菌、镇静作用，对神经系统疾患，有较好疗效；女贞子有提高免疫力、抑菌、消炎作用；生地黄有镇静、利尿、调节内分泌作用；紫贝齿有镇静、消炎作用；杜仲有利尿、降压、镇静、调节免疫力作用；牛膝、淡竹叶、瓦松均有镇静作用；莲心、楮实子、墨旱莲均有提高免疫力、镇静作用；黄精有调节免疫力作用；神曲所含成分，可通过对辅酶的构成而发挥对物质代谢的影响，并通过氧化供能，促进人体对食物中蛋白质的消化、吸收和利用。

【用方经验】中医认为，肾为先天之本，主骨生髓，脑为髓海；心为君主之官而主宰神明；肝为将军之官而主谋虑。小儿先天不足或后天失养，均可导致心、肝、肾三脏的失养，使髓海不充，神志衰弱，谋虑失常，而发生智力低下的病症。何世英根据"乙癸同源"之说，用滋补肝肾精血之药，使精血充足脑髓旺盛，促进患儿的生长发育。用合欢花、菖蒲、益智等增智安神，用养心健脾之药益心脾，诸药配伍，共奏促进智力发育

的效果，故临床应用可收良好疗效。何氏临证时，常将该方药制成蜜丸，服用半年至 1 年，每获良效。

颜德馨经验方

【组成】生蒲黄（包）、石菖蒲、通草、炙龟甲、海藻、丹参、川芎各 9 g，黄连 2.4 g，水蛭 3 g，灵芝 15 g，生牡蛎（先煎）30 g，生龙骨（先煎）20 g。

【功效】清心化浊，开窍醒脑。

【主治】大脑发育不良之痰瘀交阻脑窍证。症见智力低下，神情呆木，舌紫苔腻。

【方解】本方所治之证乃因痰瘀交阻脑窍故出现智力低下等症。治宜清心化浊。

方中生蒲黄、水蛭、川芎、丹参化瘀，石菖蒲、通草、海藻、黄连清心化浊，炙龟甲、灵芝、生牡蛎、生龙骨补肝肾、宁心神。诸药相合，共奏清心化浊、开窍醒脑之效。

【注意事项】方中生蒲黄宜布包煎；生牡蛎宜布包先煎；生龙骨宜先煎。

【用方经验】颜德馨曾治疗一 4 岁唐姓男患者，因智力低下，于 1994 年 11 月 17 日初诊。患儿于手术产后年余，发现智力低下，囟门迟闭，乳齿未全，时作呼号，言语不能，仅能呀呀。烦躁多动，抓物摔物，每于睡醒之时，神情僵木，目上视，需按压人中后已。外院诊为"大脑发育不良"，经用脑活素等治疗无效。脉小数，舌紫苔腻。证属痰瘀交困于清阳之巅，治以清心化浊，开窍通脑。予此方 14 剂，每日 1 剂，水煎服。12 月 31 日二诊时，患儿神志较清，神情僵木、目上视诸症均无发作，唯仍喜摔物，多动烦躁，两目微有斜视，舌红苔薄，脉弦数。多动烦躁，与肝经郁热有关，前方清心化浊已效，参镇肝泄热之品：黄连 2.4 g，灵芝 9 g，龟甲 15 g，水蛭 3 g，牡蛎（先煎）30 g，生龙骨（先煎）30 g，天竺黄、远志、丹参、赤芍、桃仁、黄芩各 9 g，珍珠母（先煎）30 g。服 14 剂，1995 年 3 月 4 日三诊时，诉患儿经治以来渐入佳状，烦躁多动已定，能收看电视，神明清晰，智能渐进，脉小数，舌红苔薄，守方再进巩固疗效。

第四节　注意缺陷障碍

注意缺陷障碍又名儿童多动症、脑功能轻微失调，是一种病因不明的以活动过度、注意障碍、冲动任性、认知障碍为主要表现的儿童少年期精神障碍。该病属于中医健忘、瘛疭等病症范畴。乃由心脾肝肾不足，髓海失充或痰、瘀阻滞清窍所致。其病位在肝，与心、脾、肺、肾相关，其病性有虚有实，或虚实夹杂。

王烈经验方

【组成】当归、远志、郁金、白芍、牡蛎、龟甲、地龙、珍珠母、生地黄、紫贝齿各 10 g，水煎服。

【功效】平肝调神，益肾利脑。

【主治】儿童多动症。症见多动妄为，注意力不集中，情绪不稳定等。

【方解】本病关乎肾肝心三脏。肾者主脑髓，肝者司筋，心者藏神。此三脏失调，即可导致脑机能障碍，出现多动妄为，注意力不集中，情绪不稳定等症状。治宜平抑肝心，而后再壮其脑髓。方中当归、远志调神主静；郁金、白芍、生地黄、龟甲、地龙平肝求稳；牡蛎、珍珠母、紫贝齿益肾利脑。诸药相合，共奏平肝调神，益肾利脑之效。

【注意事项】可配合耳针，取穴脑干、肾、肝、心；症状缓解后，宜以补肾充脑之品善后。

【用方经验】王烈曾治疗一 5 岁男患者，因多动 1 年求诊。患儿从 4 岁起，终日很少有老实的时候，起床后即舞衣取闹，至吃饭时坐不住，平时喜弄闹表等，出入门过猛，常在墙上、书面上划道，在室外则活动任性，不避危险，喜攀高等妄为动作，但其智力颇佳，识字记忆力较强。故而家长认为此是孩子淘气之故，不以为疾。近因入幼儿园，孩子多动妄为影响集体生活而来诊。体查时，患儿喜弄诊器，多动不安，但于纸上画圈尚

圆。脑电图正常。曾服镇静剂无明显疗效。王烈予此方先治其标，以平抑肝心之气，缓动宁神。同时外用耳针法，取穴脑干、肾、肝、心，1 日 1 次，留针 20 分钟，治疗 10 日，症情好转，活动减少，连续治疗 1 个月，病情基本稳定。复用石菖蒲、桑椹子、何首乌、熟地黄、山药牡蛎、仙茅各 10 g，每日 1 剂，水煎服用 20 剂，以益肾促进脑髓发育，扶正固本以巩固疗效。

菖蒲五味散（蔡化理经验）

【组成】石菖蒲、五味子、僵蚕各 30 g，益智、广地龙各 20 g，白芷 10 g。共研细末，装瓶备用。1～2 岁每次 0.3～0.4 g，2～4 岁每次 0.4～0.6 g，4～6 岁每次 0.6～0.8 g，6～8 岁每次 0.8～1.0 g，8～10 岁每次 1.0～1.2 g。每日 3 次，饭后半小时温开水送服。

【功效】益智开窍，聪耳明目。

【主治】小儿注意缺陷障碍。

【方解】方中石菖蒲芳香开窍，五味子兴奋中枢神经作用为主药，辅以益智共收聪耳明目、醒神健脑的功效。僵蚕熄风止痉，广地龙通络，白芷芳香通窍，少量能兴奋中枢神经，3 味相配为方中使药，以增强石菖蒲、五味子的作用，共同调节患儿大脑功效。诸药相合，共奏益智开窍，聪耳明目之效。

【用方经验】一般服药 1～2 周，多动等症状即有所改善。此方药性平和，未发现副作用，可长期服用。蔡化理曾治疗一 8 岁夏姓男患者，因多动 1 年余求治。患儿自 7 岁入学后，老师多次反映其不好好集中听课，手脚乱动。任性，爱发脾气，常和同学吵闹、打架，不守纪律，并有时在课堂上突然大喊一声，好像不能控制自己。学习成绩差，各门功课均不及格。体查：发育营养中等，神志清楚。不能久站、久坐，手脚多动，难以

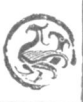

自控，说话亦较简单粗鲁。神经系统无病理反射。写字测验：动作粗，持笔不能细描；解纽扣试验：表现笨拙。诊断：注意缺陷障碍。予单纯口服菖蒲五味散10日，多动症状减轻，但学习注意力仍不集中。服药20日，注意力较前不集中，多动大有好转。服药40日后，学习成绩较前大有进步。共服药3个月，多动基本消失，能控制自己，基本遵守纪律，学习成绩明显进步。

第五节　抽动秽语综合征

抽动秽语综合征是一种以不自主的突然的多发性抽动以及在抽动的同时伴有暴发性发声和秽语为主要表现的抽动障碍。该病属于中医振掉、风证、慢惊风、瘛疭、筋惕肉𥆧等病症范畴。乃由脾虚痰扰，肝脉失调、阴虚风动所致。其病位在肝，与心、脾、肺、肾相关，其病性有虚有实，或虚实夹杂。

熄风静宁汤（刘弼臣经验方）

【组成】辛夷10 g，苍耳子10 g，元参10 g，板蓝根10 g，山豆根5 g，木瓜10 g，半夏5 g，伸筋草15 g，天麻3 g，钩藤10 g，白芍30 g，炙甘草6 g，全蝎3 g。

【功效】疏风宣肺、化痰通络、平肝熄风。

【主治】抽动秽语综合征之风邪犯肺，引动肝风者。症见以头面部症状，如眨眼、努嘴、搐鼻、面颊抽动、发声抽动以及搐鼻声、干咳声、清嗓声、喉中痰声等及鼓肚、腹痛常作，常有鼻塞、喷嚏、咽腔充血、咽后壁淋巴滤泡增生等鼻咽部症状体征，舌质偏红，或舌边尖红，苔薄黄或薄白。

【加减】喉中异常发声明显者加僵蚕、蝉蜕；肢体抽动明显者加蜈蚣；眨眼者加菊花、黄连；秽语明显者，加石菖蒲、郁金。

【方解】根据"诸风掉眩，皆属于肝"和"肺为贮痰之器"的理论，刘弼臣认为小儿多发性抽动症是一种本源在肝、病发于肺、风痰鼓动而横窜经隧、阳亢有余、阴静不足、动静变化、平衡失制的病证。小儿具有阳常有余，阴常不足，肝常有余，肺常不足的生理特点，又因肝为风木之脏，体阴而用阳，

肺属金，为清净之脏，一旦风痰互结，风痰鼓动，往往阳亢无制，出现刚躁掣动。另外风易于化火，木火刑金则出现金鸣异常，形声不正。尤其肺为娇脏，娇肺遭伤不易愈，若感受外风，亦能引动内风而加重病情。所以本病一旦形成，病情起伏不定，治疗难以速效。若仅强制镇定，非独不能治，反而反复无常。肝为刚脏，肺为娇脏，一刚一柔，一阴一阳，刚柔相济，阴阳协调，若肝风平息，火清痰化，肺气肃清，筋脉通润，心静神宁，则病自缓解，对于此病证，当"从肺论治"，以"清肺平肝"为主要治则，刘弼臣所创熄风静宁汤即为此而设。本方系刘弼臣以自创"调肺Ⅱ号"（辛夷10 g，苍耳子10 g，元参10 g，板蓝根10 g，山豆根5 g）为基础方。方中辛夷、苍耳子利窍通闭，治鼻子抽动；天麻、钩藤平肝息风，治摇头；木瓜、伸筋草舒筋活络，治肢体抽动；白芍、炙甘草酸甘化阴养阴以治鼓肚、经常性腹痛；元参、板蓝根、山豆根清热利咽，控制异常发声，半夏祛痰以止秽语；全蝎行表达里，搜剔风邪，开痰行滞。全方共奏疏风宣肺、化痰通络、平肝熄风之功，使肺窍得利，风邪得散，痰浊得清，抽动、秽语等症状自然消失。

【注意事项】宜配合心理治疗，谨防感冒，忌食海产发物、辛辣油腻、饮料及易致兴奋的食品等。

【用方经验】冯刚等用刘弼臣熄风静宁汤加减（辛夷10 g，苍耳子10 g，元参10 g，板蓝根20 g，山豆根10 g，菊花20 g，蝉蜕10 g，全蝎6 g，葛根15 g，伸筋草30 g，白芍30 g，甘草6 g，咽充血明显者加连翘、薄

荷；喉中有痰加半夏；肢体抽动明显者加蜈蚣；眨眼明显者加石决明、夏枯草；病程长者加红花、丹参。为 7 岁左右小儿 1 日量，根据年龄大小调整用量）治疗抽动秽语综合征，每日 1 剂，水煎服，疗程 3 个月，2 个疗程后评定疗效。服药不到 2 个疗程发作控制者，上方制成水丸继服，巩固至 2 个疗程。结果显效 45 例，有效 14 例，效差 4 例。冯刚在刘弼臣基本方的基础上加用蝉蜕 1 味以熄风止痉，既可入肺解表、除外风，又可入肝平定肝风以熄风，实为治该证要药。

对于抽动秽语综合征，以有呼吸道感染症状如咽红、流涕、喷嚏等，或发病及反复与呼吸道感染有密切关系者，在辨证时以"风邪犯肺，引动肝风"者，使用本法本方才有较好疗效。如果不具备前述发病特点及证候特点者，应以他法施治，不可拘泥。在临床运用中，还应注意增强患儿免疫功能，改善体质，减少感冒，避免劳累及精神刺激，调节饮食，才能取得较好的疗效。

张士卿经验方

【组成】生地黄 15 g，玄参 15 g，连翘、淡竹叶、冬桑叶各 10 g，钩藤 10 g，白芍 10 g，当归 10 g，柴胡 10 g，菊花 10 g，石菖蒲 10 g，郁金 10 g，胆南星 6 g。

【功效】滋阴养血，平肝熄风为主，佐以健脾化痰，疏肝理气，活血通窍，清热泻火。

【主治】抽动秽语综合征之肝郁化火，肝血不足，肝风内动证。

【加减】抽搐明显者加僵蚕、地龙、全蝎以祛风止痉；挤眉眨眼者加枸杞子、密蒙花、蝉蜕清肝明目；喉发怪声者加山豆根、桔梗、牛蒡子清热利咽；鼻塞不通者加苍耳子、辛夷宣通鼻窍；扭颈、耸肩明显者加葛根、川芎、羌活祛风胜湿；夜寐不安或夜惊者加生龙骨、生牡蛎、炒酸枣仁安神定惊。

【方解】小儿多发性抽动症大多是由先天不足、病后脾胃虚弱或情志失调，导致肝肾阴血不足，肝郁化火，肝风内动，阴阳失调所致。治疗宜以滋阴养血，平肝熄风为主，佐以健脾化痰，理气，活血通窍，以《时病论》清离定巽法为主，配合导痰汤、逍遥散加减化裁。方中生地黄、元参、当归滋阴养血；白芍、钩藤、菊花健脾平肝，熄风止痉；连翘、淡竹叶、冬桑叶清热泻炎；柴胡、郁金、疏肝理气；胆南星、石菖蒲化痰开窍；诸药相合，共奏滋阴养血，平肝熄风，健脾化痰，疏肝理气，活血通窍，清热泻火之效。

【注意事项】注意饮食和情志调摄，不进食冰冷、兴奋性、刺激性的饮食。注意休息，适当参加体育运动。

【用方经验】陈某，男，9 岁，2006 年 3 月 8 日初诊。主诉：无明显诱因挤眉眨眼、努嘴、吸鼻 2 年。患儿父母起初认为是孩子养成的坏习惯，经常训斥批评，症状逐渐加重。至某医院诊断为多发性抽动症，脑电图、CT 检查未见异常。服用氟哌啶醇、安定等，收效不显。现脾气急躁，挤眉弄眼，皱鼻努嘴，不时发出吭吭声，无秽语，小便正常，大便稍干，舌质淡红、苔白，脉弦细数。证属肝郁化火，肝血不足，肝风内动。治宜疏肝泻火，养血柔肝，熄风止痉。处方：冬桑叶 10 g、白菊花 10 g、柴胡 15 g、黄芩 10 g、赤芍 10 g、白芍 10 g、当归 10 g、生地黄 15 g、元参 15 g、生龙骨 30 g（先煎）、生牡蛎 30 g（先煎）、钩藤 6 g（后下）、石菖蒲 10 g、郁金 10 g、桔梗 10 g、牛蒡子 10 g、蝉蜕 6 g、山豆根 6 g、甘草 6 g，1 日 1 剂，水煎 2 次，药汁混匀，分 3 次服。并嘱家长少批评多鼓励，做好心理疏导。服药 12 剂后，患儿吭吭声消失，脾气好转，余症也有好转。予前方减山豆根、黄芩、柴胡，加枸杞子 10 g、炙鳖甲 10 g。继服 6 剂后，症状均明显减轻。效不更方，前后加减治疗 3 个月余，诸症消失。为巩固疗效，继服中成药六味地黄丸和逍遥丸 2 个月。随访至今，未见复发。

参考文献

[1] 徐振纲. 何世英儿科医案 [M]. 宁夏：宁夏人民卫生出版社，1979：3-4.

[2] 中国中医研究院西苑医院儿科. 赵心波儿科临床经验选编 [M]. 北京：人民卫生出版社，1979：1-2.

[3] 肖国琼，金庆荣，李桂茹. 金厚如儿科临床经验集 [M]. 北京：人民卫生出版社，1982：45.

[4] 杨子仪. 吴少清治疗内伤高热的经验 [J]. 浙江中医杂志，1988，(7)：300.

[5] 黎世明. 黎炳南儿科经验集 [M]. 北京：人民卫生出版社，2004：42.

[6] 张斯特，张斯杰. 补中益气汤治疗小儿外感发烧 [J]. 辽宁中医杂志，1984，8 (6)：34.

[7] 肖达民. 专科专病名医临证经验丛书·儿科病 [M]. 北京：人民卫生出版社，2001：22-23.

[8] 北京儿童医院. 王鹏飞儿科临床经验选 [M]. 北京：北京出版社，1981：8.

[9] 陈佑林. 王鹏飞用药经验初探 [J]. 中国中医基础医学杂志，2009，15 (2)：125-127.

[10] 孙一民. 临证医案医方 [M]. 河南：河南科技出版社，1981：96.

[11] 宋知行，王霞芳. 幼科撷要 [M]. 上海：百家出版社，1990：192-196.

[12] 王霞芳，邓嘉成. 中国百年百名中医临床家·董廷瑶 [M]. 北京：中国中医药出版社，2001：81.

[13] 王霞芳. 中医儿科泰斗董廷瑶学术经验 [J]. 中医儿科杂志，2006，2 (5)：1-4.

[14] 钱进，王应麟. 寒青退热汤治疗儿童外感发热 90 例临床观察 [J]. 中国医药，2006，1 (2)：123-124.

[15] 李宏伟. 王烈教授的儿科学术思想与经验（二）[J]. 中国临床医生，1999，7 (3)：25-26.

[16] 张晔，冯晓纯. 王烈教授治疗小儿发热病经验介绍 [J]. 新中医，2006，38 (5)：11.

[17] 许晓莉. 王烈教授解毒退热汤临床运用心得 [J]. 中医儿科杂志，2006，2 (2)：46-47.

[18] 孙丽平. 王烈教授治疗外感发热验案 [J]. 中国社区医师，2004，20 (17)：34-35.

[19] 解英，沙海汶. 沙海汶老师治疗小儿盗汗经验简介 [J]. 北京中医药大学学报，1995，18 (2)：58.

[20] 赵玉贤. 周慕新儿科临床经验选 [M]. 北京：北京出版社，1981：125-127.

[21] 黎世明. 黎炳南儿科经验集 [M]. 北京：人民卫生出版社，2004：359-361.

[22] 中国中医研究院西苑医院儿科. 赵心波儿科临床经验选编 [M]. 北京：人民卫生出版社，1979：175-176.

[23] 徐姗姗，徐元. 王静安教授治疗汗证验案 5 则 [J]. 江苏中医药，2007，39 (12)：43-45.

[24] 王静安，萧正安，郁文骏，等. 静安慈幼心书 [M]. 成都：四川科学技术出版社，1986：56-64，296.

[25] 王霞芳，邓嘉成. 中国百年百名中医临床家·董廷瑶 [M]. 北京，中国中医药出版社，2001：362-364.

[26] 孙艳明. 中国百年百名中医临床家丛书·何世英 [M]. 北京：中国中医药出版社，2004：270 - 274.

[27] 王霞芳，邓嘉成. 中国百年百名中医临床家董廷瑶 [M]. 北京：中国中医药出版社，2001：366 - 367.

[28] 刘弼臣，李素卿、陈丹. 中医儿科治疗大成 [M]. 石家庄：河北科学技术出版社，1998：109.

[29] 中国中医研究院西苑医院儿科. 赵心波儿科临床经验选编 [M]. 北京：人民卫生出版社，2005：180 - 181.

[30] 中国中医研究院西苑医院儿科. 赵心波儿科临床经验选编 [M]. 北京：人民卫生出版社，1979：62，65.

[31] 张文康. 中国百年百名中医临床家丛书·赵心波 [M]. 北京：中国中医药出版社，2000：126.

[32] 孙丽平，冯晓纯. 王烈治疗小儿咳嗽验案 [J]. 中国社区医师，2004，20 (21)：35 - 36.

[33] 李宏伟. 王烈教授的儿科学术思想与经验 (三) [J]. 中国临床医生，1999，27 (4)：30 - 31.

[34] 王国玮，薛文辉. 滕宣光老中医治疗小儿咳嗽经验撮要 [J]. 黑龙江中医药，1992，(4)：5 - 6.

[35] 王静安. 宣肺化湿汤治疗小儿湿热型咳嗽 142 例 [J]. 中医儿科杂志，2006，2 (1)：27.

[36] 石岩，呼兴华. 张士卿教授诊治小儿咳嗽撮要 [J]. 福建中医药，2009，40 (1)：18 - 19.

[37] 王淑梅. 张士卿教授治疗小儿咳嗽的临证思路及经验 [J]. 河北中医药学报，2010，25 (1)：46 - 47.

[38] 王国玮，薛文辉. 滕宣光老中医治疗小儿咳嗽经验撮要 [J]. 黑龙江中医药，1992，(4)：5 - 6.

[39] 徐振纲. 何世英儿科医案 [M]. 广西：宁夏人民卫生出版社，1979：60 - 62，212.

[40] 孙艳明. 中国百年百名中医临床家丛书·何世英 [M]. 北京：中国中医药出版社，2004：93 - 94.

[41] 夏光欣. 王烈治疗小儿脾胃常见病证的用方选要 [J]. 中国中医基础医学杂志，2008，14 (11)：858.

[42] 赵玉贤. 周慕新儿科临床经验选 [M]. 北京：北京出版社，1981：76 - 77.

[43] 于作洋. 中国百年百名中医临床家·刘弼臣 [M]. 北京：中国中医药出版社，2001：73 - 74.

[44] 夏光欣. 王烈治疗小儿脾胃常见病证的用方选要 [J]. 中国中医基础医学杂志，2008，14 (11)：858.

[45] 孙丽平. 王烈教授病案选读 (三) [J]. 中医儿科杂志，2010，6 (4).

[46] 陈一鸣. 自拟升麻防风汤治疗乳儿风泻. 见：单书健，陈子华，徐杰. 古今名医临证金鉴·儿科卷 (下) [M]. 北京：中国中医药出版社，171 - 172.

[47] 王鹏飞. 辨证注重上腭望诊，治疗宜审虚寒实热. 见：史宇广，单书健. 当代名医临证精华·小儿腹泻专辑 [M]. 北京：中医古籍出版社，1991：25 - 31.

[48] 王鹏飞. 王鹏飞儿科临床经验选 [M]. 北京：北京出版社：1981，36 - 43.

[49] 马继松，吴华强，朱建华. 现代名医医案选析 [M]. 呼和浩特：内蒙古人民出版社，1988，261 - 268.

[50] 徐振纲. 何世英儿科医案 [M]. 宁夏：宁夏人民出版社，1979：87 - 96.

[51] 孙艳明. 中国百年百名中医临床家丛书·何世英 [M]. 北京：中国中医药出版社，2004：

儿科国医圣手时方

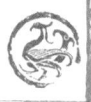

128－139，145，149－152.

[52] 张世卿，王学清，胡瑾，等. 中国百年百名中医临床家丛书·王伯岳 [M]. 北京：中国中医药出版社，2001，96－104.

[53] 谢辅弼. 扶正祛邪理升降，寒温并用治久泻. 见：单书健，陈子华，徐杰. 古今名医临证金鉴·儿科卷（下）[M]. 北京：中国中医药出版社，1998：144－147.

[54] 钱育寿. 疏和运化法治疗小儿泄泻. 见：王萍芬，周本善. 当代名老中医经验集 [M]. 南京：江苏科学技术出版社，1998：238－239.

[55] 黎炳南. 略论补虚法在儿科的运用 [J]. 新中医，1981，(6)：9－11，14.

[56] 黎世民. 黎炳南儿科经验集 [M]. 北京：人民卫生出版社，2004：46，60，198－219，378－379.

[57] 小儿腹泻验方. 见：史宇广，单书健. 当代名医临证精华·小儿腹泻专辑 [M]. 北京：中医古籍出版社，1991，109－113.

[58] 赵悦. 周炳文治疗小儿腹泻验方 [J]. 中国社区医师，2006，(14)：38－39.

[59] 王新智，马吉华. 殷子正临证验案拾萃 [J]. 安徽中医学院学报，1995，14 (4)：11.

[60] 杨维华. 小儿腹泻与疳积 [M]. 长沙：湖南科学技术出版社，2011：110－111.

[61] 金绍文. 首重望诊，调脾安中喜用温燥；寒热相佐，导利固涩清滋相济. 见：单书健，陈子华，徐杰. 古今名医临证金鉴·儿科卷（下）[M]. 北京：中国中医药出版社，1999：104－108.

[62] 李志山. 也谈金绍文治疗小儿泄泻的经验 [J]. 湖北中医杂志，1986，(6)：14.

[63] 邓嘉成，董廷瑶验方二则 [J]. 中医文献杂志，2001 (2)：34.

[64] 夏光欣. 王烈治疗小儿脾胃常见病证的用方选要 [J]. 中国中医基础医学杂志，2008，14 (11)：858.

[65] 王静安. 散寒行气治疗小儿腹痛 58 例 [J]. 四川中医，1997，15 (7)：42－43.

[66] 李宏伟. 王烈教授治疗小儿便秘举隅 [J]. 吉林中医药，1994，(1)：8－9.

[67] 王霞芳. 董廷瑶教授从脾胃论治儿科病证 [J]. 中医儿科杂志，2008，4 (2)：1－3.

[68] 杨绍心. 张士卿教授治疗小儿便秘经验 [J]. 中医儿科杂志，2010，6 (5)：1－2.

[69] 任耀全，吴丽萍. 张士卿教授治疗小儿便秘经验 [J]. 四川中医，2011，29 (8)：10－11.

[70] 王烈. 单纯性血尿 11 例证治研究 [J]. 吉林中医药，1994，(4)：1－2.

[71] 徐振纲. 何世英儿科医案 [M]. 宁夏：宁夏人民卫生出版社，1979：213－222.

[72] 孙艳明. 中国百年百名中医临床家丛书·何世英 [M]. 北京：中国中医药出版社，2004：390.

[73] 夏近宜. 董廷瑶治疗小儿痿证 4 则 [J]. 中医杂志，2001 (3)：148.

[74] 王霞芳，邓嘉成. 中国百年百名中医临床家·董廷瑶 [M]. 北京，中国中医药出版社，2001：259.

[75] 林艳，刀本恕，周家骧，等. 王静安治疗小儿痿证经验 [J]. 现代临床医学，2006，32 (06)：6.

[76] 吴大真，乔模. 现代名中医治病绝技 [M]. 北京：科学技术文献出版社，1993：174－176.

[77] 高辉远，中国中医研究院. 蒲辅周医案 [M]. 北京：人民卫生出版社，1976：216－218.

[78] 肖国琼，金庆荣，李桂茹. 金厚如儿科临床经验集 [M]. 北京：人民卫生出版社，1982：2、52.

[79] 孙淑芬，杨秀义，裴学义. 裴学义教授治疗难治型乳儿黄疸 1 则 [J]. 北京中医药大学学报，1999，22 (5)：79.

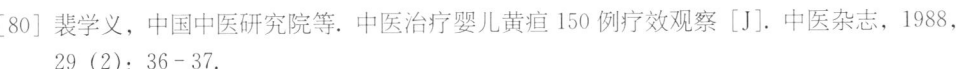

[80] 裴学义，中国中医研究院等．中医治疗婴儿黄疸 150 例疗效观察 [J]．中医杂志，1988，29 (2)：36－37.

[81] 徐振纲．何世英儿科医案 [M]．宁夏：宁夏人民卫生出版社，1979：235.

[82] 孙艳明．中国百年百名中医临床家丛书·何世英 [M]．北京：中国中医药出版社，2004：393.

[83] 胡志班，张爱华，叶剑林．银黛合剂治疗婴幼儿肺炎 54 例观察 [J]．时珍国医国药，2001，12 (2)：124.

[84] 佑林．应用王鹏飞老中医银黛合剂治疗儿童毛细支气管炎 [J]．贵阳中医学院学报，21 (3)：16.

[85] 陈昭定，阎慧敏．著名京派中医儿科专家王鹏飞临床治验初探 [J]．第 24 届全国中医儿科学术研讨会、中医药高等教育儿科教学研讨会、儿科名中医讲习班论文汇编．2007：123.

[86] 王鹏飞．王鹏飞儿科临床经验选 [M]．北京：北京出版社，1981：122－128.

[87] 徐振纲．何世英儿科医案 [M]．宁夏：宁夏人民卫生出版社．1979 年：236.

[88] 孙艳明．中国百年百名中医临床家丛书·何世英 [M]．北京：中国中医药出版社，2004：393－394.

[89] 孙艳明．中国百年百名中医临床家丛书·何世英 [M]．北京，中国中医药出版社，2004：394.

[90] 徐振纲．何世英儿科医案 [M]．宁夏：宁夏人民卫生出版社，1979：244－245.

[91] 裴学义，卢燕，吴小琦，等．中医治疗婴儿黄疸 150 例疗效观察 [J]．中医杂志，1988 (29) 116－117.

[92] 燕润菊，裴学义．四诊、中药相结合治疗 31 例重症婴儿肝炎综合征 [J]．四诊研究论文汇编，2000：176－178.

[93] 燕润菊，尚丽英，裴学义．金黄利胆冲剂治疗婴儿肝炎综合征，222 例疗效观察 [J]．中国中医药信息杂志，1996，3 (3)：31－32.

[94] 张大宁，车树强，徐英，等．流感 1 号治疗流行性感冒 960 例 [J]，陕西中医，2004，25 (8)：722－756.

[95] 中国中医研究院西苑医院儿科，赵心波儿科临床经验选编 [M]．北京：人民卫生出版，1979：5－6.

[96] 赵玉贤．周慕新儿科临床经验选 [M]．北京：北京出版社，1981：92－93.

[97] 孙浩．孙谨臣老中医诊治小儿水痘的经验 [J]．中国临床医生，2001，29 (4)：19.

[98] 中国中医研究院西苑医院儿科．赵心波儿科临床经验选编 [M]．北京：人民卫生出版社，1979：10.

[99] 孙丽平．王烈教授婴童病案选读（五）[J]．中医儿科杂志，2010，6 (6)：42.

[100] 张士卿，张弢．小儿手足口病中医辨治思路之我见 [J]．中国中西医结合儿科杂志，2011，3 (1)：21－22.

[101] 黎世民．黎炳南儿科经验集．北京：人民卫生出版社，2004：363－365.

[102] 孙丽平．王烈教授婴童病案选读（五）[J]．中医儿科杂志，2010，6 (6)：42.

[103] 徐振纲．何世英儿科医案 [M]．宁夏：宁夏人民卫生出版社，1979：37.

[104] 孙艳明．中国百年百名中医临床家丛书·何世英 [M]．北京：中国中医药出版社，2004：222.

[105] 徐振纲．何世英儿科医案 [M]．宁夏：宁夏人民卫生出版社，1979：50－53.

[106] 孙艳明．中国百年百名中医临床家丛书·何世英 [M]．北京：中国中医药出版社，

2004：391 -392.

[107] 孙艳明. 中国百年百名中医临床家丛书·何世英 [M]. 北京：中国中医药出版社，2004：392.

[108] 孙艳明. 中国百年百名中医临床家丛书·何世英 [M]. 北京：中国中医药出版社，2004：391 - 393.

[109] 卢祥之. 名中医治病绝招续编 [M]. 北京：中国医药科技出版社，1989：29 - 30.

[110] 裴胜. 裴学义治疗小儿发热经验 [J]. 北京中医药，2008，(27) 8：603 - 605.

[111] 孙艳明. 中国百年百名中医临床家丛书·何世英 [M]. 北京：中国中医药出版社，2004：210 - 211.

[112] 徐振纲. 何世英儿科医案 [M]. 宁夏：宁夏人民卫生出版社，1979：178 - 181、208 - 210.

[113] 孙艳明. 中国百年百名中医临床家丛书·何世英 [M]. 北京：中国中医药出版社，2004：241 - 246.

[114] 王霞芳，邓嘉成. 中国百年百名中医临床家·董廷瑶 [M]. 北京：中国中医药出版社，2001：38.

[115] 孙艳明. 中国百年百名中医临床家丛书·何世英 [M]. 北京：中国中医药出版社，2004：382.

[116] 孙艳明. 中国百年百名中医临床家丛书·何世英 [M]. 北京：中国中医药出版社，2004：401 - 402.

[117] 刘婷，任学通，张士卿. 张士卿教授辨治小儿肠虫证经验 [J]. 甘肃中医，2007，20 (12)：14.

[118] 邓中光. 邓铁涛教授临证中脾胃学说的应用（二）[J]. 新中医，2000，32 (3)：11 - 12.

[119] 徐振纲. 何世英儿科医案 [M]. 宁夏：宁夏人民卫生出版社，1979：246.

[120] 孙艳明. 中国百年百名中医临床家丛书·何世英 [M]. 北京：中国中医药出版社，2004：402.

[121] 中国中医研究院西苑儿科. 赵心波儿科临床经验选编 [M]. 北京：人民卫生出版社，1979：39.

[122] 倪菊秀，徐秋琼，许莉. 董氏苏脾饮治疗小儿疳证（疳气型）临床研究 [J]. 中国医药学报，2004，19 (7)：418 - 419.

[123] 古容芳. 周炳文治疗小儿疳积经验 [J]. 江西中医药，1993，(2)：8 - 9.

[124] 黎世民. 黎炳南儿科经验集 [M]. 北京：人民卫生出版社，2004：242 - 245.

[125] 卢祥之. 名中医治病绝招续编 [M]. 1 版. 北京：中国医药科技出版社，1979：170 -171.

[126] 杨维华. 专科专病名医临证实录·小儿腹泻与疳积 [M]. 长沙：湖南科学技术出版社，2011：253 - 255.

[127] 卢祥之. 中国名医名方 [M]. 北京：中国医药科学技术出版社，1991：296.

[128] 史济焱. 佝偻糖浆治疗小儿佝偻病 55 例 [J]. 上海中医药杂志，1987 (6)：9.

[129] 成都中医学院. 李斯炽医案第二辑 [M]. 成都：四川人民出版社，1983：214.

[130] 孙克良. 周慕新老中医治疗慢惊风的经验 [J]. 陕西中医学院学报，1987. 10 (3)：20 -21.

[131] 赵玉贤. 周慕新儿科临床经验选 [M]. 北京：北京出版社，1981：105.

[132] 裴胜. 裴学义治疗小儿发热经验 [J]. 北京中医药 2008 (27)；8：603 - 605.

[133] 徐振纲. 何世英儿科医案 [M]. 宁夏：宁夏人民卫生出版社，1979：205 - 206.

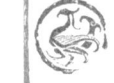

[134] 孙艳明. 中国百年百名中医临床家丛书·何世英 [M]. 北京：中国中医药出版社，2004：372-374.

[135] 赵玉贤. 周慕新儿科临床经验选 [M]. 北京：北京出版社，1981：34-35.

[136] 郑筱萸. 中药新药临床研究指导原则 [M]. 北京：中国医药科技出版社，2002：260-262.

[137] 单书健，陈子华，徐杰. 古今名医临证金鉴：儿科卷（下）[M]. 北京：中国中医药出版社，2011：33-35.

[138] 郑作文. 三子养亲汤的药理研究 [J]. 中药药理与临床，1992，8 (3)：15.

[139] 徐振纲. 何世英儿科医案 [M]. 宁夏：宁夏人民卫生出版社. 1979：66-67.

[140] 孙艳明. 中国百年百名中医临床家丛书·何世英 [M]. 北京：中国中医药出版社，2004：377-387.

[141] 黎世民. 黎炳南儿科经验集 [M]. 北京：人民卫生出版社，2004：169-180.

[142] 王延博，孙丽平，冯晓纯. 王烈教授治疗肺炎喘嗽（支气管肺炎）验案 [J]. 中国社区医师，2005，21 (9)：30-31.

[143] 赵玉贤. 周慕新儿科临床经验选 [M]. 北京：北京出版社，1981：44-45.

[144] 徐玲，汪受传. 中西医结合治疗小儿支原体肺炎 36 例 [J]. 四川中医，2003，21 (6)：61.

[145] 蔡永敏，任玉让，王黎，等. 最新中药药理与临床应用 [M]. 北京：华夏出版社，1999：516.

[146] 郑作文. 三子养亲汤的药理研究 [J]. 中药药理与临床，1992，8 (3)：15.

[147] 王烈. 婴童翼集 [M]. 北京：中医古籍出版社，2004：16.

[148] 王烈. 婴童哮论 [M]. 长春：吉林科学技术出版社，2001：192.

[149] 王烈. 哮喘苗期辨治经验举隅 [J]. 山西中医，2002，18 (6)：9-10.

[150] 王霞芳，邓嘉成. 中国百年百名中医临床家·董廷瑶 [M]. 北京：中国中医药出版社，2001：118-120.

[151] 虞盟鹦. 董廷瑶论治小儿病毒性疾病验案二则 [J]. 江苏中医药，2002，23 (1)：28-29.

[152] 张文康，于作洋. 中国百年百名中医临床家刘弼臣 [M]. 北京：中国中医药出版社，2001：110-111.

[153] 王霞芳，邓嘉成. 中国百年百名中医临床家·董廷瑶 [M]. 北京：中国中医药出版社，2001：135-136.

[154] 邵慧中，祁振华. 祁振华临床经验集 [M]. 沈阳：辽宁科技出版社，1985：80.

[155] 徐振纲. 何世英儿科医案 [M]. 宁夏：宁夏人民卫生出版社，1979：243.

[156] 孙艳明. 中国百年百名中医临床家丛书·何世英 [M]. 北京：中国中医药出版社，2004：400.

[157] 黎凯燕，黄钢花，黎世明. 黎炳南教授治疗小儿秋季腹泻经验 [J]. 湖南中医药导报，2003，9 (3)：11-13.

[158] 赵湛新. 黎氏秋泻方配合西药治疗婴幼儿病毒性腹泻疗效观察 [J]. 实用中医药杂志，2006，22 (7)：430.

[159] 黎世民. 黎炳南儿科经验集 [M]. 北京：人民卫生出版社，2004：205-206.

[160] 杨维华. 小儿腹泻与疳积 [M]. 长沙：湖南科学技术出版社，2011：163-164.

[161] 张文康，景斌荣，葛安霞. 中国百年百名中医临床家丛书·赵心波 [M]. 北京：中国中医药出版社，2001：233-234.

儿科国医圣手时方

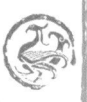

[162] 董继业，董幼祺. 小儿急性肠系膜淋巴结炎的中药治疗 [J]. 中华中医药杂志，2007，22 (11)：816.

[163] 蔡化理. 中西医结合儿科试用新方 [M]. 北京：人民卫生出版社，1985：37 - 39.

[164] 田健东. 刘弼臣应用辛苍五味汤治疗五脏疾病经验撷萃 [J]. 中国中医药信息杂志，2010，(S1 期)：60 - 62.

[165] 蔡化理. 中西医结合儿科试用新方 [M]. 北京：人民卫生出版社，1985：120 - 122.

[166] 孙艳明. 中国百年百名中医临床家丛书·何世英 [M]. 北京，中国中医药出版社，2004：187 - 191.

[167] 王霞芳，邓嘉成. 中国百年百名中医临床家董廷瑶 [M]. 北京：中国中医药出版社，2001：231 - 234.

[168] 董廷瑶. 幼科刍言 [M]. 上海：上海科学技术出版社，1983：66，139.

[169] 虞盟鹦. 董廷瑶论治小儿病毒性疾病验案二则 [J]. 江苏中医药2002，23 (1)：28 - 29.

[170] 马新超，郭占霞. 郭锦章儿科验案四则 [J]. 安徽中医学院学报，1995，14 (1)：22 - 23.

[171] 邵文彬，朱丽红. 张学文教授辨治疑难病的思路与方法 [J]. 中医药学刊，2006，24 (10)：1803.

[172] 邵文彬，朱丽红. 张学文教授辨治疑难病的思路与方法 [J]. 中医药学刊，2006，24 (10)：1803.

[173] 刘虹，胡思源. 陈宝义教授治疗小儿缓慢型心律失常经验 [J]. 天津中医学院学报，2000，19 (1)：12 - 13.

[174] 刘虹，胡思源. 陈宝义教授治疗小儿缓慢型心律失常经验 [J]. 天津中医学院学报，2000，19 (1)：12 - 13.

[175] 李宝顺. 名医名方录 [M]. 北京：中医古籍出版社，1994：196 - 197.

[176] 张文康. 中国百年百名中医临床家丛书·赵心波 [M]. 北京，中国中医药出版社，2000：65 - 66.

[177] 蔡化理. 中西医结合儿科试用新方 [M]. 北京：人民卫生出版社，1985：77 - 78.

[178] 王静安. 清淋饮治疗淋证56 例 [J]. 四川中医，1999，17 (7)：22.

[179] 李宝顺. 名医名方录 [M]. 北京：中医古籍出版社，1991：366.

[180] 江育仁，裴学义，徐小洲，等. 小儿急性肾炎证治 [J]. 中医杂志，1987，(11)：810 - 811.

[181] 何春水，易之. 精选千家妙方 [M]. 北京：学苑出版社，1994：527.

[182] 陈玉琴. 鱼腥草汤治疗小儿急性肾炎68 例 [J]. 中医研究，2002，15 (6)：33.

[183] 孙艳明. 中国百年百名中医临床家丛书·何世英 [M]. 北京：中国中医药出版社，2004：384.

[184] 蔡化理. 中西医结合儿科试用新方 [M]. 北京：人民卫生出版社，1985：79 - 81.

[185] 傅文录，刘宏伟. 时振声教授治疗 IgA 肾病的经验 [J]. 河南中医，1994，14 (6)：344 - 345.

[186] 白玉华，黄芳. 丁樱教授治疗 IgA 肾病经验 [J]. 中医研究，2009，22 (3)：57 - 59.

[187] 李宝珍. 李少川教授治疗儿童 IgA 肾病学术经验 [J]. 吉林中医药，1994 (4)：2.

[188] 蔡化理. 中西医结合儿科试用新方 [M]. 北京：人民卫生出版社，1985：82 - 84.

[189] 李玉霞，王清峰，张士卿. 张士卿教授治疗小儿紫癜性肾炎经验 [J]. 中医儿科杂志，2008，4 (1)：1 - 3.

[190] 李宝顺. 名医名方录 [M]. 北京：中医古籍出版社，1990：132.

[191] 何绚，程炳欣."小儿肾病合剂"药理实验研究 [J]. 天津中医药，1991，(6)：19-21.

[192] 王乐平，卞国本. 钱育寿诊治小儿肾病综合征的经验 [J]. 辽宁中医杂志，1992，19 (2)：15.

[193] 王乐平，卞国本. 芪术地黄汤治小儿肾病综合征三十例 [J]. 浙江中医杂志，1992，4：164.

[194] 李素卿，赵桂华，王俊宏，等. 刘弼臣教授治疗小儿肾病综合征经验 [M]. 山西中医，1994，10 (3)：7-8.

[195] 蔡化理. 中西医结合儿科试用新方 [M]. 北京：人民卫生出版社，1985：86-88.

[196] 孙元莹，张海峰，王暴魁. 张琪教授治疗小儿肾病综合征经验 [J]. 河南中医，2007，27 (2)：20.

[197] 肖达民. 儿科病 (专科专病名医临证经验丛书) [M]. 北京：人民卫生出版社，2001：864-865.

[198] 沈玲妹. 徐嵩年治疗慢性肾功能衰竭的经验 [J]. 上海中医药杂志，1997，(12)：23.

[199] 温振英. 健脾益气法治疗幼儿营养不良性贫血128例观察总结 [J]. 北京中医，1983，(1)：23.

[200] 李奇海. 四君子汤、四物汤中微量元素的作用研究 [J]. 山西中医，1987，(5)：48.

[201] 孙远岭，奚政君，祝明杰，等. 运脾方对脾虚大鼠消化功能的影响 [J]. 安徽中医学院学报，2002 (6)：44-46.

[202] 孙远岭. 江育仁"运脾法"治疗儿童营养性疾病机理与验方 [J]. 中医文献杂志，1997 (1)：25-26.

[203] 孙远岭，江育仁，尤汝娣，等. 运脾方治疗儿童缺铁性贫血的临床研究及机制探讨 [J]. 山东中医杂志，1998，17 (9)：397-398.

[204] 蔡化理. 中西医结合儿科试用新方 [M]. 北京：人民卫生出版社，1985：47-48.

[205] 李柳，朱垚，吴勉华，等. 国医大师周仲瑛教授辨治再生障碍性贫血验例. 光明中医，2010 (5)：762-763.

[206] 徐振纲. 何世英儿科医案 [M]. 宁夏：宁夏人民卫生出版社. 1979：222-227.

[207] 孙艳明. 中国百年百名中医临床家丛书·何世英 [M]. 北京：中国中医药出版社，2004：399-401.

[208] 颜德馨. 脾统四脏之我见 [J]. 铁道医学，1983，11 (3)：171.

[209] 罗继霞. 小儿特发性血小板减少性紫癜126例临床分析 [J]. 临床荟萃，2008，23 (1)：1238-1239.

[210] 张瑛，何雯，赵亚玲，等. 小剂量免疫球蛋白治疗小儿原发性血小板减少性紫癜 [J]. 中华现代儿科杂志，2005，2 (12)：1059.

[211] 武国霞，韩静，韩洁，等. 小儿特发性血小板减少性紫癜急性至慢性的危险因素分析 [J]. 临床儿科杂志，2008，26 (9)：792-795.

[212] 陆再英，钟南山. 内科学 [M]. 7版. 北京：人民卫生出版社，2008：6481.

[213] 周仲英，主编. 中医内科学 [M]. 7版. 北京：中国中医药出版社，2005：4021.

[214] 裴正学. 裴正学医学经验集 [M]. 甘肃：甘肃科学技术出版社，2002：291-2921.

[215] 徐振纲. 何世英儿科医案 [M]. 宁夏：宁夏人民卫生出版社，1979：172-173.

[216] 蔡化理. 中西医结合儿科试用新方 [M]. 北京：人民卫生出版社，1985：90-101.

[217] 蔡化理. 中西医结合儿科试用新方 [M]. 北京：人民卫生出版社，1985：102，159.

[218] 王烈. 治痫散治疗小儿癫痫 [J]. 江苏中医药，2007，39 (9)：6-7.

[219] 景斌荣，葛安震. 赵心波经验鳞爪 [J]. 中医杂志，1989，11：24.

儿科国医圣手时方

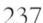

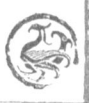

［220］张保亭，颜乾麟. 颜德馨运用活血化瘀法的经验［J］. 中医杂志，2003，4491：16.

［221］蔡化理. 中西医结合儿科试用新方［M］. 北京：人民卫生出版社，1985：215-217.

［222］徐振纲. 何世英儿科医案［M］. 宁夏：宁夏人民卫生出版社. 1979：176.

［223］徐荣谦. 熄风通络法治疗小儿脑积水32例［J］. 北京中医药大学学报，1995，18（1）：26.

［224］王亚丽. 张学文教授浴足法治疗脑积水经验［J］. 四川中医，2001，19（6）：2.

［225］马新超，郭占霞. 郭锦章儿科验案四则［J］. 安徽中医学院学报，1995，14（1）：22-23.

［226］王霞芳. 董廷瑶教授活血化瘀论治小儿疑难重证［J］. 陕西中医学院学报，2000，（4）：27-28.

［227］宋知行，王霞芳. 幼科撷要［M］. 上海：百家出版社，1990：219-220.

［228］张庆伟，王学孔，刘卫华，等. 当代千家儿科名医妙方宝典［M］. 北京：中国医药科技出版，1994：405.

［229］雷正荣，史方奇治疗小儿脑瘫经验［J］. 实用中医药杂志，1994，2：5-6.

［230］吴大真，乔模. 现代名中医儿科绝技［M］. 北京：科学技术文献出版，1993：218.

［231］孙学锐，王晶余. 刘弼臣教授治疗小儿遗尿经验［J］. 中国自然医学杂志，2004. 6（3）：140.

［232］孙艳明. 中国百年百名中医临床家丛书·何世英［M］. 北京，中国中医药出版社，2004：264-265.

［233］滕宣光，侯俊阁. 小儿消渴证4例治验简介［J］. 中国临床医生，1979，（11）：12.

［234］吴文. 王霞芳用通络平喘汤治疗小儿哮喘的经验［J］. 上海中医药杂志，2007，41（11）：50-55.

［235］汪永红. 小儿支气管哮喘的分期分证治疗—王霞芳老师临床经验介绍［J］. 上海中医药杂志，2004，58（5）：20-21.

［236］姜相明. 姜春华截喘方加减治疗支气管哮喘急性发作37例［J］. 北京中医药大学学报：中医临床版，2008，15（4）：27-28.

［237］王烈. 小儿哮喘1000例的发病学初探［J］. 中医杂志，1988，29（8）：1.

［238］王烈. 小儿哮喘的总治法与分治法精要［J］. 中医药学刊，2002，20（4）：407，414.

［239］李宏伟. 王烈治疗小儿哮喘的经验与新药研究［J］. 中国医药学报，1998，13（1）：29-32.

［240］王烈. 小儿哮喘专辑［M］. 1版. 北京中医古医籍出版杜中国医药学报，1998，106.

［241］王烈，吴运莉. 小儿哮喘性支气管炎300例证治分析［M］. 长春：全国第26届中医儿科学术会暨王烈教授学术思想研讨会论文集，2010-05-06：38-40.

［242］孟陆亮. 张士卿教授治疗小儿哮喘病之经验［J］. 甘肃中医学院学报，2002，19（4）：1-2.

［243］孙丽平，冯晓纯，王烈. 王烈教授小儿哮喘系列方药应用撷拾［J］. 中医药学刊，2004，22（10）：1787-1788.

［244］孙丽平，冯晓纯，原晓风，等. 王烈教授防治小儿哮喘病新论及系列方药研究［J］. 中国临床医生，2009，37（7）：67-68.

［245］王烈，孙丽平，王延博. 三期分治序贯疗法防治小儿支气管哮喘（热哮）107例临床研究［J］. 中国中西医结合儿科学，2010，2（2）：102-104.

［246］张振尊. 张士卿教授应用过敏煎治疗小儿变态反应性疾患经验管窥［J］. 甘肃中医，2005，18（1）：6-8.

[247] 冯晓纯，孙丽平，许兵，等. 王烈教授关于小儿咳嗽变异性哮喘证治经验 [J]. 世界中西医结合杂志，2007，2（12）：690-691.

[248] 孙丽平，冯晓纯，王烈教授小儿哮喘系列方应用撷拾 [J]. 吉林中医药，2006，26（9）：34-35.

[249] 冯晓纯，孙丽平，许兵，等. 王烈教授关于小儿咳嗽变异性哮喘证治经验 [J]. 世界中西医结合杂志，2007，2（12）：690-691.

[250] 冯晓纯，孙丽平，许兵，等. 王烈教授关于小儿咳嗽变异性哮喘证治经验 [J]. 中医药学刊，2004，22（10）：1787-1788.

[251] 王烈. 婴童哮论 [M]. 吉林：吉林科学技术出版社，2001：85-87.

[252] 冯晓纯，孙丽平，王增玲. 小儿咳嗽变异性哮喘三期论治 [J]. 吉林中医药，2006. 26（9）：34-35.

[253] 冯晓纯，王烈. 婴童翼集 [M]. 北京：中国古籍出版社，200，1：20-21.

[254] 冯晓纯，孙丽平，许兵，等. 王烈教授关于小儿咳嗽变异性哮喘证治经验 [J]. 世界中西医结合杂志，2007，2（12）：690-691.

[255] 冯晓纯，孙丽平，许兵，等. 王烈教授关于小儿咳嗽变异性哮喘证治经验 [J]. 中医药学刊，2004，22（10）：1787-1788.

[256] 王烈. 婴童哮论 [M]. 吉林：吉林科学技术出版社，2001：85-87.

[257] 冯晓纯，孙丽平，王增玲. 小儿咳嗽变异性哮喘三期论治 [J]. 吉林中医药，2006，26（9）：34-35.

[258] 冯晓纯，王烈. 婴童翼集 [M]. 北京：中国古籍出版社，2004：20-21.

[259] 白凌军. 汪受传论治咳嗽变异型哮喘经验 [J]. 中医杂志，2008，49（8）：695-698.

[260] 闫永彬，丁樱. 从"伏风暗瘀"论治小儿咳嗽变异型哮喘探析 [J]. 中华中医药杂志，2009，24（5）：606-608.

[261] 孙元莹，吴深涛，王暴魁. 张琪教授治疗过敏性紫癜经验介绍 [J]. 中医药导报，2006，12（11）：17-18，35.

[262] 茅松，刘光陵. 过敏性紫癜的研究进展 [J]. 中国全科医学杂志，2008，11（3）：425.

[263] 柳长锁，龚兆柱，向淑华，等. 中西医结合治疗过敏性紫癜和预防肾损害的临床研究 [J]. 中国中西医结合杂志，2004，24（8）：701.

[264] 徐荣谦. 荆翘饮治疗小儿出疹性疾病 [J]. 中国医药学报，1995，10（2）：38-39.

[265] 寇琼，王进军. 养营疏风汤异病同治验案五则 [J]. 中医文献杂志，1997（2）：28-29.

[266] 金钟大，具春花. 汪受传教授治疗过敏性紫癜经验 [J]. 四川中医杂志，2020，18（1）：2-3.

[267] 林洁. 汪受传教授用清热凉血化瘀法治疗小儿紫癜性肾炎 [J]. 陕西中医学院学报，2000，23（4）：11.

[268] 金钟大，具春花. 汪受传教授治疗过敏性紫癜经验 [J]. 四川中医杂志，2000，18（1）：2-3.

[269] 倪菊秀，徐秋琼. 董廷瑶治疗过敏性紫癜的经验 [J]. 中医文献杂志，2001（2）：25-27.

[270] 倪菊秀，徐秋琼. 董廷瑶治疗过敏性紫癜的经验 [J]. 中医文献杂志，2001，2：25-27.

[271] 冯晓纯. 王烈教授对小儿紫癜的证治经验 [J]. 吉林中医药，1994，3：3-4.

[272] 金钟大，孙立平. 王烈治疗过敏性紫癜经验 [J]. 中国医药学报，2001，16（4）：41-43.

[273] 李小荣. 王鹏飞经验方治疗小儿过敏性紫癜30例 [J]. 中医研究，2006，1（19）：33-35.

儿科国医圣手时方

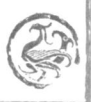

[274] 北京儿童医院. 王鹏飞儿科临床经验选 [M]. 北京：北京出版社，1981：99 - 106.

[275] 蔡化理. 中西医结合儿科试用新方 [M]. 北京：人民卫生出版社，1985：58 - 63.

[276] 陈建丰. 抗敏消癜汤配合西药治疗过敏性紫癜 32 例 [J]. 河北中医，2011，33（5）：684 - 685.

[277] 王静安，中药外治法在儿科的运用 [J]. 中医儿科杂志，2005，1（2）：29 - 29.

[278] 徐振纲. 何世英儿科医案 [M]. 宁夏：宁夏人民卫生出版社，1979：227 - 228.

[279] 武欢欢. 张士卿教授治疗小儿湿疹经验 [J]. 中医儿科杂志，2011，9（7）：4 - 7.

[280] 王倩. 张士卿教授运用当归引子治疗小儿慢性湿疹经验 [J]. 中医儿科杂志，2012，8（1）：8 - 10.

[281] 刁灿阳. 刁本恕治疗小儿湿疹哮喘综合征的经验 [J]. 江苏中医，2011，4（38）：20 - 23.

[282] 杜渊，王蔚，刁本恕. 刁本恕内外合治法治疗小儿顽固性湿疹辨治思路摭拾 [J]. 中国中西医结合儿科学，2010，6（2）：217 - 220.

[283] 蔡化理. 中西医结合儿科试用新方 [M]. 北京：人民卫生出版社，1985：152 - 155.

[284] 张振尊. 张士卿教授应用过敏煎治疗小儿变态反应性疾患经验管窥 [J]. 甘肃中医，2005，18（1）：6 - 8.

[285] 张贵春，张士卿，过敏煎验案四则 [J]. 山东中医杂志，2011，30（2）：133 - 134.

[286] 李素卿，赵桂华，肖和印，等. 刘弼臣治疗川崎病经验介绍 [J]，中医杂志，1991（6）：18

[287] 李素卿，赵桂华，肖和印，等. 刘弼臣治疗川崎病经验介绍 [J]，中医杂志，1991（6）：18.

[288] 王烈. 小儿皮肤黏膜淋巴结综合征 5 例证治探讨 [J]. 长春中医学院学报，1994，10（45）：41.

[289] 张文康，于作洋. 中国百年百名中医临床家刘弼臣 [M]. 北京，中国中医药出版社，2001：80 - 81.

[290] 夏光欣. 王烈治疗小儿脾胃常见病证的用方选要 [J]. 中国中医基础医学杂志，2008，14（11）：858.

[291] 孙丽平. 王烈教授病案选读（三）[J]. 中医儿科杂志，2010，6（4）：41.

[292] 黎世民. 黎炳南儿科经验集 [M]. 北京：人民卫生出版社，2004：236 - 240.

[293] 推理论病的儿科专家董廷瑶 [J]. 上海中医药杂志，1996，（9）：35 - 36.

[294] 虞盟鹦. 董廷瑶治疗小儿厌食症 120 例临床观察 [J]. 中华中医药杂志，2005，20（3）：190 - 191.

[295] 杜永平，张月萍，汪受传，等. 儿宝颗粒对小儿厌食症动物模型胃泌素的调节作用 [J]. 成都中医药大学学报，2000，23（1）：44245.

[296] 郁晓唯，朱荃，汪受传，等. 儿宝冲剂对家兔离体十二指肠吸收葡萄糖及氨基酸的影响 [J]. 南京中医学院学报，1991，7（4）：2102211.

[297] 孙轶秋，韩新民. 江育仁教授"运脾学说"治疗小儿厌食的临床研究与指导意义 [J]. 中国中西医结合儿科学，2011，3（3）：193 - 195.

[298] 孙远岭. 江育仁"运脾法"治疗儿童营养性疾病机理与验方 [J]. 中医文献杂志，1997（1）：25 - 26.

[299] 刘钧. 陆长清主任医师验案四则 [M]. 青海医药杂志，1990（4）：59 - 60.

[300] 颜德馨，章日初，俞关全. 小儿弱智治验 2 则 [J]. 中医杂志，1996，37（6）：339.

[301] 李宏伟，安笑然. 王烈教授治儿童多动症的经验 [J]. 吉林中医药，1992（1）：3.

[302] 于作洋. 中国百年百名中医临床家·刘弼臣 [M]. 北京：中国中医药出版社，2001：125.

[303] 陈自佳，吴琼，王素梅. 刘弼臣辨治多发性抽动症思路浅析 [J]. 辽宁中医杂志，2009，36 (1)：14 - 16.

[304] 冯刚，马丙祥，李华伟. 熄风静宁汤加减治疗小儿多发性抽动症 63 例临床总结 [J]. 四川中医，2005，23 (5)：64 - 65.

[305] 干俊宏. 刘弼臣教授论治小儿抽动—秽语综合征经验 [J]. 北京中医药大学学报，1999，22 (3)：17 - 18.

[306] 夏桂选，徐荣谦. 刘弼臣教授从肺论治儿童抽动障碍思路的形成及其治未病思想 [J]. 中医儿科杂志，2011，7 (1)：1 - 2.

[307] 万亚雄. 张士卿教授治疗小儿多发性抽动症的经验 [J]. 中医儿科杂志，2007，3 (6)：3 - 4.

儿科国医圣手时方

图书在版编目（CIP）数据

儿科国医圣手时方 / 杨维华，王孟清主编. -- 长沙：
湖南科学技术出版社，2024.9
（国家级名老中医临证必选方剂系列丛书 / 彭清华
总主编）
ISBN 978-7-5710-2167-2

Ⅰ．①儿… Ⅱ．①杨… ②王… Ⅲ．①中医儿科学－
时方－汇编 Ⅳ．①R289.54

中国国家版本馆 CIP 数据核字(2023)第 072750 号

ERKE GUOYI SHENGSHOU SHIFANG
儿科国医圣手时方

总 主 编：彭清华
主　　编：杨维华　王孟清
出 版 人：潘晓山
责任编辑：李　忠
出版发行：湖南科学技术出版社
社　　址：长沙市芙蓉中路一段 416 号泊富国际金融中心
网　　址：http://www.hnstp.com
湖南科学技术出版社天猫旗舰店网址：
　　　　http://hnkjcbs.tmall.com
邮购联系：0731-84375808
印　　刷：湖南省汇昌印务有限公司
　　　　（印装质量问题请直接与本厂联系）
厂　　址：长沙市望城区丁字镇街道兴城社区
邮　　编：410299
版　　次：2024 年 9 月第 1 版
印　　次：2024 年 9 月第 1 次印刷
开　　本：710mm×1000mm　1/16
印　　张：15.75
字　　数：402 千字
书　　号：ISBN ISBN 978-7-5710-2167-2
定　　价：78.00 元